わせの物語

─薬師さまからベートーヴェンまで─

藍　　稔

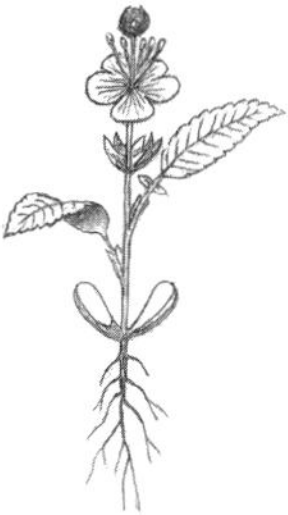

一般財団法人　口腔保健協会

扉のイラストは、ゲーテの「植物の原型と変態」の概念に基づいて描かれたA. K. von Marilaunによる『ゲーテの原植物』（一八八八）の図一部改変

目　次

イラスト＝藍　稔

第一章　仏さまの噛み合わせ

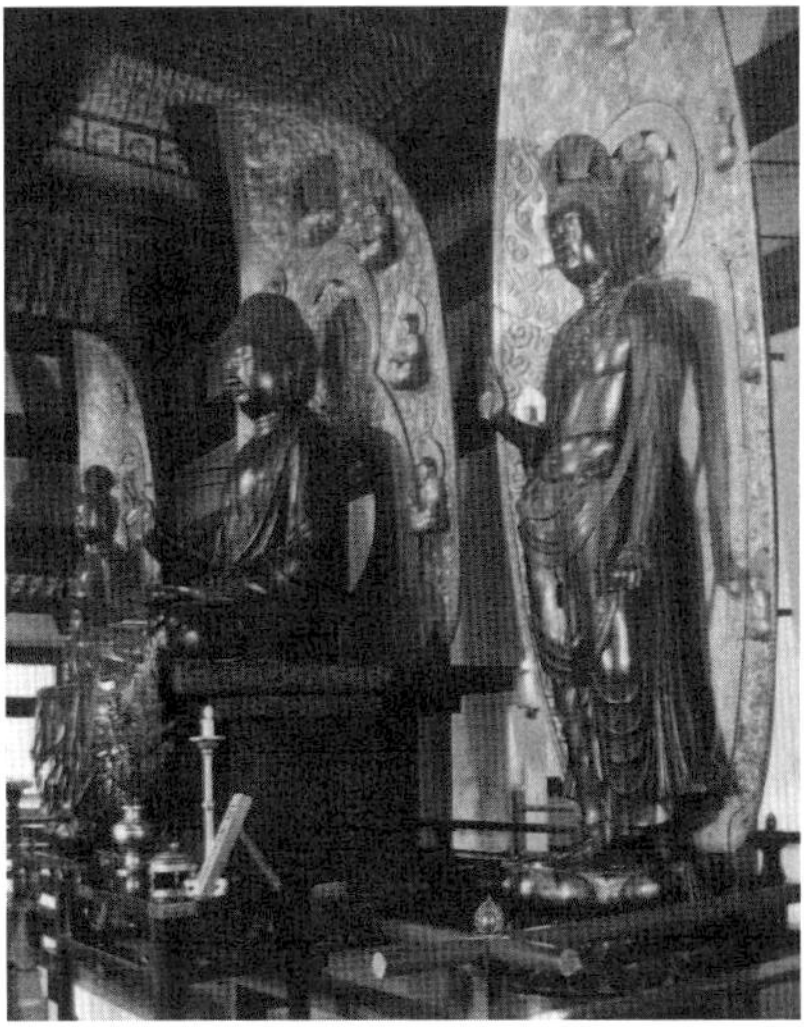

奈良薬師寺の薬師三尊像（奈良時代）

仏像鑑賞を趣味にする人は少なくない。自分もそのひとりであるが、その噛み合わせに興味をもつなどという人は他にはいないだろう。

一般に、噛み合わせが問題になるのは人か、せいぜい歯のある動物である。だから、形が人に似ているといっても仏像は所詮人が作ったものだし、大体噛み合わせなんて考えて作られていないのだから、そんなことに興味をもつのはナンセンスだといわれると反論の仕様がない。でも、長年歯や噛み合わせを診てきたのが習い性となり、それが趣味にまで及んだというこことになるが、それからいえるのは仏像でも噛み合わせを診ようとすればなんとかできる。もちろん人と同じというわけにはいかないが、ある程度はわかるということである。

われわれが患者の噛み合わせを診るとき、はじめに顔をよく見る。歯や噛み合わせに何か大きな問題があれば、それは大抵顔に変化として現れる。そこで、とくに顔の下半分に注目してその高さや左右の形、口裂やあごの様子などを診察したり測定したりする。その所見から歯や噛み合わせの状態を推察する。それを確かめ、さらに細かく調べるために口の中を診察する、というのが普通のやり方である。この方法で仏像の顔を観察し測定すれば、噛み合わせに関する情報が引き出せるというわけである。

でも、どうして仏像の噛み合わせなんかに興味をもつようになったのか。それはたまたま東京国立博物館で見た不動明王像に触発されたからである。

等身大のその像は、真っ黒な顔をして独り不器用な格好で立っていた。不動明王像はどれも奇怪な顔をしていて自分の好みではなかったが、このときはどういうわけかこの像が気になった。その顔をしばらく見ているうちになんとなく悲しげで情けなさそうに見えてきた。左の瞼が垂れ下がって目を覆い、口の両端からは牙が上下互い違いに出て、そのために唇が歪んでいるように見える。唇だけでなくあごまでも傾いている感じである。そのうち、歯はあるのだろうが唇やあごが傾いて見えることからすると、しっかりしていないかも知れない。あごの具合も悪く、噛むのに不自由しているのではないか、などといろいろ妄想してしまった。やがて、この像に限らずどんな仏像でも、顔をよく観察することでその噛み合わせの状態がある程度推測できるのではないかと思ったのである。

試しにいくつかの仏像を写真上で顔の形や噛み合わせについて測定してみた。すると、これまで何となく感じていたことがはっきりした。しかし、これでわかることはやはり外見に限られていて、口の中のことはそれから推測するしかなさそうだった。そこで、なんとか少しでも中を知る方法はないかといろいろ思案したあげく、次のことに気がついた。

仏像は目に見えない仏の姿を具現化したものである。造像する際には必ずその像の拠りどころとなる経典や儀軌《ぎき》と呼ばれる規定に従って行われることになっている。そこで、わからないところはそれらの規定を見れば何かヒントが得られるのではないか。それをもとに不明な部分を補ったらどうかということである。こうしたことができるのは仏像が単なる偶像や人形と違うからである。外見だけでなく、その仏像の依って来るところを調べればその内部がわかるのではないかというのである。あるいは、同じ種類の多くの仏像の中にひょっとして参考になるものが見つかるということもあるだろう。

こうして仏像の噛み合わせを探るというのは仏像鑑賞として邪道といわれるかもしれない。でも、やってみると新たな発見があったりして結構面白い。それで仏像の見方がより深まれば何もいうことはないはずである。

というわけで、ここでは仏の中の仏である如来と菩薩から薬師如来と観音菩薩を代表として取り上げ、その噛み合わせを探ってみることにした。まずは薬師如来である。

二つの薬師像

薬師如来の信仰はわが国に仏教が伝えられてまもなく盛んになったといわれる。それはこの仏が釈迦、阿弥陀などとともに仏の世界で最高位にあって、医療を専門とするとされたからである。当時は病気になっても治してくれる医者はなく薬もなかった。ただ神仏に頼るほかなかった。そこに病気の治療を専門とする仏さまが現れたというので、貴族や庶民に熱狂的に迎えられお薬師さまと慕われて、とくに歯痛、眼病その他さまざまな病気の平癒を願う人々から篤く信仰されたのである。

薬師像は奈良時代初期から作られ、寺院の建立も盛んになった。奈良の薬師寺もそのひとつで、天武天皇がのちに持統天皇となる妃の病気平癒を祈って発願され十六年後に完成したが、平城遷都のため現在の地に移されたのである。中の薬師三尊像もその頃に作られたといわれる。

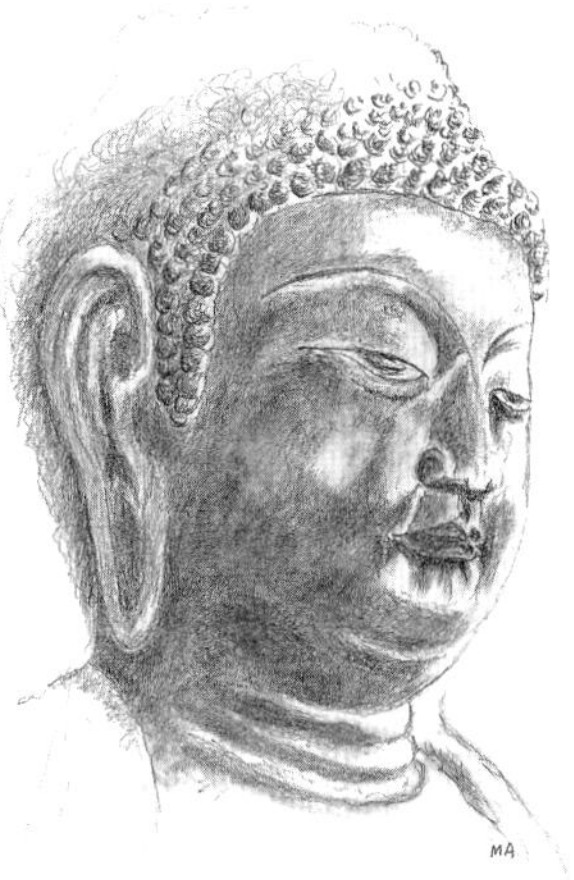

奈良薬師寺の薬師三尊の中尊像
（奈良時代）

自分がいつから仏像に興味をもつようになったか定かでないが、決定的となったのはこの像に出会ったときからである。

戦後しばらくたって世の中が落ち着いてきた頃、米国のある有名美術館がこの薬師三尊像を確か四億円で購入したがっているという記事を新聞か何かで読んだことがあった。当時どこの寺も財政が逼迫して寺を維持するのが困難であり、中には背に腹はかえられず書画、仏像などの寺宝を手放すところもあった。

この記事を読んだとき、この像は薬師寺の本尊であり、まず手放すことはないだろうと思ったが、金額が当時として破格だったのでひょっとしたらと心配にもなった。その一方で、それほどのお金を出してほしがる仏像とはどんなものかぜひ見てみたいとも思った。幸いそんな心配は杞憂に終わったが、実際に薬師三尊像を目にするまでには大分年月がたってしまった。

京都で所用を済ませたあと、奈良まで足を伸ばして念願の薬師寺を訪ねた。当時回廊はおろか西塔もなく、その心柱の礎石だけが残った荒涼とした境内に優美な形をした東塔と色の剝げ落ちた金堂や講堂などいくつかの建物が建っていた。その金堂に東の口から期待に胸を膨らませてそっと入ると、すぐに黒光りする三体の大きなブロンズ像が目に入ってきた。正面に立つと、本尊、脇侍の日光、月光菩薩ともその像容のすばらしさ、気品に満ちた顔の様子になんともいえない深い感動をおぼえた。それ以来、何度もここを訪れ、これに勝る像はないと思うようになり、すっかりこの三尊像の虜になってしまった。そして、これがきっかけでいろいろな仏像を見て歩くようになったのである。

　そんな仏像探訪の中で、もうひとつ強く印象に残った薬師像がある。奈良新薬師寺の本尊である。この寺を最初に訪れたのも大分昔だが、夏の草が深く生い茂ったなかに半ば朽ち果てたかのような本堂があった。中に入ると十二神将像に囲まれてやや大きな坐像が目に入った。この像は写真でも見たことがなかった。正面に回ってその顔を見た瞬間どきっとした。大きなどんぐり眼でこちらをじっと見て口を尖らせている。普通、薬師如来に限らず如来像といえば目はいわゆる半眼で、口は軽くむすんで静かな顔をしているものである。ところがこの薬師像ときたらそれとは全く違ってきわめて人間的で、そこらに居そうな顔つきであった。薬師寺の像が静的であるのに対してこちらは動的で、その迫力に圧倒された。しかし、しばらく見ているうちに、お前は何処に悩みをもっているのか言ってごらん、聞いてやるぞ、とでも言っているようにも見えてきた。そうなると大変頼りがいがありそうに

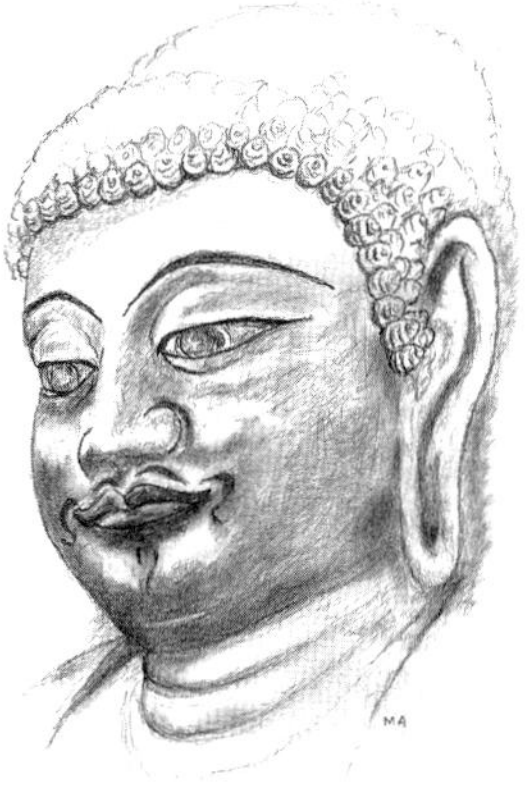

奈良新薬師寺の薬師像
（平安時代）

思えてくる。この像は平安時代初期の木彫で素木だが、その木肌が永い年月を経て赤みのある褐色となり、堂内の光を受けて柔らかな艶を出していた。

この像も彫像として大変優れているのはいうまでもないが、容貌は薬師寺の像とは対照的で個性的であり、数多くある薬師像の中で強く印象に残るものである。

薬師如来は病気を治す役目を担っているので、それを示すために大抵左手に薬壷をもっている。つまり、これは医療職としての身分証明である。しかし、薬壷をもつようになったのは奈良時代後期からで、それ以前の像はもっていない。薬師寺の像がもっていないのは古く奈良時代前期の作だからである。そのころは証明がなくても薬師さまとわかったのだろう。でも、手の印相がお釈迦さまと同じなのではっきり見分けられたかどうか。

薬師像の顔くらべ

さて、これから薬師像の噛み合わせを調べようというのだが、直接その顔を調べるわけにはいかないので写真で行うことになる。ただ、専門家でもないものが仏像の写真を撮ることはできないので、既存の写真の中から真正面から撮られたもので調べることになる。また、薬師如来は今述べたように人々のニーズが多く、数多くの像が作られている。その主だった

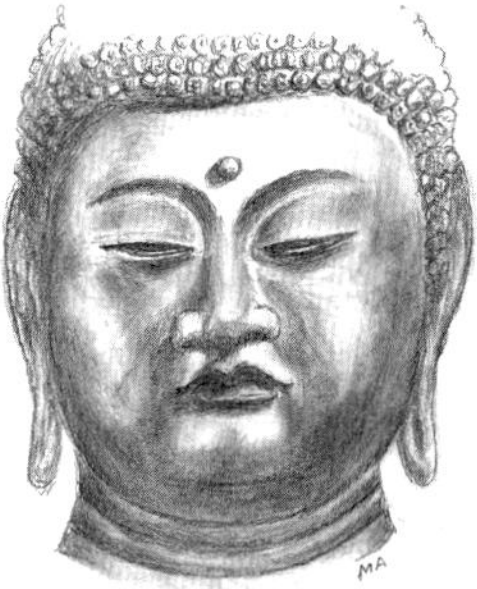

滋賀西教寺の薬師像
（鎌倉時代）

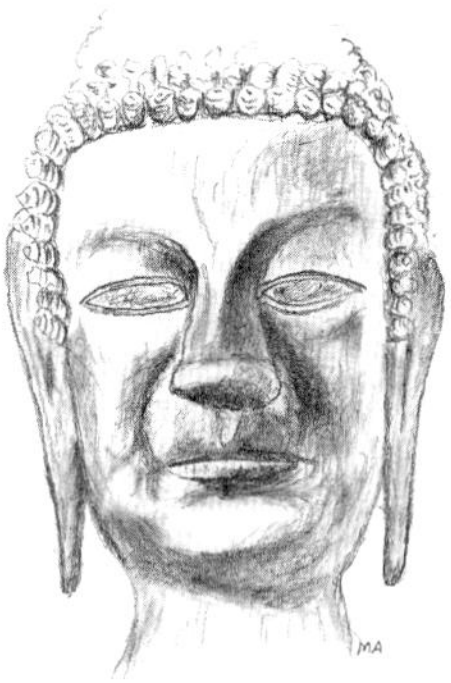

奈良法輪寺の薬師像
（飛鳥時代）

ものでも全部対象にすることはとても無理なので、その中から二十三躯を選んだ。

最初に述べたように噛み合わせの良し悪しは顔によく現れるので、まず顔の様子を観察した。

飛鳥時代に作られた法輪寺の像は長方形の輪郭で面長の中年の人の顔といった感じであったが、ほかはみなほぼ丸顔で若々しかった。中でも奈良時代以降に作られた興福寺、新薬師寺、西教寺、獅子窟寺などの像は頬が丸々と豊かであった。そこで、これらの像の頬骨の辺りで顔の横幅を測り、顔の高さ、つまり髪の生え際からオトガイまでの長さに対する比率を求めた。すると、多くが〇・九～一・〇の範囲で、顔の縦横がほぼ同じ長さであったが、法輪寺の像はこれよりずっと小さく、逆に勝常寺、西教寺の像はこの範囲をはるかに超えていた。また、顔を真ん中から分けた左右の顔幅を比べると、差異がなくきわめて対称的であった。これによって法輪寺の像だけが細面で、ほかは正円に近く、勝常寺や西教寺の像は横に広い丸顔であることがわかった。

次に上顔面と下顔面の高さを比べた。眉間から鼻のすぐ下の点、つまり鼻下点までとその鼻下点からオトガイまでを測り、前者に対する後者の比率を求めた。この値が一であれば上下の顔面の高さが同じで、一よりも大きければ下顔面が上顔面よりも高く、小さければ下顔面が低いことになる。すると、法輪寺、法隆寺講堂の像は一を超えたが大部分の像は一よりも小さく〇・九を中心に上下にばらついていて、下顔面のほうが小さいことがわかった。

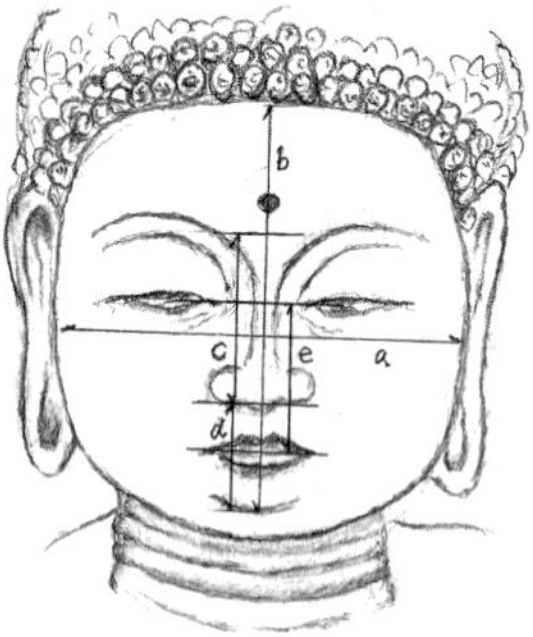

仏像の顔の計測部位
奈良博物館の薬師像（平安時代）
a：顔幅　b：顔高
c：上顔面高　d：下顔面高
e：瞳孔線〜口裂

以前、仏像は下あごが小さくできていて、それは仏像を安置したときの顔のバランスを考えてのことと聞いたことがあった。確かに仏像は大抵目の高さより上に置かれるし、丈六の立像では顔はかなり上のほうにある。そこで下顔面を小さめに作らないと、下から仰ぎ見たときあごばかりが大きく見えるということで、なるほどと思っていた。しかし、その後実際に多くの如来像や菩薩像を調べると、この薬師像の場合と同じ結果であった。つまり、小さな像でも下顔面が小さかった。となると、この考え方は当てはまらないことになる。

上下顔面の高さの比率は人の顔を描いたり彫刻したりするときに必ず問題になる。ルネッサンス期の画家デューラーは幼児から成人まで目、鼻、口の上下的な位置を調べているが、成人ではほぼ鼻下点が顔の高さの中央にある、つまり上顔面と下顔面の高さは大体同じとしている。同時代のレオナルド・ダ・ヴィンチやミケランジェロもこの比率を基準にしているが、実際に描かれた絵を見ると多くが下顔面をやや小さくしている。

そこで、現実の人ではどうかと五十人ほどの日本人の二十歳代の男女について調べてみた。すると、下顔面の大きいもの、小さいものいろいろだったが、半数以上の人は小さかった。

というわけで、薬師像の顔は大体下顔面が小さいが、それは意図的に小さくしたのではなく人の顔を基にして美しく理想化したものといえる。

薬師寺と新薬師寺の像の比較

そこで、さらに薬師寺と新薬師寺の像について比べてみることにした。どちらも顔幅や下顔面の比率はここで調べた薬師像の中で平均的な位置にあった。しかし、新薬師寺のほうが多少値が大きい、つまり顔幅が広く下顔面も大きい。頬の辺りの輪郭を見ると、薬師寺像では頬骨の辺りからわずかな膨らみをもってほぼ直線的に下降し、口の高さで丸く湾曲する。一方、新薬師寺像は頬骨部が横に膨らんでいて、そこからオトガイにかけて内側へ徐々に湾曲している。この頬の膨らみの様子は側面から見ると、前者では全体的に及んでいるのに対して後者ではその中心が目の下から頬骨あたりにあって下方に向かって減少している。

仏像は、釈迦が亡くなっておよそ五〇〇年後から作られるようになったが、三十五歳で悟りを開いたとされる彼の青年期の姿を基にしているともいわれる。そのせいか、どの顔もみな健康な若者の顔をしている。ただ、如来像は人との違いを表すため頬の膨らみをやや下げて、しもぶくれに作ると聞いたことがある。薬師寺像はじめほとんどの像はそのようにも見えるが、新薬師寺像は全くそうではない。正面から見ても、側面から見ても頬骨部がもっとも膨らんでいる。

また、新薬師寺の像は目が大きく、口が突き出ていて最初見たとき驚いたが、その口を側

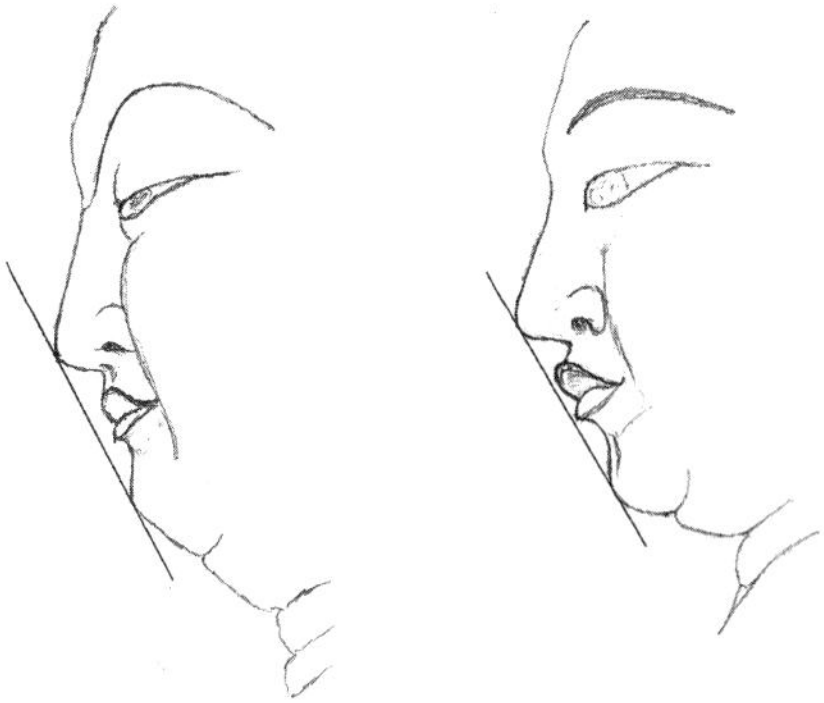

奈良薬師寺（左）と新薬師寺（右）の薬師像の比較

面から見ると薬師寺の像との違いは歴然としている。写真上で鼻先とオトガイを線で結び、その線と上唇との距離をみると、薬師寺像では十分離れているのに対して新薬師寺像ではほとんど接する状態である。これによって新薬師寺像の上唇はじめ口元が出ていることがはっきりわかる。

新薬師寺像は、見開いた大きな目とこのような頬の膨らみや口の様子から人の顔を見るようで、薬師像としては特異な顔をしている。しかし、それはかえって庶民に親しみを感じさせることになるのかもしれない。

薬師像の噛み合わせ

歯の噛み合わせというと上下の歯がどう噛み合うかという個々の歯の当たり方のことを思い浮か

べるが、より重要なのは歯を噛み合わせたときの上下のあごの関係である。歯の噛み合わせが悪いと、噛み合わせたときのあごの位置も悪くなる。あごが横にずれたり、上下にずれたりする。すると、あごの動きも悪くなり、ものを食べたり喋ったりするのに支障が出るようになる。そうしたあごの偏りは下顔面の形や高さによく現われるのである。

薬師像の顔はすでに述べたように、大体が丸顔で左右対称であった。人では幼児期には対称だが成人になると大部分が非対称になる。それは成長変化する生物としての証でもある。ところが如来像の顔はもともと、超人的な完全無欠を表現して、見るものに厳粛で崇高な感じを与えなければならない。そのため、外形だけでなく目鼻口にいたるまで対称的に作られるのである。したがって測定で左右対称であったというのはごく当然のことであるが、それは薬師像の噛み合わせたときのあごの位置に左右的な偏りがないということでもある。

では、上下的な噛み合わせはどうか。噛み合わせたときにあごが適正な高さになっているかどうかという問題である。先に下顔面の高さを測り上顔面と比較してほとんどの像で下顔面がやや小さかった。だが、それは人の顔にみられる特徴と同じであった。

その下顔面の高さであるが、実はそれは歯を噛み合わせたときのあごの高さをも表している。そこで、これが適性かどうかを調べることになるが、歯科の分野でよく使われる形態的な検査として、左右の瞳孔を結んだ線の中点から口裂までの高さを測り、これに対する下顔面の高さの比率をみるという方法がある。正常な噛み合わせをもった人ではこれは〇・八〜一・〇で、この範囲以下では噛み合わせたあごの位置が低いことになる。この方法に従って各薬師像について比率を算出すると、大部分がこの範囲かそれをわずかに凌駕し、小さいものはなかった。つまり、噛み合わせたときのあごの高さは全体に適正であったのである。

結局、二十三躯の薬師像には外見からわかるような歯を噛み合わせたときのあごの偏りはなく、その基となる歯の噛み合わせにも問題はなさそうだということである。

ちなみに、同じ方法で調べた如来や菩薩像の中にはあごの位置が明らかに低いと判定されたものがあった。深大寺の釈迦如来像や延暦寺の千手観音像などである。

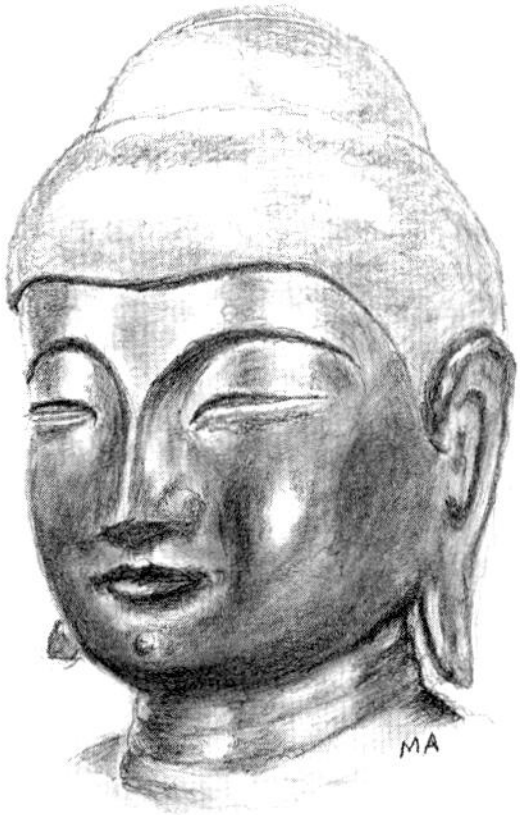

東京深大寺の釈迦像
（白鳳時代）

如来の三十二相

次は、上下の歯やその噛み合わせの様子はどうかということである。しかし、薬師像に限らず如来像はみな口を閉じている。菩薩像の中には口をあいているものもあるが、悟りを開いた如来は口を閉じているものらしい。そんな口を閉じている像では中を見るわけにいかない。そこで薬師如来の拠りどころとなる経典に尋ねることになるが、ちょうど手元に如来の身体的な特徴を書いたものがあるのでそれを見ることにする。

それは如来の三十二相というもので、像を作るときにはこれに則って行うとされている。そのうち一般によく知られているのは、手足の指の間に水かきがある、眉間に白毫がある、足の裏に車輪を模した輪宝がある、などである。その中に歯についても規定した項がある。歯は人とは異なり四十本ある、歯は隙間なく綺麗に揃っている、歯は色が白く、とくに犬歯は光り輝き、先は尖っていない、というものである。このほか口に関する項では、舌が大きく、口から出れば顔を覆い髪の生え際に達するほどである、常に最上の味わいが得られる、五種の声を出す、などというのもある。

造像するときにはこの規定に従うこととされているが、外形に関する項はともかく体の中や口の中、歯に関して、また体から発する香りや仏の感覚については表現の仕様がない。そこで実際には、この中から造形可能なものを採用して作るのだという。

というわけで、薬師如来は人よりも八本も多くの歯をもっていて、片あご二十本の白い歯が隙間のない状態で綺麗に並んで歯列を作っているということになる。しかし、人のように歯種があるのかどうか。歯の形については犬歯以外には何もいっていない。古代ギリシャの水甕などに魔除けの像が描かれているのを見たことがあるが、その中に多数の歯をむきだしたものがあった。それは前歯のような同じ形の歯がずらっと並んでいて、歯種の違いは見られなかった。薬師如来もそんな感じの歯列をしているのかもしれない。しかし、食べ物がいつもとてもおいしく味わえるということからすると咀嚼も十分よくできるはずである。となると、臼歯があることは確かである。人よりも幅が狭い切歯や臼歯が上下に並んでいると思われる。また、舌は外に出れば非常に大きくなるというが、口の中では小さく収まっていて、咀嚼時には食物のよい味を引き出すためによく働いているはずである。

このように、顔の様子から推測した上下のあごの関係と三十二相の規定による口の中の様子を考え合わせると、薬師像の噛み合わせにはとくに問題はないということになる。

しかしよく考えてみると、薬師如来は病気を治す仏であり、自分が健康な体でなければ人々から信じてもらえないだろう。歯や噛み合わせに問題がなかったというのも至極当然のことではあったのである。

日光、月光菩薩

薬師さまは独りでいることもあるが、薬師寺のように左右に脇侍を従えているものや新薬師寺の像のように大勢の眷族を率いているものもある。薬師寺の左右の脇侍は日光、月光菩薩で中央の薬師如来とあわせて薬師三尊と呼ばれる。これは興福寺東金堂、法隆寺講堂などにも見られ、いずれも像容は重厚で大変優れている。

そこで、この薬師寺の薬師三尊像の日光、月光菩薩についても先と同じように顔について調べてみた。互いによく似た顔をして対称的な姿で立っている。それぞれの顔は中尊の薬師像とも似ていて、切れのよいすっきりした目鼻立ち、張りのある頬、など気品あふれる顔である。

顔の高さ、左右の幅を測り比率を求めて両者を比べてみると、ほとんど違わなかった。まさに一卵性双生児である。さらに、これを中尊の薬師像と比べるとわずかに大きく、頬のあたりが多少ふっくらしている様子だった。この二尊は将来薬師如来になる候補生で、まだ若いために頬が豊かなのかもしれない。上下顔面の比率や噛み合わせたときのあごの高さは三

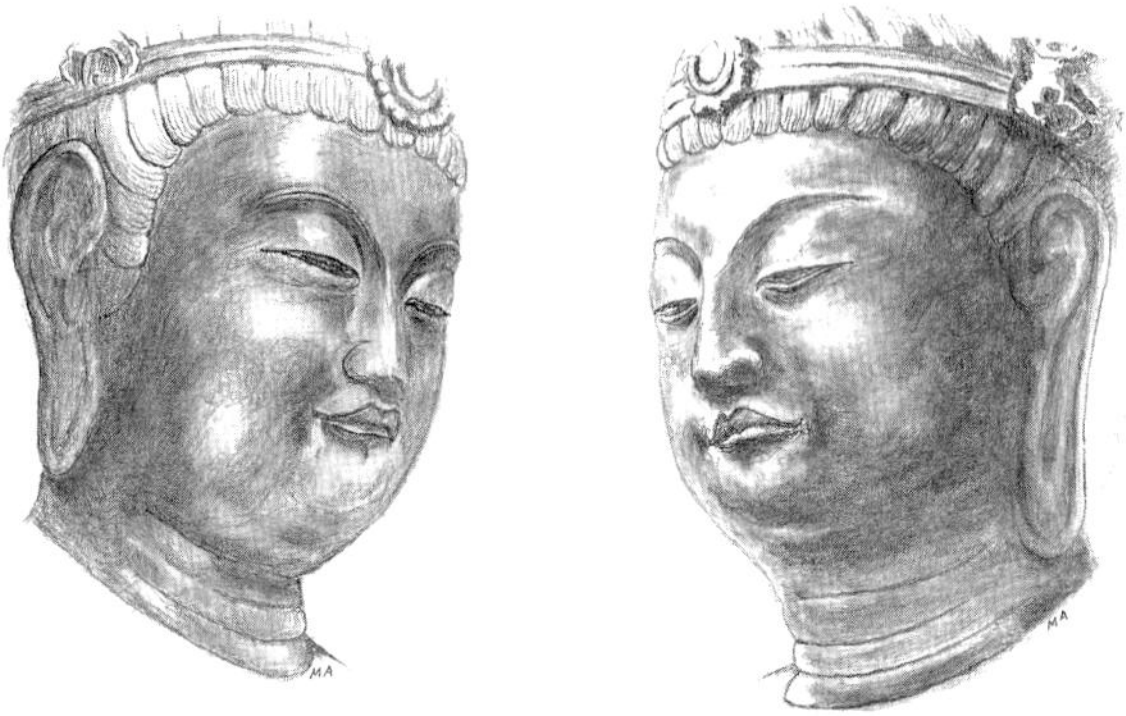

奈良薬師寺の月光菩薩像（左）と日光菩薩像（右）
（奈良時代）

者全く同等といえるほどであった。

ただ問題はその立ち姿である。日光、月光どちらも片方の足に体重をかけて腰を中尊の方に寄せるように体をひねっている。そのため腰骨の高さが左右で異なり、左脇侍の日光菩薩についていうと左がやや高い。これは後ろから見るとよくわかるが、この腰の高さの違いによって背骨が左に湾曲している。これを脊柱側湾症だと言った人がいた。だが、この立ち姿は直立する正立形に対して屈斜形あるいは偏立の菩薩形といい、古く唐から伝わった様式といわれるが、インドのガンダーラ仏にはもっとはっきり体をS字状にくねらせたトリバンガと呼ばれる姿があり、その影響とも考えられる。法華寺や向源寺の十一面観音、奈良璉城寺の聖観音《しょうかんのん》など菩薩像にはこうした姿をとるものが少なくない。この薬師寺の日光、月光像はその中でもきわめて理想化された菩薩の美しい姿を表しているといわれている。もともと、薬師如来になろうと修行し、とくに傍に仕える若者がそんな病気の体であるはずがない。ただ、こうした姿勢を長くとると、体のバランスを保つために背中や腰の筋肉の緊張に不均衡が生じ、それが肩や頸さらに下あごの筋肉にも波及して凝りを起こしたり上下の歯の当たり方に違いが出たりする可能性がある。夜、人がいないときにそっと体の向きを変えたらどうだろうか。

さて、薬師さまはこのくらいにして観音さまに話を移そう。

変身する観音さま

観音さまは昔から貴族や武士、庶民などあらゆる階層の人々に広く信仰されてきた。正式には観音菩薩または観世音菩薩というが、そのご利益は広範囲で全てを網羅するというほかの仏にはない特性をもっている。仏さまにはそれぞれ専門があることは、薬師如来には病気平癒を、阿弥陀如来にはよき来世への引導をお願いする、などでよく知られているが、そんな中で観音菩薩は何でも聞き届けてくれるという大変重宝な総合職の仏なのである。

東京で観音さまというと浅草寺を指すほどで、ここの観音さまは大変人気がある。昔から信者でなくても一度は行ってみようという内外の人たちで堂内はいつも込み合っている。

人々は観音さまにさまざまな願い事をする。観音さまはそれぞれの人に合わせて三十三の姿に変身して現れ、願いをかなえてくれるという。そうした考えのもとでいろいろな形の観音像が作られるようになった。

わが国に最初にやって来たのは聖観音である。普通、観音さまといえばこれを指していて、浅草寺の観音さまもこの聖観音といわれている。これは法隆寺の百済観音像や夢違観音像、薬師寺や聖林寺の観音像などに見るような姿である。しかし、人の欲望は限がないものでこれに飽き足らず、願いをさらによく叶えてくれるようパワーアップと多様な要求への対応が求められた。そこで、強い力をもつ十一面観音が導入され、次いで多くの願いに対応できるという千手観音が現われた。さらに、強い力をもち、さまざまな要求にこたえてくれる不空羂索《ふくうけんさく》観音、いかようにも願い

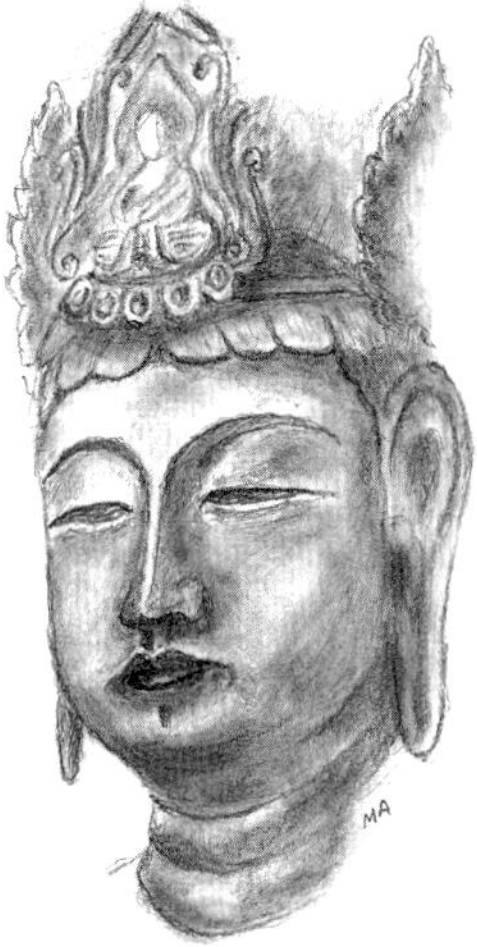

法隆寺の夢違観音像
（飛鳥時代）

をかなえてくれる如意輪観音や准胝《じゅんてい》観音、そしてさまざまな悪や災難から救ってくれる馬頭観音などが次々に現れることになったのである。

これらの観音は聖観音から派生した姿と考えられ、聖観音が基本形であるのに対して変化した観音群ということになる。聖観音とこの変化した観音群のうち、十一面、千手、如意輪、馬頭、それに不空羂索か准胝のどちらかを加えたものを六観音という。京都の大報恩寺や福岡の観世音寺などではこれらを揃って見ることができる。

なお、観音菩薩は元来、阿弥陀如来の教えを守る脇侍であるので、その像の宝冠には大抵、

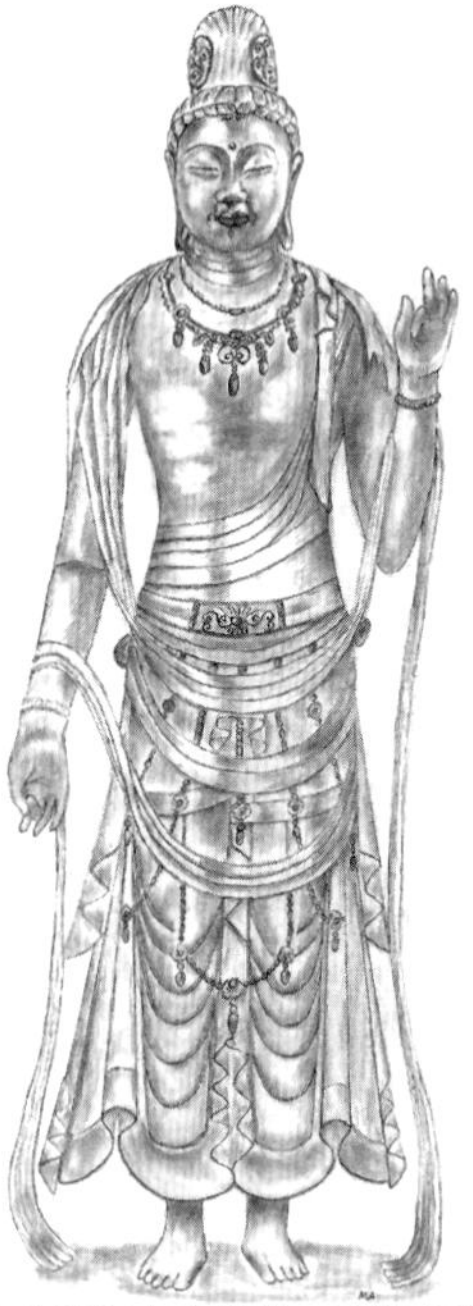

奈良薬師寺東院堂の聖観音像
（奈良時代）

阿弥陀の化仏がついている。

観音像の口の中

さて、観音さまの噛み合わせはどうだろうか。それを調べるには変化していない元の姿の聖観音を対象とすべきだろう。そこで、聖観音像について薬師像の場合と同様の方法で調べることにした。しかし、聖観音像は古くから数多くあるものの正面からの写真が少なく、資料として使えたのはわずか十一躯であった。

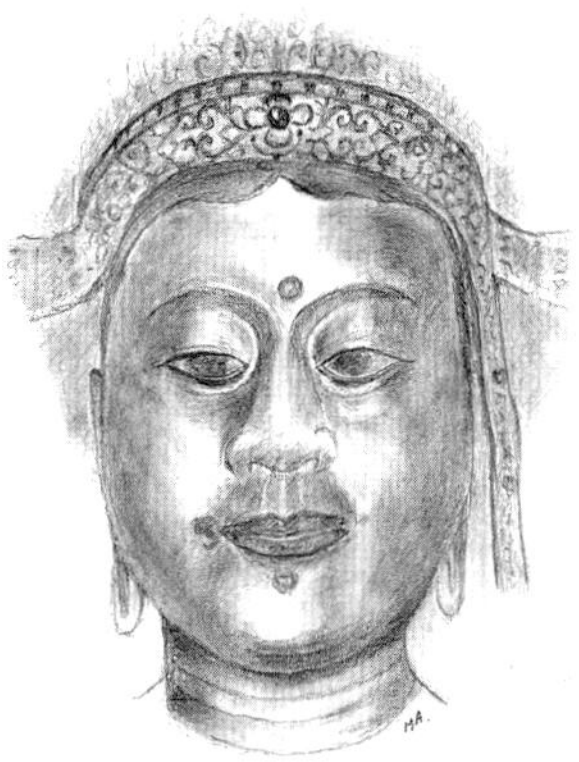

法隆寺夢殿の救世観音像
（飛鳥時代）

顔の形は百済観音や救世観音に見るように横幅が狭く楕円形のものが多く、薬師如来像に丸顔が多いのと対照的であった。上顔面に対する下顔面の高さは個体差がかなり大きいが、時代が下がるにつれて小さくなる傾向があった。噛み合わせたときのあごの高さは人の正常範囲を超えるものが多く、低いものはなかった。少ない資料だが、全体的に薬師像に比べてばらつきが大きく、顔の形に差異が大きいように思われた。

　次は歯についてである。聖観音像は薬師像と同様、みな口を閉じている。薬師像の場合はうまい具合に如来の三十二相という規定があって、そこに口の様子が記されていた。しかし、観音像にはそのような規定が見つからないので何か別の方法でそれを探らなければならない。六観音像の中で馬頭観音は口をあいているが、これは観音のひとつの変化した姿なので全く参考にならない。ところが、聖観音像の中に口をあいているものがあった。大安寺にある楊柳《ようりゅう》観音像である。

　これは奈良時代の作とされる木像で、吊りあがった大きな目をして口をあいているので忿怒形ともいわれるが、一般に見る忿怒像とは違い、激しさはない。右手の形からすると何か説教でもしているかのようである。この像に出会ったのは数年前、一木彫の仏像展のときであった。説明によると、開いた口の中を刳り歯と舌を表し、口から

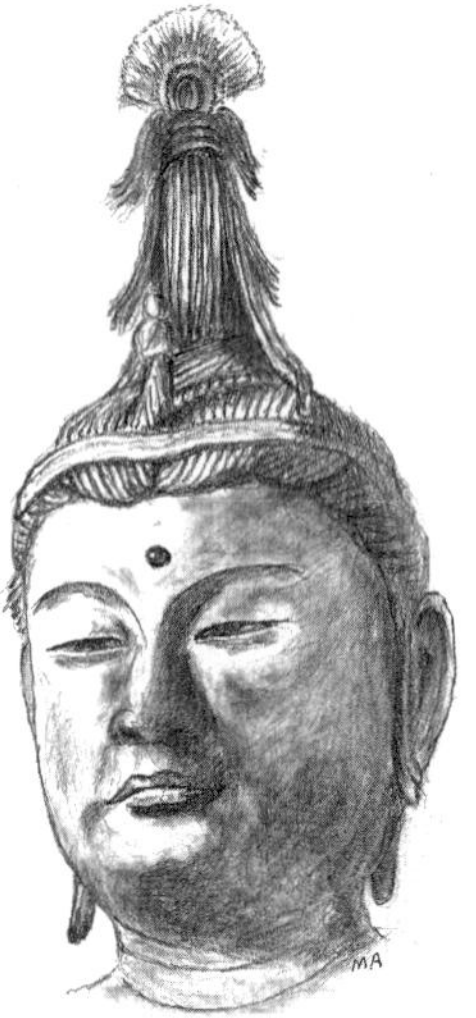
神奈川東慶寺の聖観音像
（鎌倉時代）

気を吐いているようだという。七世紀中期の古い像なので全体に着色は剝げ落ちてオレンジ色の木肌になり、上下の唇はところどころ木目に沿って欠けている。像にはそばまで近寄れたので、口の中を覗いてみた。確かに上下の歯列と舌がリアルに作られていた。歯の数は確認できなかったが牙などはなく、人の口の中と同じようによくできていると感心した。

この観音像の口を覗いたときの記憶からすると、歯の数や歯列の形は人と変わりがない。如来のように歯は多くなかったようだし、歯列が特別な形をしていることもなかった。楊柳観音は聖観音に属するので、こうした口の中の様子は大方の聖観音と称する像の口の中の状況を表しているといえるだろう。

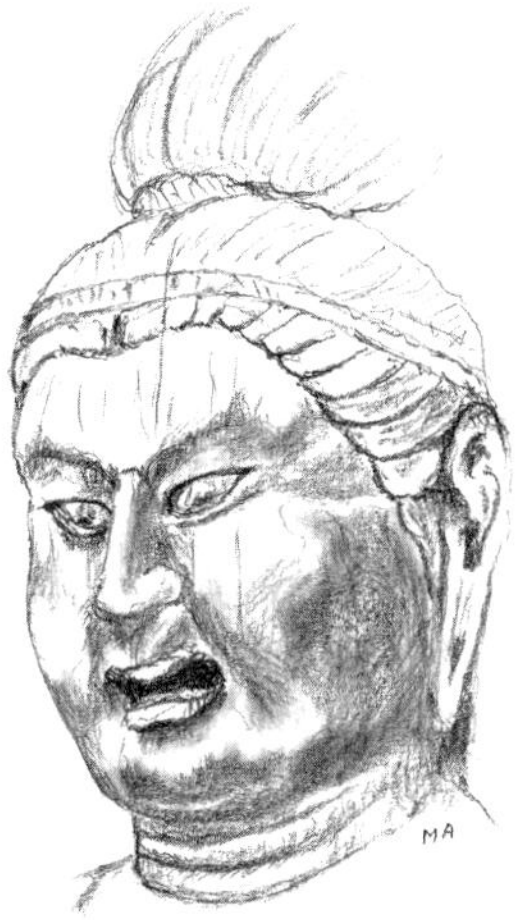

奈良大安寺の楊柳観音像
（奈良時代）

また、菩薩は真の仏になる修行中の人の姿あるいは釈迦の出家前の王子の姿ともいわれる。そうだとすると、その体は人と変わらないと見てよいのかもしれない。つまり、観音さまは人と同じような歯列をもっていて、その噛み合わせには異常がないということになる。

はじめにも述べたように、観音さまはなんでも願いを聞いてくれるし如来さまよりも身近にいそうで、ずっと気安い。そんな仏さまだからできるだけ人と同じ姿であれば親しみが増すだろう。それは外見だけでなく口の中についてもである。楊柳観音は観音さまの代表としてそれを示してくれたのである。

さて、薬師さまと観音さま、どちらも人気の高い仏さまである。その噛み合わせを何とか調べようとしてある程度はできたようだ。そこで何か問題でも見つかったら信者や仏像愛好家たちからは余計なことをしてくれたと叱られることになったに違いない。だが、幸いにもそんなことはなくてほっとした。

第二章　牙のある仏たち

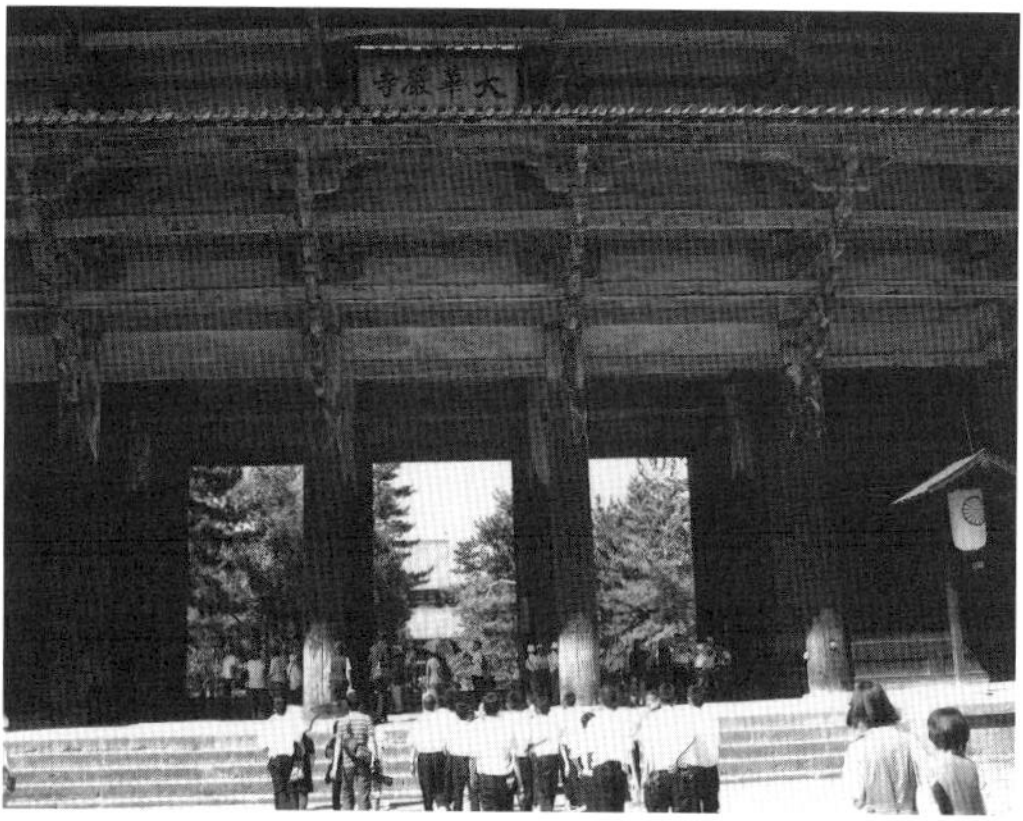

東大寺南大門

仏像には牙があるものが少なくない。本来仏は慈悲の心がベースになっているので、牙なんて恐ろしいものは必要ないように思われる。しかし、仏が慈悲で救おうにも救えないほどの邪悪を背負っているものもいるだろう。それを善導するには強力に懲らしめざるを得ない。そのため怒りをあらわにし、そこに牙が必要になるのだろう。その典型が明王と呼ばれる一群である。不動明王やそれを中心とする五大明王、愛染明王などである。

しかし、仏の世界には悪を懲らしめる仏として仁王や四天王、十二神将などもいる。仁王は本来金剛力士と呼ばれ、その怪力をもって仏の領域に入ろうとする悪を退治するため寺院の門に立っている。四天王や十二神将は仏の近くで仏敵に対して警護にあたっている。かれらはみな忿怒相という厳しい形相をしている。しかし牙はもっていない。

同じ怒りの相をしているのに牙があるものとないものがあるのはどういうわけか。これはいろいろな仏像を見てきたときのひとつの疑問だった。ところが、仏像が現れてきた経緯をみるとおぼろげながらわかってきた。それは、大雑把だが、わが国にはじめて仏教が伝来した頃の像には大体牙はないということである。

牙のある仏ない仏

仁王は本来釈迦の誕生と共に現れ、その生涯を守護する神とされている。わが国に伝来したのは飛鳥時代から天平時代と考えられ、像容は東大寺法華堂の執金剛神像に見るような唐様の鎧を身につけた姿である。

四天王は全ての神の主である帝釈天の統率のもとで東西南北を守る神々で、もとはインド古来の宗教の神であったのが仏教に取り入れられ、わが国には飛鳥時代に仏教と共に入ってきたという。法隆寺金堂の持国天はその最古の像といわれる。十二神将は薬師如来を守る神で新薬師寺の像は天平時代の作である。いずれも早い時期に現れた仏像たちである。

一方、牙をもつ忿怒相の明王は後に述べる密教とともに入ってきた像である。密教は七世紀インドで仏教が衰えをみせてきたのを再興するため、当時民衆に支

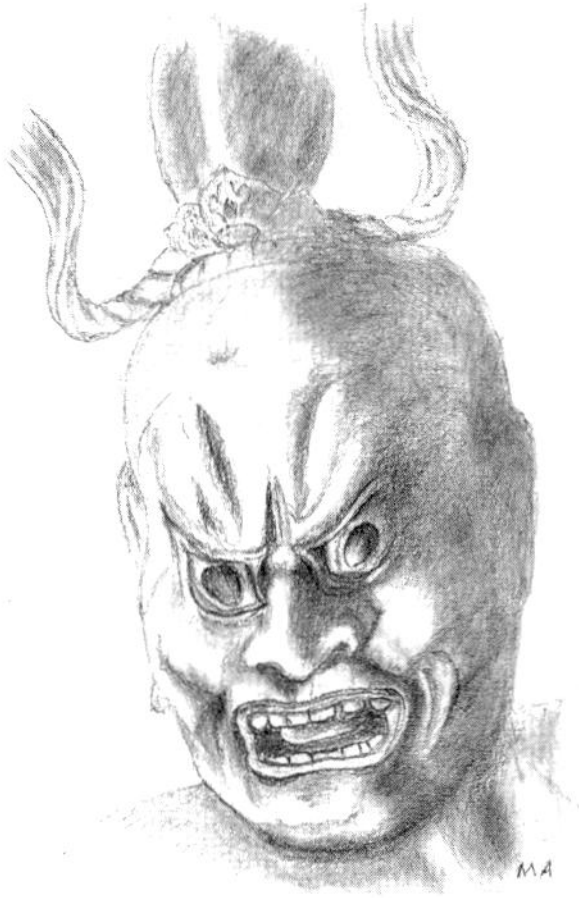

法隆寺中門の仁王阿形像
（奈良時代）

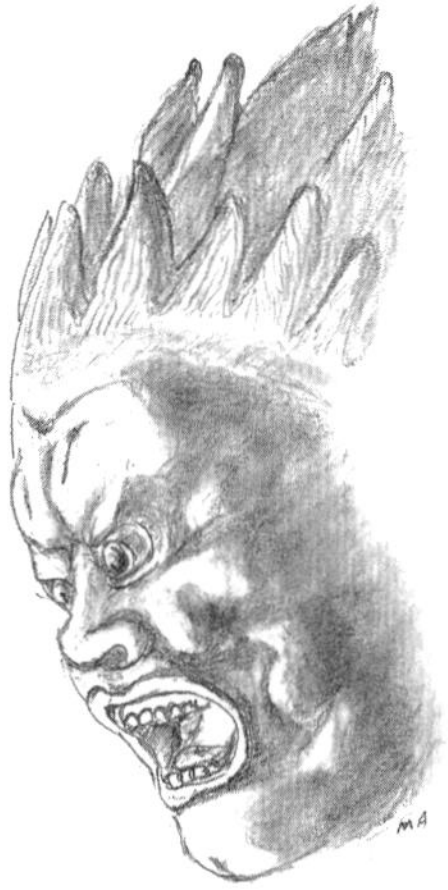

奈良新薬師寺の十二神将
伐折羅像　（奈良時代）

持されていたヒンズー教や伝統的な宗教を取り入れて新たに体系化された仏教である。これが中国に渡り、最澄、空海が渡唐したときには最盛期を迎えていた。二人はやがてその新しい仏教を携えて九世紀はじめ相次いで帰国した。密教の導入である。密教では大日如来が中心でその教えを菩薩が衆生に説くが、慈悲深い菩薩ではどうしようもない悪者に対して忿怒の形相で畏怖させ善導するものとして明王が作られた。よって、明王は密教独特の仏で多面多臂《ためんたひ》、髪を逆立て上あごから牙をむき出している。手足に蛇をまきつけ、髑髏の首飾りを付けることもある。こうした姿はヒンズー教の神と非常によく似ている。つまり、明王には最初から牙はあったのである。

というわけで、大筋として密教が導入される前の仏像には牙はないが、密教の影響がある像には牙があるということになる。ところが、不思議なことに密教が導入される前にできたと思われる仏像に牙があるものがある。そのひとつが十一面観音像である。

十一面観音像の小さな顔

十一面観音像は頭上に十一の小さな顔をつけている。しかし、それが十になっていることもあり、ときにはその中の二つが本体の顔の両側についていることもある。この仏はさまざまな人を救うためこのように多くの顔をもつとされるが、本体の顔は観音の慈悲の心を現すとして至って穏やかである。とくに奈良薬師寺や法華寺そして京都の観音寺の像などは静かできわめて女性的な雰囲気を漂わせている。ところが、頭上や顔の両側に付いている小さな顔をよく見ると、それとは全く違ってさまざまな表情をしているのに驚く。

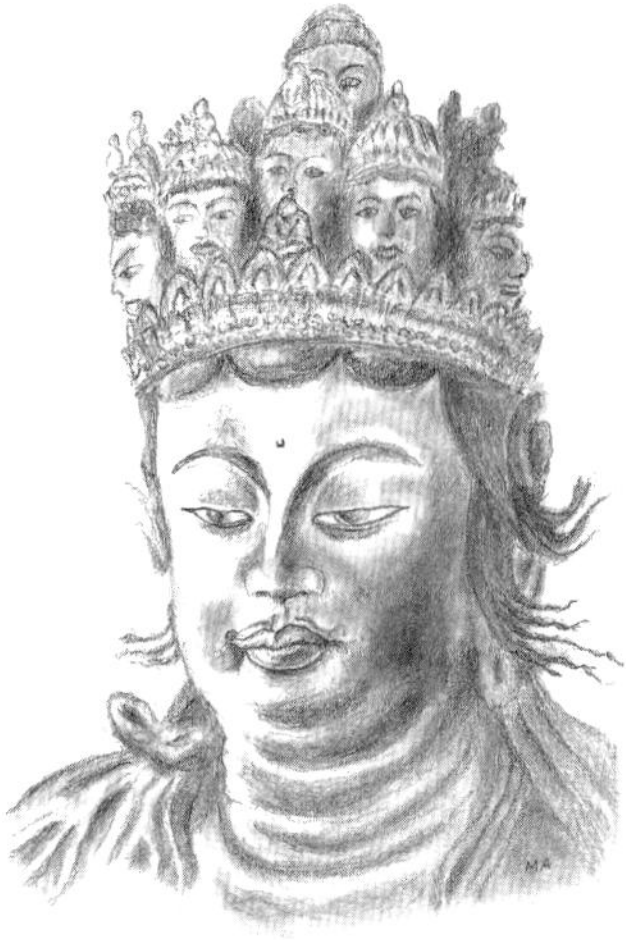

奈良法華寺十一面観音像
（平安時代）

頭上正面には大抵三つの穏やかな菩薩の顔がある。中央が菩薩の姿になっていることもある。右に回って見ると、三つの怒った顔が並んでいる。忿怒面である。さらに真後ろに回ると大口をあけて笑っている顔が一つ付いている。大笑面《だいしょうめん》などと呼ばれる。さらに右に回って像の右側を見ると、また三つの怒った顔がある。よく見ると口の両側から牙が上向きに突き出ている。これは牙上出面《げじょうしゅつめん》と呼ばれる顔である。

まず大笑面についていうと、普通、仏の顔といえば如来や多くの菩薩に見るような静かで澄ました顔か明王や仁王などの怒った顔のどちらかで、こうした笑っている顔というのは見たことがない。おそらくこの大笑面ぐらいではないだろうか。十一面観音像にはなぜか真後ろにこの小面が一つ付いているのである。滋賀の向源寺の像が有名だが、上下の歯を丸出しにして笑っている。この笑いは何なのか。拝観するこちらの心が見透かされているようで気味が悪い。

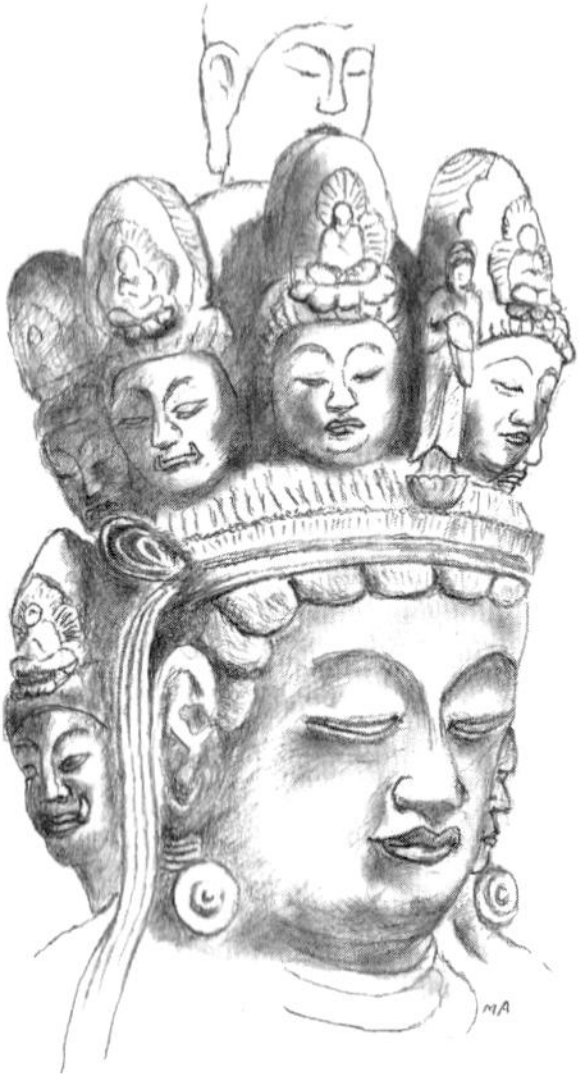

滋賀向源寺の十一面観音像
（平安時代）

次は牙のある牙上出面である。左右の犬歯が牙となって口

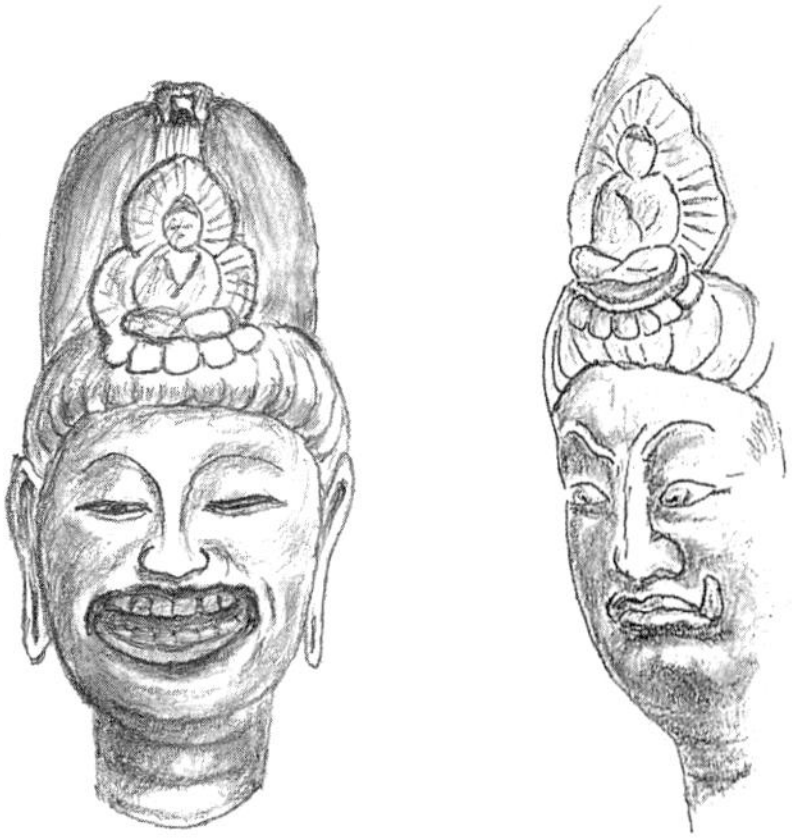

向源寺十一面観音像の大笑面（左）と牙上出面（右）

の両端から上方へ向かって伸びている。なぜそんな顔が付いているのか。観音の慈悲の心だけでは教化できない輩には怒りが必要だというのはわかる。そのために忿怒面が付いているのだろう。しかし、牙をむき出した忿怒面は何なのか、より強い怒りを表わすためなのか。本来、牙がある顔というのは先に述べたように密教系の仏である。十一面観音像は法隆寺四十八体仏の中にあるように白鳳初期にはわが国に存在し、いわばわが国古来の仏像である。その頃はまだ密教は伝わっていなかったはずである。それなのに牙のある顔が付いているのはどうも解せない。これは十一面観音像を見るたびに感じた疑問であった。

しかし、この観音がわが国に伝来した頃の

状況を調べてみると納得がいった。
当時、唐ではヒンズー教を取り入れた新たな仏教が流布していた。その思想はやがてわが国にも伝わり十一面観音像を作るのに影響を与えることになった。その仏教とは初期の密教である。一般に密教は平安初期に空海や最澄によってはじめて唐から導入されたとされる。しかし、それは公式にはそうであっても、実際にはそれ以前からかなりの量の密教経典が持ち込まれ、初期の密教思想が断片的にわが国に伝わっていたという。その密教的な要素が古くからの仏像に取り入れられた。つまりそれは不動明王のような完成された密教の規範に則った形ではないが、当時の先進的なスタイルをなんとか取り入れようとしたのである。それが牙のある顔だったというわけである。

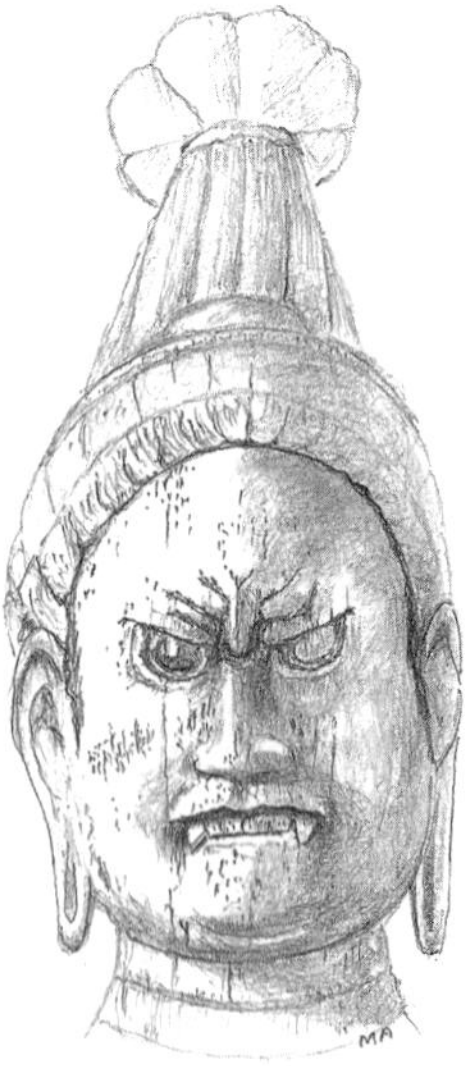

奈良大安寺の馬頭観音像
（奈良時代）

ちなみに、大安寺の馬頭観音像を見ると、この像は馬頭観音とはいえ馬頭の冠は着けておらず頭は聖観音像のように髪を上に束ねた形にしている。ところが、不動明王のように上の前歯で下唇を噛み、犬歯が牙となって下向きに出ている。この像は奈良時代後期、つまり空海、最澄による密教導入以前に作られたと考えられているが、誰が見ても密教の影響は明らかである。

というわけで、これまで十一面観音像はわが国古来の仏像様式で密教とは関係がないと思っていたが、実は意外なところにその影響があったのである。もっとも、多面多臂という像形は古代インドの神々の表現様式であるからこの観音像が十一の顔をもつこと自体が密教的と見るべきなのだろう。

なお、空海、最澄らによってもたらされた密教はそれだけが体系化された宗教思想であることから「純蜜」といい、それ以前のものは「雑蜜」と呼ばれている。

不動明王

ところで、牙のある仏としてお不動さまを措くわけにはいかない。正式には不動明王であるが、観音さまと共に今でも庶民の間で大変人気がある。不動明王は本来大日如来が全ての悪を調伏するため忿怒相に変身した姿、または仏の教えに背くものを調伏するために遣わした使者の姿とされていることから、苦難を取り除き平安をもたらしてくれる頼りになる仏として信仰されている。

　この不動信仰は空海が東寺を真言密教の道場として開いたところから始まったと考えられている。先にも述べたように、密教の経典はそれ以前、天平時代にかなり多く入っていたようだが、不動明王について説いたものはなく、像そのものはわが国にはなかったらしい。

二つのタイプの不動像

　不動明王といえば火炎を背にして黒い顔で睨んでいる姿がすぐ思い浮かぶ。武田信玄が不動明王を篤く信仰したことはよく知られている。それは左目が眇《すがめ》になり、口の端から牙が上下左右に互い違いに出ている形である。一方、宿敵上杉謙信は毘沙門天を信仰していたが、川中島の合戦では不動明王を携え、戦勝祈願をしたという。その像は須坂の滝川不動堂に残されていて、両目を大きく開き、上の前歯で下唇を噛む姿である。どちらも不動明王だが像容がまるで違う。同じ名前で二つの違ったタイプの像があるのはほかにはないだろう。不動像にはなぜ二つのタイプがあるのだろうか。

　空海が唐から念持仏として携えてきたのは高野山南院にある波切《なみきり》不動《ふどう》といわれる。これは

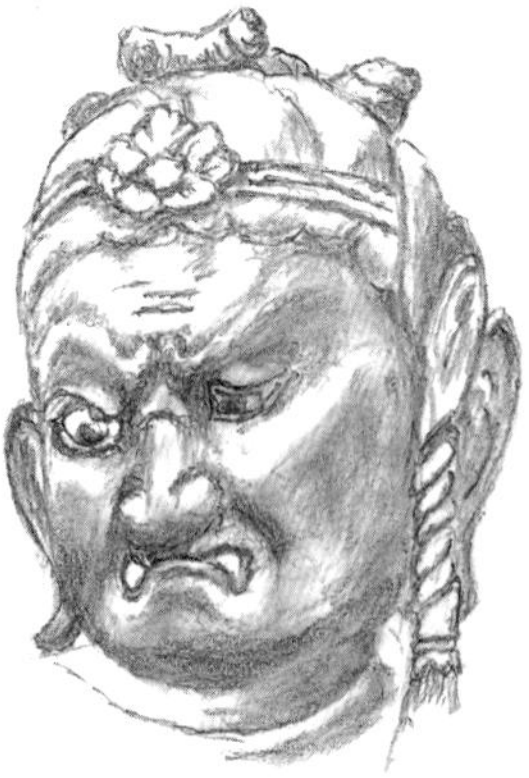

和歌山高野山南院の波切不動像
（平安時代）

左目が眇で牙が上下左右に出ている。彼が唐を離れる際に、師の恵果に風波の難を避けるため命じられて作ったとされるが、本当のところはわからない。ところが、八二三年、空海に東寺が下賜され国家鎮護を託されると、彼は携えてきたものとは違う両目を開き上の歯で下唇を噛むタイプの像を作らせた。今日東寺講堂で見る不動像である。その特徴は、総髪の髪を束ねて左側にたらす、顔をやや右に向け、両眼を見開いて正面を向く、上の前歯で下唇を噛む、体は童子様で柔らかく肥満している、などである。

でも、なぜ彼はそんなことをしたのか。それは早い話が、携えてきたタイプは顔が醜く国家鎮護のための像にはふさわしくないと考えたからである。

不動明王の成り立ち

そこで、不動像の成り立ちをざっと眺めると、先に述べたが七世紀のインドではヒンズー教の思想を取り入れた新たな仏教が創られつつあった。密教である。そこにはいろいろな仏が生まれ、不動もそのひとつとして誕生した。はじめは地位が低く、曼荼羅の一仏で菩薩様の姿であった。やがて、大日如来の使い走り不動使者となり、像容はインドの奴隷の姿を誇張したものとなった。その後、密教の体系化が進むにつれて、不動は使者ではなく大日如来の慈悲の心では教化できない仏敵を怒りによって教化するという役が与えられ、名前も不動明王に変わった。そうなると醜い奴隷の姿では具合が悪く、威厳ある忿怒の姿でなければならなくなる。

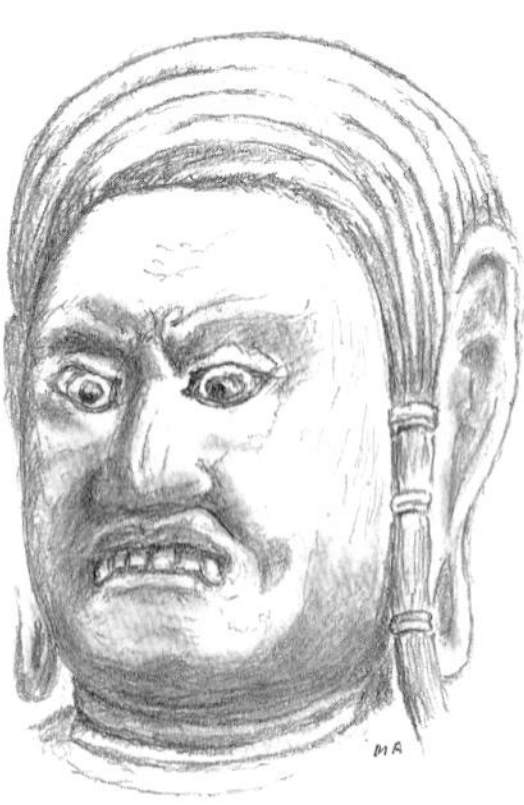

京都東寺講堂の不動像
（平安時代）

　インドの善無畏《ぜんむい》は『大日経疏《だいにちきょうしょ》』という注釈書のなかで、左目を細く閉じ、下の歯で右の上唇を噛み、左の下唇を少し外に翻して出すと規定した。しかし、彼が実際に描いたのは菩薩様の姿であった。なぜか。それは彼が規

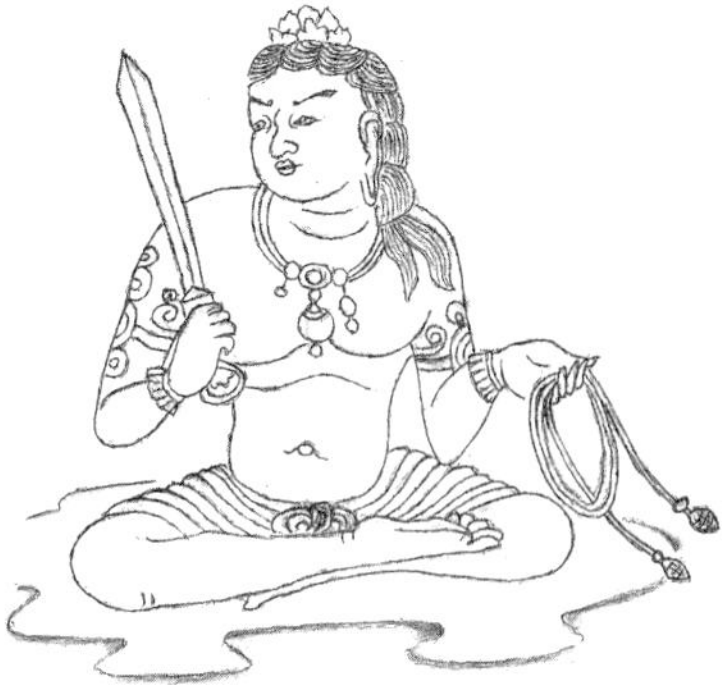

善無畏の描いた不動像
（奈良博物館蔵）

定した姿がその役柄に相応しくなく、図像として表現するのがむずかしかったからだという。

九世紀も末になって、天台密教の僧安然《あんねん》が本来の不動明王の姿として十九の特徴を掲げた。それは十九観といい、不動明王を念じるときに思い浮かべるためのものである。編んだ髪を左にたらし、額には波のような皺があり、左目を閉じて、右目を開く。右下の犬歯で上の唇を噛み、左上の犬歯で下の唇を噛んで外に翻転させ、その口を固く閉じる。体は童子形で卑しく肥満し、醜い青黒色であるとしている。

ところが、当時からこの姿を仏画や仏像として表わすにはひどすぎるということだった。そして、十世紀末になってようやく飛鳥寺の玄朝が図像化に成功した。現在、醍醐寺に玄朝様不動御頭並びに二使者像という図があるが、玄朝が描いた図像を鎌倉時代に模写したものという。そのような図像に則って作られたのが玄朝様不動明王像として定着することになったのである。

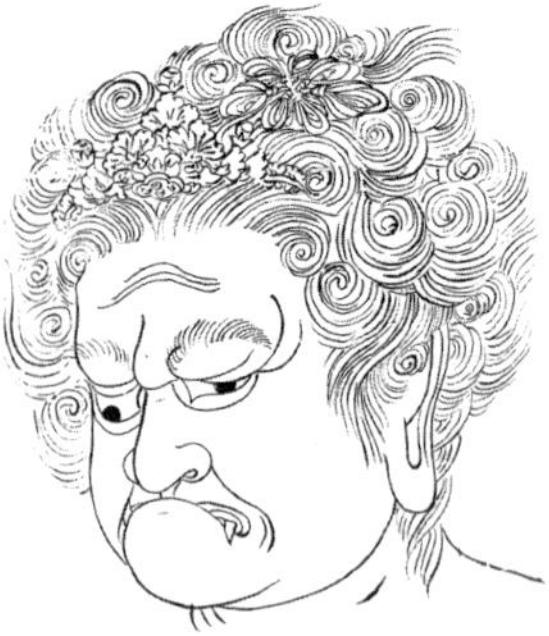

玄朝が描いた不動像の模写図
（京都醍醐寺蔵）

一方の空海が作らせたという東寺の不動像は、彼が唐にいた頃に当地で好まれていた像容であった。どのような経緯でその形ができたのかはっきりしないが、先に述べた善無畏が描いた原初の不動像を威厳のある姿に修正したものともいわれる。空海はこちらを採用したのである。

しかし、やがて唐が衰退してその影響力が低下し、律令制から摂関政治に時代が変わると、国家鎮護よりも貴族の家門繁栄が優先されるようになり、そのための護身仏として本来の不動明王の姿に戻そうとする動きがでてきた。つまり、玄朝様不動明王像の復権である。

というわけで、今日、弘法大師様と玄朝様の二つのタイプが共存しているのである。

弘法大師様像の顔

東寺には講堂の像のほかに御影堂にも不動明王坐像がある。こちらは堂々としていて気品があるとよくいわれる。しかし、その顔を見ていると、額や目など鼻から上は忿怒像としての気迫が感じられるが、鼻から下が寂しい。上の前歯は下唇を噛んで怒りを表わそうとしているが、唇を噛んでいるというよりも、口を閉じたときに上の歯が外に出てしまったというような、なんとなく締まらない感じがする。なぜそう感じるのか。これは鼻から上を隠してみるとよくわかる。ちょうど、下の歯がなくなってしまった人が噛み合わせをしたときのようである。それは下唇からオトガイまでの距離が短く、下あごの高さが低いためである。

さらに、この像の下顔面が寂しいのは、牙が口角から左右下向きに出ているが、口の幅が狭く、左右の鼻翼から口角に走る鼻唇溝が下がっているためである。怒りの表情というよりも嘆きの表情のように見える。こうした鼻から下の造りによって、御影堂の像の顔には不自然さが感じられるのである。

この像と非常によく似た像が滋賀の大林院にある。この像を模刻したともいわれるが、下唇からオトガイまでの距離が多少長く、下唇を噛んだ口元の形はずっと自然である。

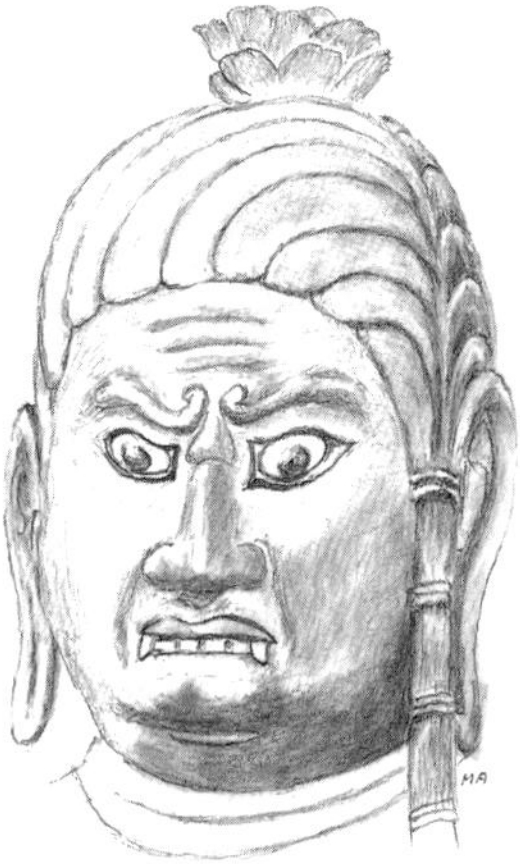

京都東寺御影堂の不動像
（平安時代）

東寺の講堂にある像は弘法大師様像の典型とされるが、顔の不自然さは感じられない。忿怒像でありながら怒りの表情はかなり抑えられている。

時代が新しいが、醍醐寺三宝院の像は怒りの表情が非常にリアルに表現されている。鼻から上の感じは御影堂の像とあまり変わらないが、上の前歯で下唇を噛む様子はきわめて自然である。外から見える前歯には牙ではなく普通の犬歯があり、下唇を浅く噛んでいる。下あごの高さは十分にあり、しかも下あごをわずかに前に出しているようで、噛んだ下唇のすぐ下の部分が少し盛り上がっている様子や鼻翼から口角に走る溝が左右に開き、頬の筋肉が上に盛り上がっているところなどは実に写実的である。快慶の作で不動像の中の逸品である。

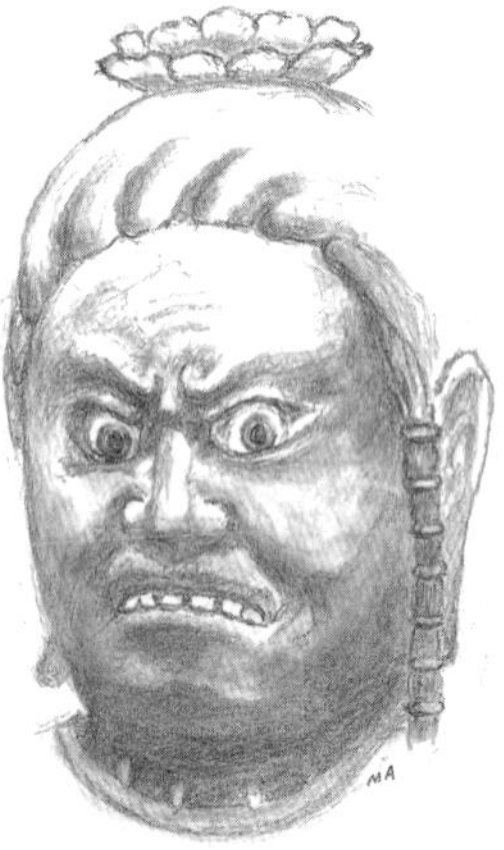

京都醍醐寺三宝院の不動像
（鎌倉時代）

京都の正寿院にはこれと見間違えるほどよく似た像がある。よく比べてみると、これは眉を大きく吊り上げ、怒りがより強く表わされている。左右の口角がわずかに上がっていて三宝院の像よりも若い感じがするが威厳に欠ける。台座の修理部分に快慶の銘があることから、像そのものも快慶作の可能性があるといわれている。

大覚寺、同聚院、不退寺、願成就院などの像も比較的自然な顔立ちである。しかし、様式化されて、上の前歯が出ていればよいといった感じの像も多く、上の歯が前突したように見えるものや歯列が下がりすぎて上の義歯が外れて外に飛び出したような、奇妙というか滑稽な感じがするものもある。それらはいずれも下あごの高さが低く、下顔面が寂しい感じがする。

そこで、噛み合せたときのあごの高さを二十躯の像について正面から撮った写真で調べてみた。ただ、このタイプの像では下唇を噛んでいるので正確にはいかないが、噛み合わせが低いかどうかは大体わかる。すると、東寺講堂、普門院、大覚寺、三宝院の像は低くなさそうだが、東寺御影堂、大林院の像は明らかに低かった。

この弘法大師様の下唇を噛む怒りの形には、今言ったように様式化された不自然なものも見られたが、時代が下るにつれて写実的になって行く。不動明王を人の形で表す以上、その忿怒相は人の怒りの表情に近いほうが共感しやすい。怒りを強調するあまり、実際の怒りの表情とかけ離れた形に作られた像では、奇異な感じがするだけで、怒りの感情は伝わってこないだろう。十二世紀藤原末期から鎌倉初期にかけて明円、運慶、快慶などの優れた仏師たちによって作られた彫像を見ると、人の怒りの表情がかなり忠実に模写されている。彼らは非現実的な誇張された怒りの形では真の怒りは伝わらないことを知っていてそれらを制作したに違いないのである。

ところで、忿怒相としてどうしてこのような上の歯で下唇を噛む形が用いられるようになったかについては何も伝えられていない。先に醍醐寺三宝院の不動像には怒りの表情が見事に表現されていると言った。三宝院の宝物殿でその顔を暫く見ているうちに、なるほど、これは怒りの相だと気づいた。それは怒りが爆発寸前のエネルギーが極限に達したときの相だということである。怒りを表わすには仁王のように口を大きくあけて吼えるような形もある。しかし、今から怒りが爆発する、それがどれ位かわからない恐ろしさを孕むとなるとこの形になるのではないかということである。これはあくまで筆者の感じ方であって当たっているかどうかわからない。しかし、古い唐の時代、善無畏が描いた穏やかな顔の不動像を忿怒相に修正した画僧も似たような感覚をもってこのような形にしたのではないかという気がする。

玄朝様像の顔

玄朝様不動像は弘法大師様像と顔の形がかなり違っている。すぐ気がつくのは目と口元である。弘法大師様像では目は左右が大きく開いてにらんでいる。ところが玄朝様像は、右目は大きく開いているが、左は瞼が垂れ下がって小さく、斜視になっている。口については露出している歯や牙と上下の唇の形に違いがある。弘法大師様像では上の前歯が下唇を噛んでいて外から見える。下唇はそのため内側に噛み込まれている。一方、玄朝様像では口は固く閉ざされ、外から見えるのは左右の牙だけで、強く噛みしめているため下唇が上唇の上に大きく盛り上がり、口がへの字をなしている。下あごがわずかに前に出ているような像もある。

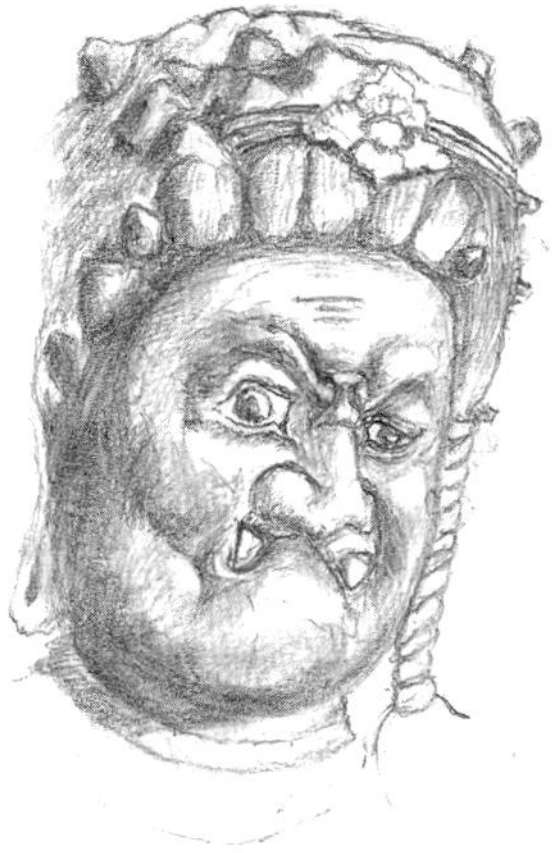
京都聖護院の不動像
（平安時代）

玄朝様像のこうした口の形からすると、歯の噛み合わせにはかなり問題がありそうである。しっかり口を結んだ状態で左右の牙だけが外にとび出ているということは、それらが歯列から外れているか、歯がほとんどなくなってこれだけが残っているかだろう。いずれにせよ、そのために顔の形に変化が見られるはずである。そこで、十七躯の玄朝様像について顔の計測をしてみた。

まず、上顔面に対する下顔面の比率である。西明寺や円照寺の像では下顔面の方が小さく、東大寺、峰定寺、草谷寺、常福寺などの像では下顔面は上顔面と大体同じくらい。浄瑠璃寺、金剛輪寺、聖護院の像ではむしろ大きかった。口をしっかり結んでいるため下唇が上がり、鼻の下が短く見えるので、下顔面が小さく感じられるが測ってみるとさほど短くない。

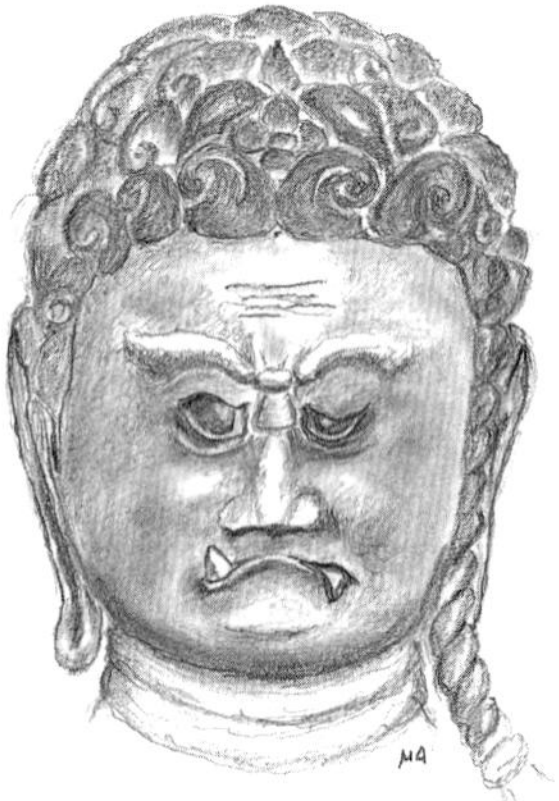

滋賀西明寺の不動像
（平安時代）

噛み合せたあごの高さは、唇が翻転していたり口裂が傾いていたりしているので正確には測れないが、円照寺や西明寺の像はあごが低く、歯があってもその高さはかなり短いと思われた。それに対して聖護院、草谷寺、蓮上院の像はあごの高さは十分にあった。

ちなみに、この高さが小さい状態はあごの不調をもたらすだけでなく頭痛や肩こり、めまいなどを惹き起こすことがあり、噛み合わせとして大変具合が悪いものである。
牙については儀軌や十九観でも決められているので、どれも左右互い違いに露出している。そのために固く閉じた口唇の形は右上がり左下がりに見える像もある。しかし、測ってみると多くのものは左右の口角はほとんど同じ高さにあった。牙が左右互い違いに出ていたり、南院の像のように頭を傾けていたりして、あごが傾いているようにみえるが、顔の外形はどれも対称的であった。

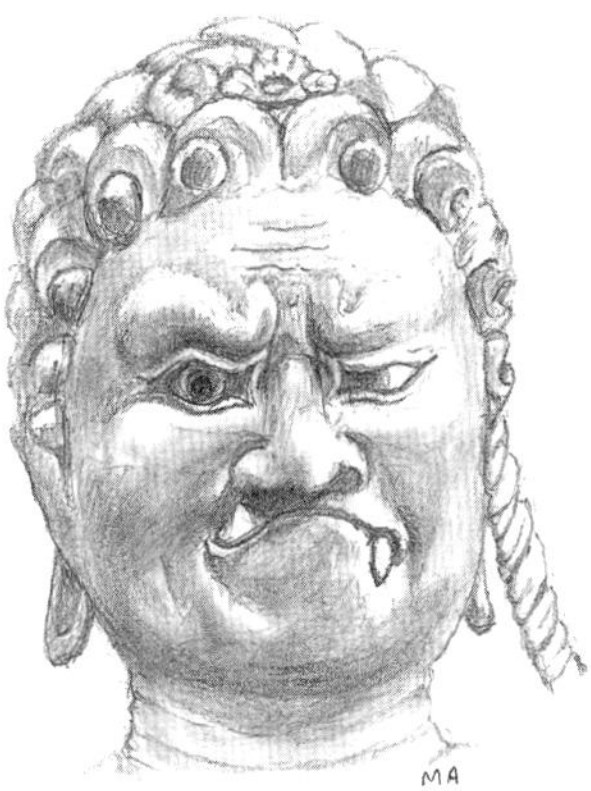

奈良東大寺法華堂の不動像
（鎌倉時代）

口元の様子から歯の状態を推測すると、上の前歯がないか、あるいは内側に入っていると思われるものが多かった。上下の前歯が正常ならば、強く口を閉じたときに鼻の下の部分は膨らむことはあっても凹むことはない。浄瑠璃寺や真木大堂の像では、左の牙の出る部分が極端に膨らみ、中央に向かって凹んで見える。この部分が凹んでいるのは上の前歯がないか、あっても内側に入っているとしか考えられない。さらに、金剛輪寺、金剛峰寺の像のように鼻が低く鼻孔が前に開いたような形は上あごの骨までも欠如している感じである。また、下あごが大きく、反対咬合と思われるような像もあった。峰定寺や東大寺の像である。鼻の下の部分は平坦で、下あごが前に出て下唇が上唇を覆っている。というわけで、玄朝様像では口元の形だけでも違いがあり、噛み合わせにもいろいろ問題がうかがえた。

弘法大師様像では先に述べたように人間の怒りの表情に近い忿怒相をしたものがあった。この玄朝様像の場合は奴隷の顔が基本になっているが、かなり変形されているので、そうした評価はしにくい。しかし、その顔から受ける感じはいろいろである。

聖護院、峰定寺、延暦寺、十輪院などの像には威厳があり、誠実な使者としての性格も感じられる。東大寺や神奈川浄楽寺の像は鎌倉期の作で写実性があり、醜悪さや奇怪さは消え、リアルな忿怒像といえるだろう。とくに東大寺像は威厳があり気品が感じられる。浄楽寺の像は運慶作で、先に作られた願成就院の弘法大師様像以上に写実性が窺われ、力強い忿怒の姿である。

不動明王像の牙

次に不動像の牙に注目してみよう。

玄朝様像では儀軌などに従って右下の牙で上唇を噛み、左上の牙で下唇を噛む形になっていることは再三述べた。でも、どうしてこのような形にしたのかである。この像容の原初はインドの奴隷の姿で歯は乱杭状態というから、中には口を閉じると犬歯が唇から外に出るようなものもいただろう。玄朝はそんな状態を誇張して、明王に昇格した不動の姿を忿怒像として図案化したのである。つまり、玄朝様像の牙は奴隷の口元に由来し、その犬歯が異界のものの象徴として牙に変ったのである。

では、弘法大師様像の場合はどうか。これは上の前歯で下唇を噛んでいるが、犬歯は牙となって口角から突き出ている。犬歯を牙にしたのはやはり異界のものであることを示すためだろう。和歌山明王院に有名な赤不動図があるが連れの童子の一人が小さく牙を出している。彼は人の子ではないことを示しているのである。

牙の大きさや形は像によってさまざまで、牙として大きくはっきりしているのは東寺御影堂、醍醐寺、静岡願成就院などの像で、小さくて犬歯と変わらないのは醍醐寺三宝院、京都正寿院などの像である。牙はほとんどが下向きに生えているが広隆寺や円隆寺、神童寺の像では上向きに、しかも犬歯とは別にその後ろから生えている。とくに広隆寺のものはイノシシの牙のように鼻に向かって湾曲して長く伸びている。牙が犬歯とは別にその奥から生えているのは他に、大覚寺、醍醐寺、和歌山正智院などの像がある。

この上の前歯で下唇を噛む形は東寺御影堂や講堂にある像が元になっているが、それらは空海が直接制作に当たったという神護寺の高雄曼荼羅に描かれた不動明王の姿に基づいたとされている。それは、インドの僧不空《ふくう》から中国の僧恵果《けいか》を経て空海に伝えられたものという。また、のちに唐から帰朝した円珍、円仁らも不動明王像を伝えたが、同じような像容であるという。しかし、忿怒相としてどうしてこういう前歯で下唇を噛む形になったかについてはわからない。先に述べたように推測するしかないのである。

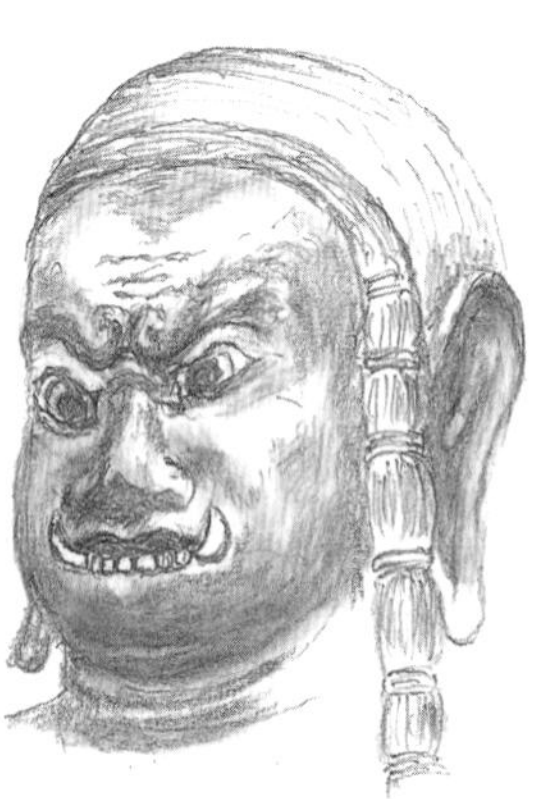

京都広隆寺の不動像
（平安時代）

うまく噛めないお不動さま

さて、最後に気分を変えて、こうした牙をもつお不動さまが人間と同じようにものを食べるとしたらどうなるか仮想してみよう。それはそれぞれの牙がものを食べるときのあごの動きにどう影響するかという問題である。

弘法大師様像で牙が上向きの広隆寺像や牙が小さい醍醐寺三宝院像などでは、牙はあごの動きを邪魔しないので自由に食べることができるだろう。しかし、牙が大きい東寺御影堂像や願成就院像などは牙があごの横の動きを妨げるので、肉食動物のように単純にあごを開閉する効率の悪い食べ方しかできないだろう。玄朝様像ではすべてが右下、左上の牙がそれぞれ外に出ている。これは顎を右に動かすにはどちらも相手の歯とぶつからないので全く支障はない。ところが、あごを左に動かそうとすると、左上の牙が下唇を翻転するほど長く伸びているので、下の歯とぶつかってほとんど動けないだろう。また、右下の牙も上の歯に当たってあごの動きを妨げる可能性がある。仕方なく右側だけでものを噛む、片側性の咀嚼しかできないのである。

片側での咀嚼を長く続けると、そちら側の歯は次第に摩耗して低くなり、筋肉はそちら側だけよく使われるので肥大し、関節も磨り減ってくる。そのためあごが傾いて顔の輪郭が非対称になる。玄朝様像では左右の牙のためあごが傾いているように見えたが、実際に測ってみるとそうではなかった。しかし、このままだと将来的には変形が起こる恐れがあるだろう。

ただ、お不動さまは本来、仏であるから人間と同じようにものを食べることはしないだろうし、こんなことを論議するなんて大きなお世話というように違いない。でも、われわれの身近にいて災いを取り除き、さまざまな願いを叶えるため忙しく働いてくれるというお不動さまにこうしたあごの動きに制限があったり、噛み合わせに問題があったりするのは大変気の毒である。主人格の大日如来はどう考えているのだろうか。

ここでは牙のある仏たちとして十一面観音と不動明王を取り上げた。牙がある仏はほかにもいろいろいる。その元をたどると密教さらにはヒンズー教の神々に行き着く。仏教はそれらを取り込んで独自に図像化してきたわけで、その貪欲さに改めて気づかされるのである。

第三章　鬼の歯、大黒さまの歯

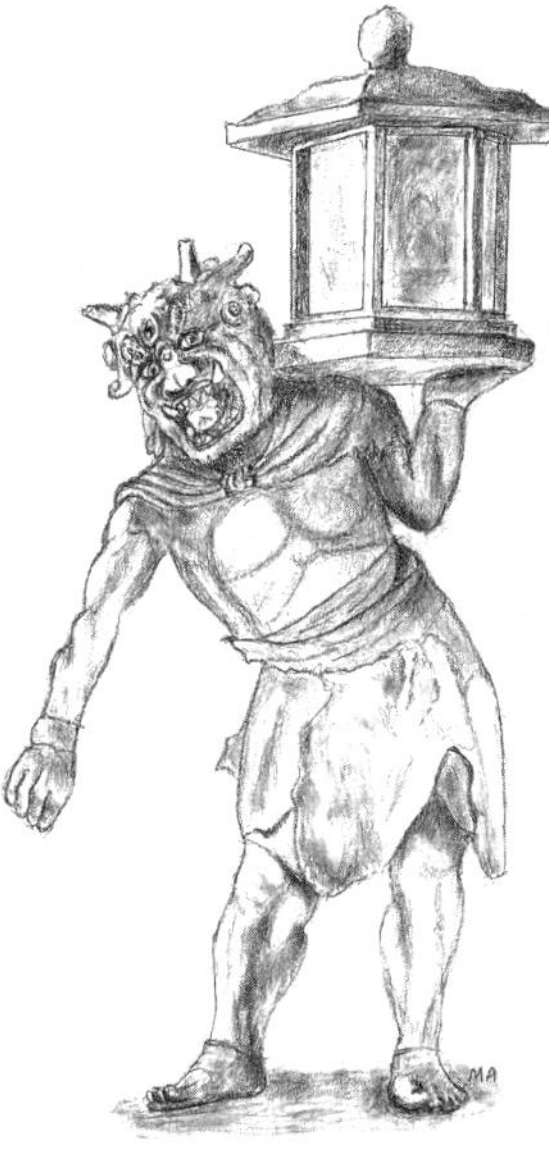

奈良興福寺の天燈鬼像（鎌倉時代）

仏さまは人々のさまざまな願いに応じて生み出され、それは多様な形の仏像として具体化された。そんな仏像に混じって仏さまとは思えないようなものもいくつかある。ここでは歯と噛み合わせの観点から鬼と大黒さまをとりあげる。

鬼は神か仏か

まずは鬼である。鬼は日本人であれば誰もが知っている。それは幼い頃よく読んで聞かされた桃太郎や一寸法師などのお伽噺や節分の豆まき、鬼の面などによって刷り込まれ、われわれの心の中に住みついてしまった。鬼に金棒、鬼の目に涙、鬼の居ぬ間に洗濯、鬼の首を取ったような、などは今でこそあまり聞かれなくなったがかつては日常的に使われ、怪力、勇猛、恐怖、無慈悲、などを表現する言葉だった。

鬼はわが国に古代からいた。万葉の時代には超自然的で恐ろしい存在で普段は姿を見せないものだった。それが平安時代になると物の怪や疫病神など恐怖感があるものは鬼の仕業とされ、それが突然姿を現して人に襲いかかり、人を食うとされた。『日本霊異記』には淋しい山道に人の腕や足、毛髪などが落ちていたりすると鬼が人を食べた跡だなどと書かれている。当時の人は不確かな恐ろしい状況証拠から目に見えない鬼の存在を信じていた。やがて仏教が入ってくるとそれは六道の餓鬼、地獄の鬼と結びついて、それまで見えなかった姿がはっきり表されるようになった。

『今昔物語』には鬼の姿が断片的に捉えられている。身の丈は一丈あまり、目や口から火を吹き電光のごとく、大口を開いて追いかけてきた。体は色黒く、頭髪は赤く、逆立っている。顔は見えず、かき消すように消えた。目が一つ、角が生え、手が多数あるもの、足が一本で踊るものがいた。額に角一つ、目が一つで赤い衣を着ていた。裸で肌の色黒いこと漆を塗ったようで、口広く剣のような歯が生えていた。顔は朱色、円座のような大きい目一つ、手の指三つ、つめ五寸ばかりで刀のよう、体は緑青色、頭髪よもぎのように乱れ、見るに心肝まどい恐ろしいこと、などいろいろに語られている。

これに地獄草紙、餓鬼草紙、北野天神縁起、そのほかの地獄絵図などにある鬼の姿を加味すると、鬼の共通的な特徴がはっきりしてくる。それは、人の姿をして背が高く、顔は醜悪、目は大きく一つか多数、肌は赤、青、黒、黄などの原色で、筋骨たくましく、虎皮のふんどしをして、頭には一つか二つの角、そして尖った歯で口角からは牙が突き出ている、ということになる。この中で角があることが最も重要で、その有無によって鬼か否かが判定されるという。

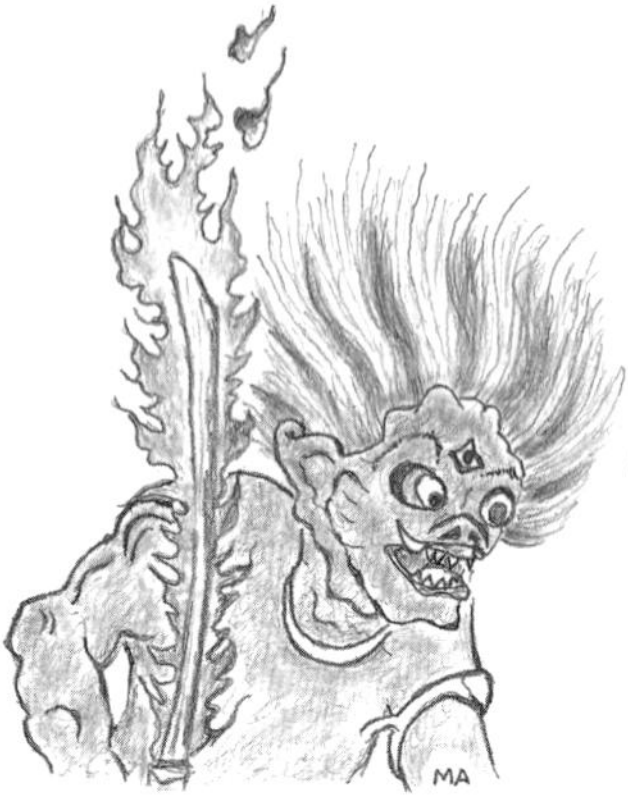

餓鬼草紙の鬼

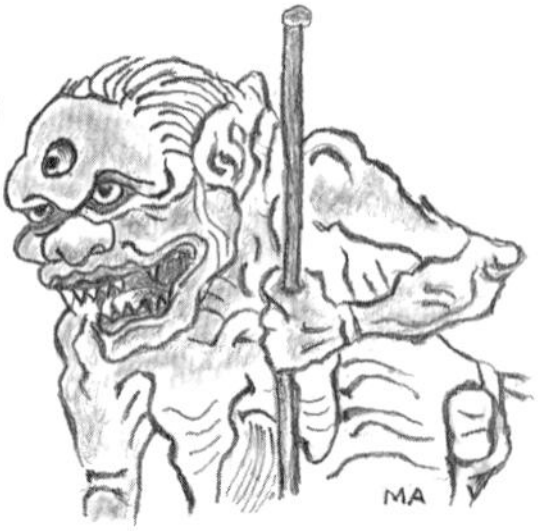

地獄草紙の鬼

　また、雷や大風などの恐ろしい自然現象も雷神や風神など自然界にいる神の仕業と思われていたが、仏教に取り入れられたことによって、そうした恐ろしい現象を惹き起こすものは全て鬼の姿で表されるようになった。ただ、それについては、雷神はわが国に古くから存在する神の典型であり、仏教が渡来したからといって簡単にそれに取り込まれたわけではなく、両者間に争いが起きたらしい。『日本霊異記』や『今昔物語』には雷神を捉えた話、雷神が落ちてきた話などがあるが、いずれもわが国在来の雷神が災いをなしたのを仏法によって懲らしめ、以後仏に仕えるものとなったというのである。これからもわかるように仏教の力が強く、結局、雷神はそれに

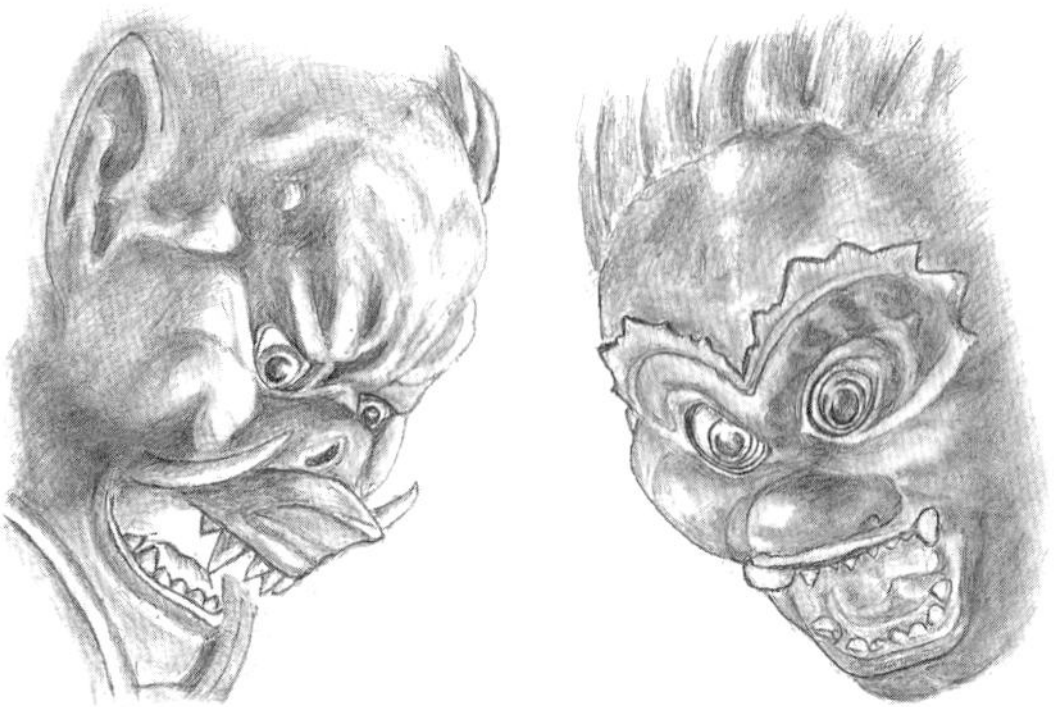

京都妙法院の風神（左）雷神（右）像（鎌倉時代）

吸収されてしまい、鬼の姿になったのである。なお、落ちてきた雷神は子供か十五、六歳の少年であった。雷神は童子の姿をとるのが通例だという。

京都妙法院三十三間堂には風神雷神像がある。以前これを見たとき風の神や雷の神であり、自然界の神であるのになぜ仏堂に置かれているのか不思議だった。神仏習合によってそうなったのかとも思っていた。しかし、今述べたような経緯を知って、この神々が鬼の姿で千手観音の一族となり、二十八部衆の末席に加えられていることに納得したのである。

両方の鬼神は筋骨たくましく、片や大きな風袋を背負い、下を睨んで何かを叫んでいる。また、一方は髪を逆立て、輪のように連ねた小太鼓を打ち鳴らそうとばちを振り上げ、やはり下界をめがけて怒鳴っていて実に迫力がある。この姿はのちに俵屋宗達、尾形光琳らの屏風絵に描かれ、今ではお馴染みになっている。昔の人は台風や雷は神か鬼によって惹き起こされると考えたのだろうが、目に見えないものをこのような形で具体化した想像力には驚くほかない。

鬼の姿はほかに興福寺の天燈鬼《てんとうき》、竜燈鬼《りゅうとうき》や四天王に踏みつけられている邪鬼に見ることができる。天燈鬼、竜燈鬼は青、赤一対の鬼で、竜燈鬼は体に大蛇を巻きつけ腕組みして頭上に載せた灯篭を上目づかいに見上げている。大きな重そうな灯篭が落ちないよう全身で支えている様子がよくわかる。頭の角は隠れて見えないが食いしばった口の両端から尖った牙が上向きに突き出ている。一方の天燈鬼は左足に重心をかけて上半身は右に傾けて踏ん張りながら、左手で重そうな灯篭を肩のところまでやっと担ぎ上げたといった様子である。全身の筋肉の盛り上がりと右手を伸

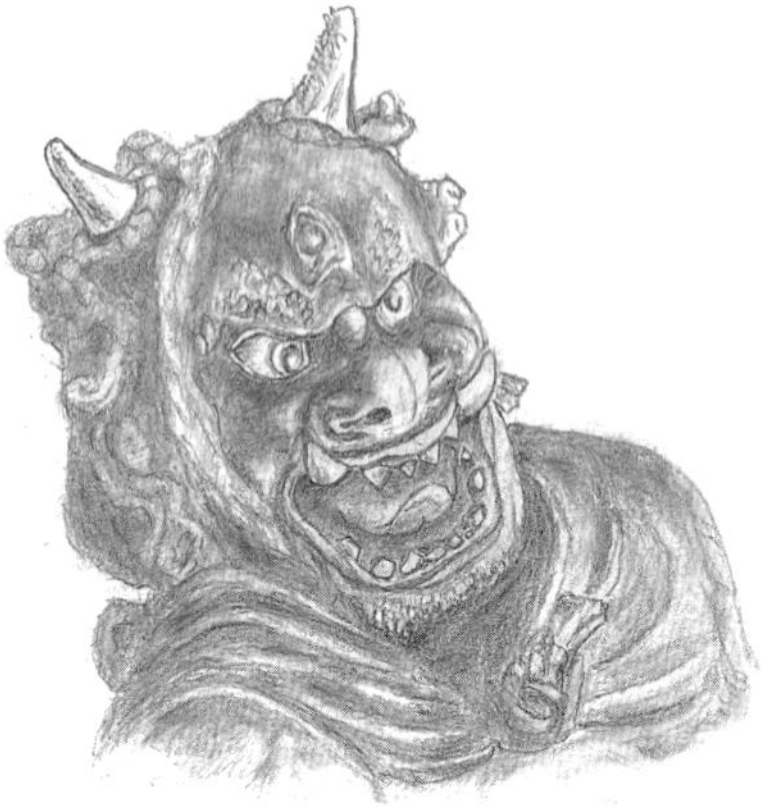

奈良興福寺の天燈鬼像
（鎌倉時代）

ばしてバランスをとり、大声で叫んでいる姿は重量挙げ選手のようである。頭上には二本の大きな角が出て、大きく開いた口には尖った歯が並び、上の犬歯は牙となって口角から上に湾曲して突き出ている。

この鬼たちを見るとなぜこんな苦役を強いられているのかと思ってしまう。運慶の三男康弁の作というが、ユーモラスな表情をしている。小さい像だが大変な傑作である。

邪鬼は興福寺の東金堂、中金堂のほかに東大寺法華堂や戒壇堂、また法隆寺金堂、浄瑠璃寺、延暦寺などの四天王像の足元にいる。この鬼は邪悪のシンボルとされるが、どれも脇役として欠かせない。もとは四天王それぞれにつく二人の従者であったのが、わが国に伝わる過程でこんな踏みつけられる鬼に変化したという。多くは一匹だが延暦寺の四天王像では二匹の鬼が踏みつけられているのはそうした出自によるのだろう。

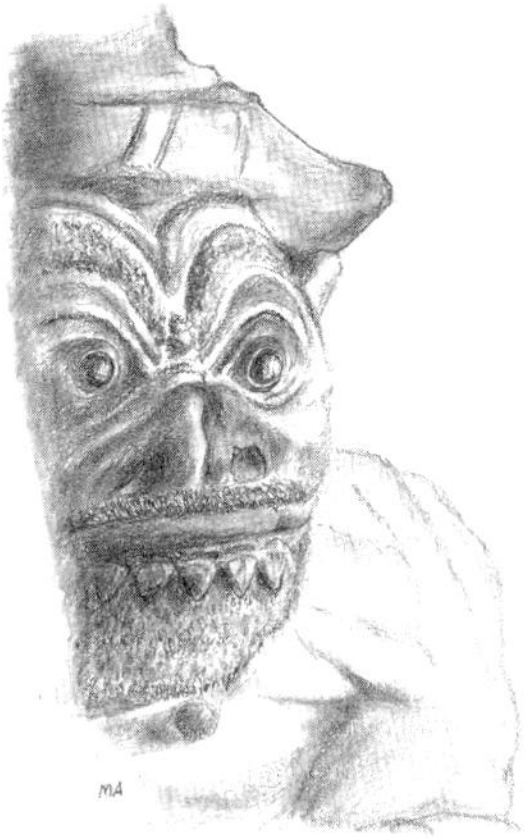

奈良興福寺東金堂の四天王
増長天像の邪鬼(平安時代)

それにしても、四天王の全ての従者が鬼になって踏みつけられるようになったのはなぜなのか。それはどこにも書かれていないが、揃ってよほど悪いことをしたに違いない。でも、小悪魔的でどこか憎めないところがある。

この鬼たちは人というよりも動物的な体形で、手足の指はイヌやネコのようなものやウシのような二股になったものもいる。踏みつけられた顔の表情もいろいろで面白い。

鬼の尖った歯

こうして見てくると、鬼は大体尖った歯をもっている。天燈鬼は大きく口を開けているので中の様子がよくわかる。歯はどれも三角形で先が尖っていて、上の犬歯は牙になっている。風神雷神はともに口を開けて威嚇しているが、歯はやはり先が尖っている。牙は口の奥から上の方に湾曲して鼻のわきにまで長く突き出ている。

先に、鬼の特徴として角が最も重要な要素であるといったが、牙も鬼には付きものである。尖った歯と牙があるのは肉食動物である。鬼は人を食うというから明らかに肉食動物に属することになるが、現世の肉食動物で角があるものはいないようだ。尖った歯と牙をもち、さらに角まで生えているのは鬼くらいということになる。ただ、般若というのがいる。これは恐ろしい顔をした鬼女で、奈良の般若坊という僧がつくった能面からきたものとされている。

頭に二本の角が出て、眉を寄せて悲しみの表情を浮かべ、口は耳もと近くまで裂けたように大きく、そこには鋭い牙のような歯が並んでいる。

異界のいろいろな明王は牙をもっているが歯は尖っておらず、角は生えていない。

では、先に少し触れたが、邪鬼はどうか。口を大きくあけているもの、上の歯をむき出して食いしばっているもの、全く口を閉じているものなどいろいろである。

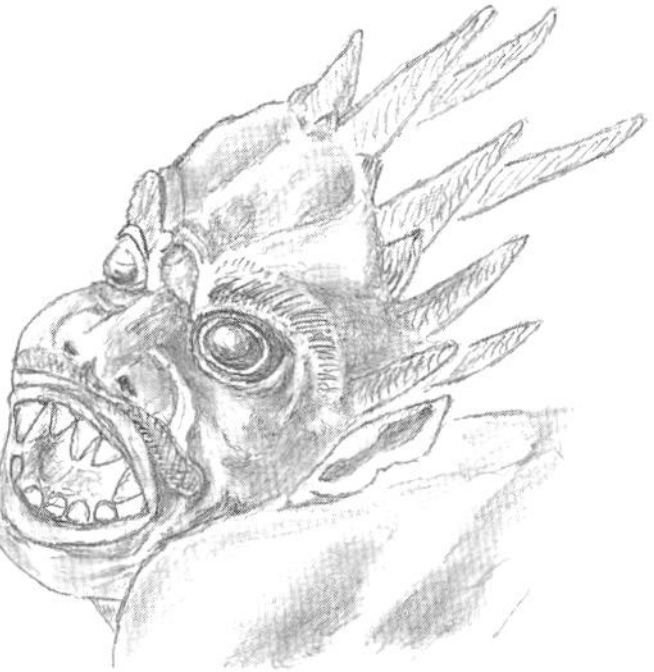

奈良東大寺法華堂の四天王持国天像の邪鬼
（奈良時代）

四天王は増長天、広目天、多聞天、持国天であるが、それぞれに決まった邪鬼の形はないようで、全く自由に作られている。東大寺法華堂の持国天の邪鬼は頭の右側を踏みつけられて苦痛のあまり口を大きく開いて何か叫んでいるらしい。上下に三本の円錐形の歯と尖った小さい牙が見える。増長天の邪鬼は背中を踏まれ、苦しそうに上の歯で下唇を噛んでいる。興福寺中金堂では増長天、持国天の邪鬼はどちらも頬を踏まれ、大きく口を開いて上下に三、四本の鋭く尖った歯を見せている。

延暦寺の像では二匹ずつ邪鬼がいるが、どれも口を結んでいてその端から牙が出ている。浄瑠璃寺のものも大体口を結んでいるが、多聞天の邪鬼は背中を踏まれて照れ笑いしているようであり、持国天の邪鬼は左頬を踏まれて舌を出している。ここの邪鬼は苦痛でゆがんだ顔ではなく、むしろ踏まれて喜んでいるような愛嬌のある顔で、火炎を背負って怖い顔で立っている四天王と好対照である。

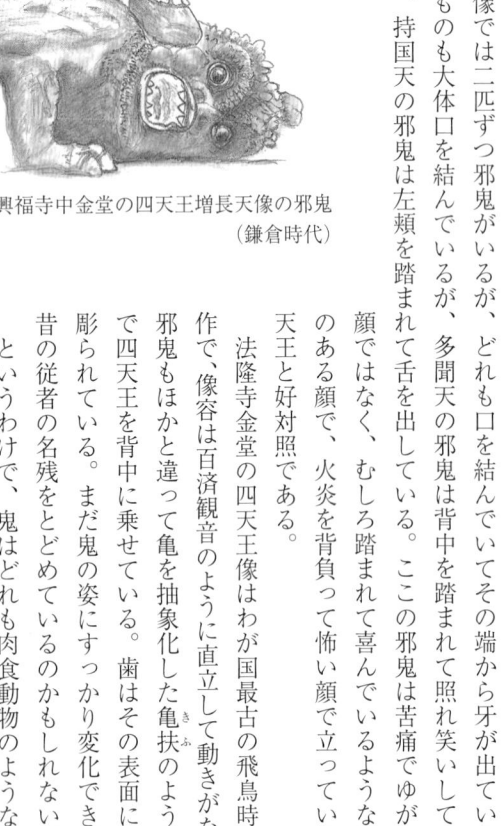

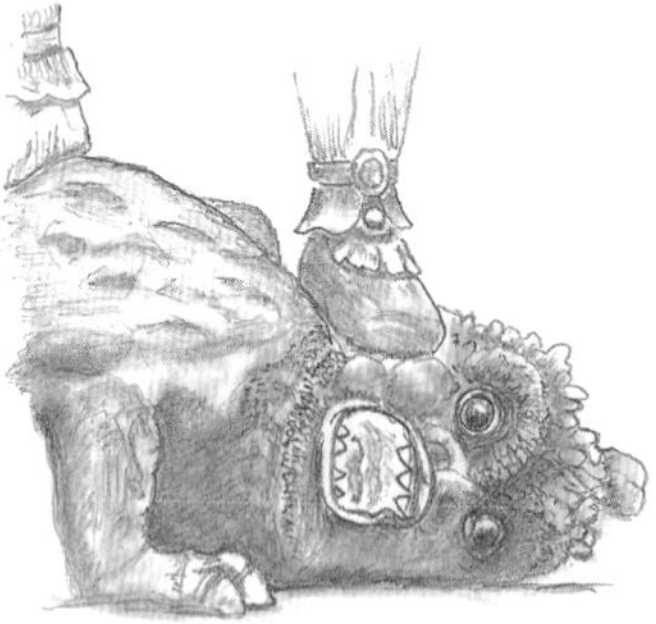

奈良興福寺中金堂の四天王増長天像の邪鬼
（鎌倉時代）

法隆寺金堂の四天王像はわが国最古の飛鳥時代の作で、像容は百済観音のように直立して動きがない。邪鬼もほかと違って亀を抽象化した亀扶《きふ》のような形で四天王を背中に乗せている。歯はその表面に浅く彫られている。まだ鬼の姿にすっかり変化できず、昔の従者の名残をとどめているのかもしれない。

というわけで、鬼はどれも肉食動物のような尖った歯をもっているのである。

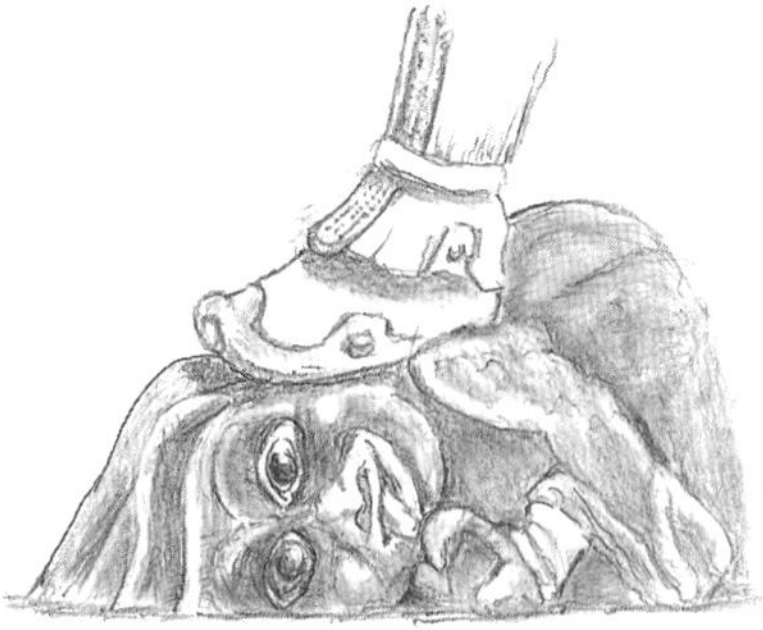

京都浄瑠璃寺本堂の四天王持国天像の邪鬼（平安時代）

尖った歯は怖い

尖ったものは誰もが怖いと感じる。それで刺されたり切られたりすると痛いだけでなく、ときには命の危険を感じるからである。尖った歯をもつ野生動物も一般に怖い。そこで、怖い顔、恐ろしい顔を表現するとなると、歯は尖った形にするのが効果的だ。鬼が尖った歯をしているのもそんな理由からかもしれない。しかし、鬼が姿をはっきり表すようになったのは平安末期だが、そこでは牙はあるが歯ははっきりしない。ただ、先に述べた『今昔物語』には剣のような歯が生えていたとある。

尖った歯は魔除けの仮面などに描かれたり、彫刻されたりしているのを見ることがある。カンボジアのアンコールワット遺跡の梁などにも多数の尖った歯をした怪物が彫られている。悪魔にとっても尖った歯は恐ろしいのかもしれない。

家庭内暴力にさらされた子どもに親の顔を描かせると、歯を尖った形に描くことが知られている。施設などに引き取られたりして気持ちが落ち着いてくると、歯の形も普通の子どもたちが描くのと同じように変わってくるという。暴力を受けていた子どもにとっては親であっても恐ろしい鬼であったのだろう。

そんな怖い鬼として鬼子母神という女の仏さまがいる。元はインドの古代神話に出てくる「かりてい」という女の鬼で、人の子をさらって食べていた。それを知ったお釈迦さまが怒ってその鬼の最愛の末っ子をかくしてしまった。鬼は気が狂わんばかり探し回った。そこで、お釈迦さまは鬼をよくいさめて改心させ、子どもは返してやった。その鬼はやがて子どもを守る仏となり、安産、子育ての仏にもなったというのである。東京の下谷にはこの鬼子母神を祭った寺がある。〝おそれいりやのきしもじん〟と言葉遊びにも出てくるほど昔から有名なところで多くの女性の信仰を集めている。その本尊の容貌は二本の角と牙、尖った歯をした女鬼の姿である。

人の歯は鬼の歯から発展した？

鬼はみな尖った歯をしていた。それは肉食動物、ネコやライオンのような尖った歯を単純化した三角形である。それで人を食うということからするとあごの関節も人とは違って肉食動物のような開閉しかできない構造のはずである。そこで、ひとつ面白い実験を紹介しよう。

その三角形の歯を連ねた鋸のような金属板を二組用意し、人の上あごの左右臼歯列の位置に数ミリの間隔で前後方向に二列立てる。ちょうどサメの口のような感じになる。それに対して下あごには石膏か硬い蝋などでブロックを作り、その上面が上あごにつけた鋸の歯先と全体的に接触するように調整する。これであごを左右に動かしてみる。すると、ブロックの上面に上あごにつけた三角形の歯で削られた凹凸の溝状のものが左右に二列できる。もっとも、実際にはこれは人の口で行うわけにはいかないので、人のあごと同じように動く器械を使って行うのである。できたブロック上面の溝状のものは、よく見ると三角錐の山とその逆の形の谷の連続であることがわかる。それに下あごの臼歯の輪郭を重ねると、人の臼歯の噛む面、つまり咬合面に似た形になるというのである。

これは一九二九年ごろギージーという人が行った実験である。彼はブロック上にできた凹凸面は人のあごの動きに合った歯の咬合面であると考え、のちにこれを元にして義歯用の臼歯を作った。現在使われている人工の臼歯の基になったのである。

鬼の三角形の歯は、肉食動物のあごが開閉運動しかできないという性質に適った形であろうが、その歯を人の咀嚼時のあごの動きである側方の動きに合わせるとこうした人の臼歯の

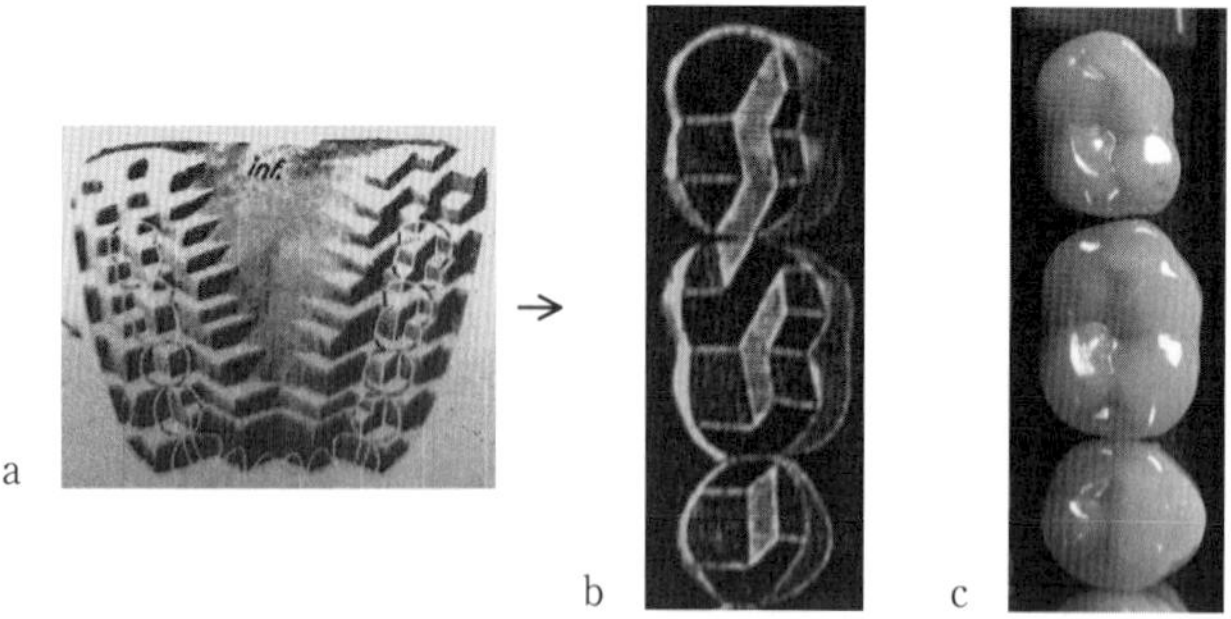

鋸歯で作った人の歯の形

a：削った石膏の表面

b：歯列の輪郭に合わせて調整した人工的な歯の形

c：現在の義歯用人工臼歯

ような形のものになるということである。実際にやってみると確かにそのような形のものができる。それは、あごの動きが単純な動物に見られる単純な形の歯は、あごが複雑な動きをするものに当てはめるとそれ応じた複雑な形に変わること、つまり歯の形はあごの動き方に深く関係していることを物語っている。鬼には鬼の歯、人には人の歯であるが、極端な言い方をすれば、人の歯は鬼のような歯が人のあごの動きによって発展したものといえるかも知れない。

ところで、先にのべた四天王の足元にいる邪鬼たち。元は従者、つまり人だったのがなぜか変化して鬼の姿になった。それにつれて歯の形が変わり、あごの動きまで変ったはずである。何でも噛んで食べられたのが人肉しか食べられなくなり、邪悪なものになってしまった。そのため、四天王に踏みつけられるはめになったのである。まさに踏んだり蹴ったりで、考えてみると気の毒な人たちなのである。

大黒さまは神か仏か

話し変わって、東京湯島の神田明神には大きな石造りの大黒さまの像がある。比較的新しいもののようだが、型どおり烏帽子をかぶり、左肩に大きな袋を担ぎ、右手で打ち出の小槌を振りかざしながら米俵の上に右足を立ち膝にして乗り、にこやかに笑っている。見ているだけで何となく豊かな気持ちになる。

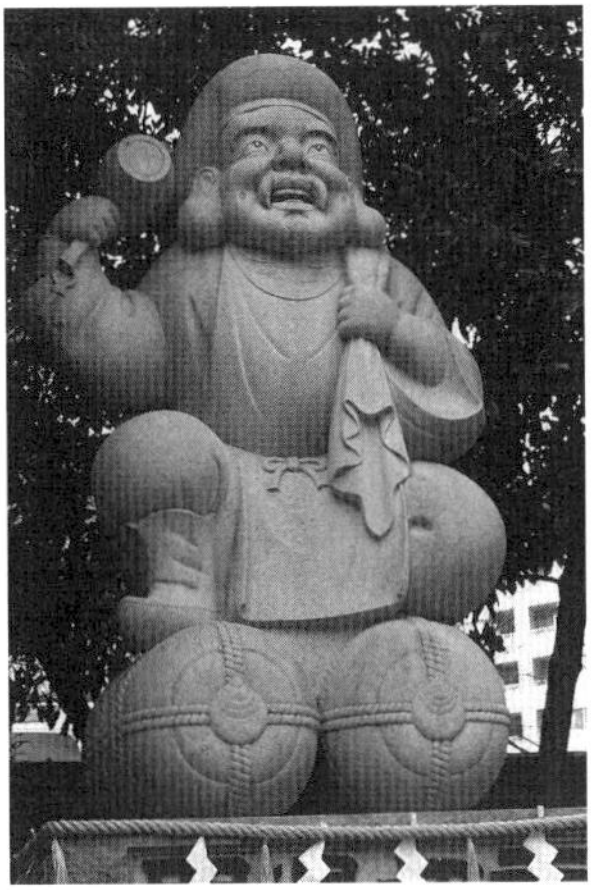

東京神田明神の大黒天像

大黒さまは七福神の一人で、恵比須さまとともに福の神として人気が高い。ところが、正式な名称は大黒天であるというし、その像はお寺にも置かれている。となると、仏の仲間なのか。これまで当然のことのように大黒さまは神様だと思っていたので、お寺でその像を見たとき不思議だった。しかし、調べてみると、もとはインドのシバ神の化身であったのが、仏教に取り入れられ、人を食う鬼神を成敗するため三面六臂の姿の怒りの神になったというのである。しかし、のちの唐の時代には武装姿ではなく金袋を持った姿となって寺の厨房に食糧を守る神として祭られたともいう。それがわが国に伝わると、古来の大国主命と音が似ていることから一緒になって、福をもたらす神に変わったというのである。七福神に入ったのは室町時代らしい。こうした経緯から大黒さまは神様ではあるが、仏の仲間になっているようである。先の雷神が神から仏教に取り込まれて鬼になったのと同じである。そんなわけで神社とお寺のどちらに置いてもよいらしい。

福岡の観世音寺の宝物館にはわが国最古といわれる大黒天像がある。この像をはじめて見たとき、あまりに従来のイメージとかけ離れているのに驚いた。この像は烏帽子をかぶり袋を担ぐのは変わらないが、小槌はもたずに右手を腰にあて、怒ったような怖い顔をしている。袍衣《ほうい》と呼ばれる質素な衣服をつけて沓を履いて立つ姿は説明がなければ昔の下級役人か何かと思って通り過ぎてしまいそうで、これが大黒さまだとすぐには気付かない。平安時代中期から後期の作と考えられ、当時からこの寺の食堂に置かれていたらしい。

昔、因幡の白兎という話を読んだことがある。白兎がワニを騙したため皮を剝がれて泣いているところに大国主命が通りかかり、がまの穂で傷みを直してくれるという話だったが、そこに描かれていた大国主命は大きな袋を担いでいて、この像にそっくりだったように思う。

東大寺法華堂にもそれよりやや下った時期に作られたとされる等身大の大黒天像がある。像容は観世音寺のものに似て右手を拳にして腰に当て、左手で肩に担いだ大きな袋の口をにぎっている。和やかな表情で口をわずかに開いて笑みを浮かべている。開いた口からわずかに歯並みが見える。頬に膨らみが出て福の神の相になっている。

鎌倉末期に作られたという法華寺の大黒天像になると、貴族のような直衣《のうし》を着て右手に打

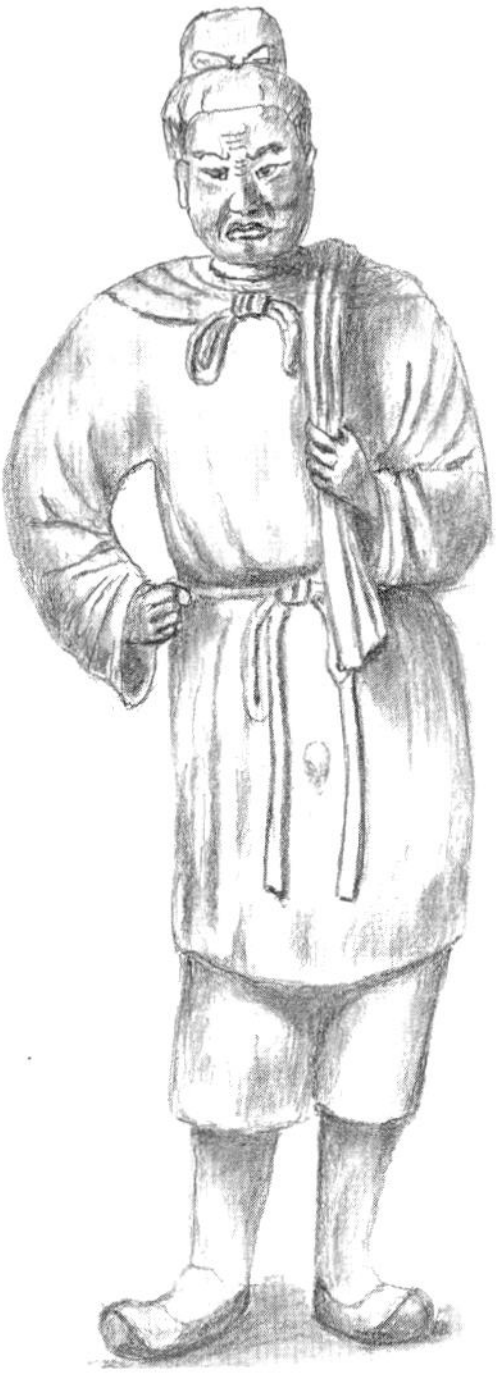

福岡観世音寺の大黒天像
（平安時代）

ち出の小槌をもち、二俵の米俵に半跏《はんか》の姿で端然と座っている。福の神の形がはっきりしてくる。それから二十～三十年後の南北朝時代に作られた諸像では、俵の上に立ち左手で袋の口を、右手で小槌を握るようになる。この形が大黒さまの姿として定着し、今日に至ったのである。

江戸時代初期に書かれたという『梅津長者物語』には、「大黒さまは色黒く、背低く、頭巾うち着、大袋をうち掛け、手には槌をもちたまへるが、肥え太りたる有様にて、門前に立た

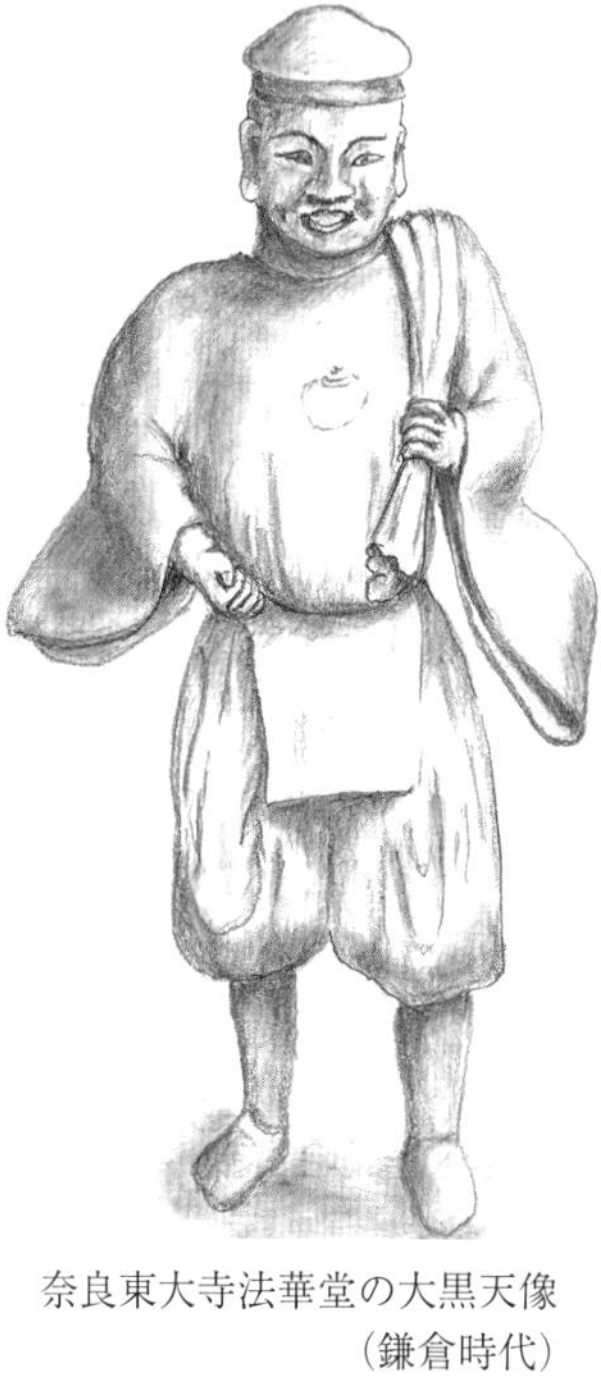

奈良東大寺法華堂の大黒天像
（鎌倉時代）

せ給へり」とある。これは七福神が勢ぞろいして宴会を開くのにやってきた大黒様の格好で、頭巾と大袋それに小槌は欠かせないもののようである。

なお、延暦寺には三面大黒という像がある。これは最澄が厨房の神として請来し、祭ったといわれている。大黒天のほか毘沙門天と弁財天の顔をもった三面二臂の変わった大黒天像だが、武力、美と才能、福と徳を兼ね備え、その全てにご利益があるという重宝な像である。これによって大黒天信仰が天台系寺院の台所を介して民間に広まったともいわれている。

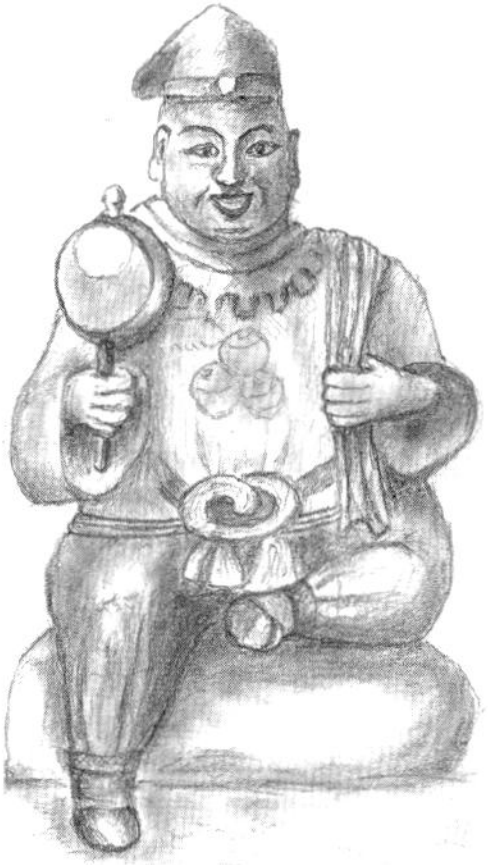

奈良法華寺の大黒天像
（鎌倉時代）

大黒さまの平らな歯

観世音寺の大黒さまは忿怒相をしていて口はしっかり結んでいた。しかし、東大寺や法華寺の像ではにこやかな表情をしている。時代が下るにつれて、ますますにこやかに微笑し、歯並みを見せるようになる。そして、現代の神田明神の大黒さまの像ともなると、笑みを浮かべながら何かを語っているように口を開いている。当然、前歯の様子がわかるが、よく見るとどの歯も尖端が平らである。これはほかの大黒さままでも大体同じであった。若い人では個々の歯の先は多少凹凸がある。それが、年齢が高くなるにつれて磨り減って平らになる。大黒さまは顔の様子からすれば中年は過ぎているだろうし、歯の尖端が平らであることに特別違和感はない。でも、前歯の先端が揃って平らというのはちょっと気になる。そのような前歯の磨り減り方は普通の食生活では起こりにくいからである。

歯の摩耗には食物を噛むことと歯ぎしりが関係している。とくに歯ぎしりが頻繁に行われると摩耗はひどくなる。その摩耗は歯ぎしりする方向に大きく起きるが、前歯の尖端が揃って磨り減っているとなると、歯ぎしりは全方向に起きていると思われる。

大黒さまの顔を見るといわゆる福相で、両方の頬ははち切れんばかりに膨らんでいる。肥満体であるからかもしれないが、それにしても頬はふくらんで肉厚な感じである。触れてみなければわからないが、中の筋肉が肥大しているかもしれない。

歯ぎしりは頬や頭の筋肉が強く収縮して起きるが、それが習慣性に頻繁に起きると筋肉は肥大する。歯の摩耗はひどくなり、先が平坦な形に変わってしまう。そうなると、歯の抵抗が大きくなるのでさらに大きな力で筋肉が働くことになり、さらに肥大するという悪循環が起きる。というわけで、大黒さまの先の平らな歯と豊かに膨らんだ頬を見ると、どうもそんなことが起きていそうな気がする。歯ぎしり常習者のパターンである。

歯ぎしりは精神的なストレスで脳が異常興奮して、それによってあごの筋肉が勝手に収縮して起きるとされている。大黒さまはにこやかな顔をしていてストレスなど関係なさそうだが、元が怒りの神様だということからすると笑顔の陰に怒りを押し殺していることはあり得るだろう。それが原因で歯ぎしりが起きているかもしれないのである。

鬼の歯ぎしり

では、鬼はどうなのか。鬼は大黒さまと違って三角形の尖った歯をしている。それで歯ぎしりするかどうかである。

歯ぎしりは今言ったように脳の異常興奮が元になっている。そのため、脳が発達している動物では歯ぎしりする可能性がある。身近にいるイヌやネコは尖った歯をしているが、歯ぎしりするはずである。同様に、鬼も歯ぎしりしそうである。

普通、歯ぎしりというと歯同士が接触してぎりぎりといった音を立てる現象と思われているが、歯ぎしりはもともとあごの筋肉の収縮である。上下に歯があれば互いに強く触れ合って音が出るし、歯がなければ音はしない、つまり歯があろうとなかろうと関係ないのである。歯ぎしりにはどの筋肉が収縮するかによってあごの動き方に違いがある。あごの運動に関わる多くの筋肉が収縮すると、あごは歯を接触させながらあちこちに移動して歯を軋ませ、ぎりぎりと音を立てる、いわゆる歯ぎしりが起きる。しかし、口を閉じるのに働く筋肉だけが収縮すると、歯を強く噛み締める状態になる。これも歯ぎしりのひとつで、「噛み締め、食いしばり」ともいう。

鬼の場合、歯が尖っていて肉食であり、あごは開閉運動しかできないとなると、あごがあちこちに移動して歯を軋ませるタイプの歯ぎしりはできないが、歯を強く噛み締めるタイプの歯ぎしりはできるはずである。事実、四天王に踏みつけられている邪鬼の中にも食いしばっているものがいる。

鬼と大黒さまの歯の摩耗

鬼は歯ぎしりするにしても歯を噛み締めるだけであるし、人を食うにしても食いちぎって丸呑みするだけである。そこで上下の歯が接触しても、それで摩耗するのはわずかで問題にはならないだろう。しかし、一方の大黒さまはすでに歯が摩耗している。それが進むと、歯の凹凸がなくなり、噛み合わせようとしても噛み合うところがはっきりせず、あごは決まった所に収まりにくくなる。また、噛んだときのあごの高さも低くなる。そのため食物がうまく噛めないだけでなく、あごの動きも悪くなる。よって、これ以上摩耗しないようストレスを避けて歯ぎしりができるだけ起きないようにし、固い食物は避けるのがよいだろう。大黒さまは必ず米俵に乗っているので、その気になれば足下にある米を食べることはできるだろうが、そんな硬いものは厳禁である。食糧を守る神としてそれはまさかではあるが。

尖った歯は恐ろしく、平らな歯はそれに比べて穏やかである。しかし、平らすぎても問題があるということである。

さて、これまで鬼と大黒さまというわれわれに馴染み深い二つのキャラクターを借りて歯の形を述べてきた。両者は古来日本人の暮らしの中で対極にある。鬼は疫病神、貧乏神と共にいてほしくないものであり、大黒さまは七福神の一人であり来てほしいものであった。

先に述べた『梅津長者物語』には、貧乏な正直者が福の神、恵比須さまに熱心に祈願するよう教えられる。やがてその霊験があらわれ、貧乏神が追い出される。その後、大黒さまを先頭に七福神がやってきた。そして祝いが始まるが、ついには大変なドンちゃん騒ぎになるという話がある。それが今日の二月の節分で、鬼は外、福は内という豆まきになったという。

大黒さまは歓迎され、鬼はいつも嫌われ者である。しかし、よく考えてみると大黒さまは姿変われど一人であるのに対して鬼は大勢である。その中には善い鬼もいるのではないか。その証拠に、先の鬼子母神など鬼を祭った神社や節分で「鬼は内」と言うところもある。鬼の世界も人の世と同じで善い鬼、悪い鬼がいるはずで、それをひとくくりに鬼は悪いもの、厭なものと決め付けては善い鬼は怒るだろう。われわれに有益な鬼もいるのである。

第四章　恐竜たちの噛み合わせ

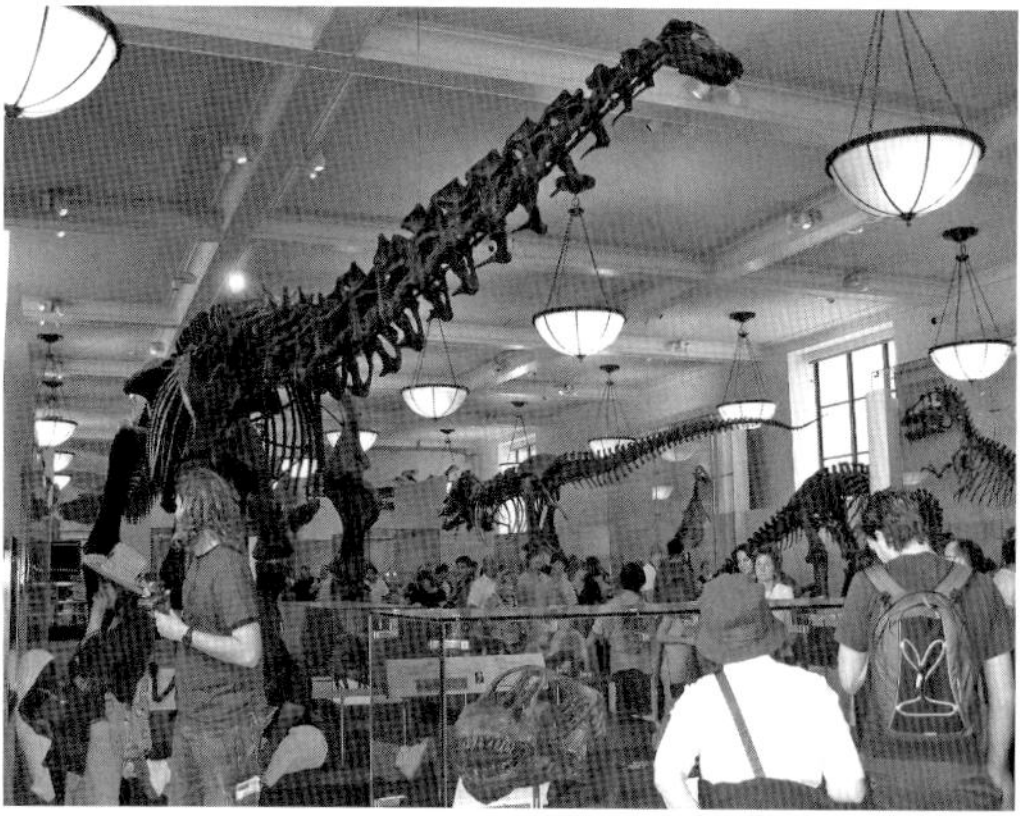

ニューヨーク自然史博物館

東京上野にある国立科学博物館の地球館地下一階は恐竜王国である。大小さまざまな恐竜たちが所狭しとばかりにひしめきあいながら来訪者を迎えてくれる。彼らは骨だけなので動くことはなく声も立てないが、そこはいつも子どもたちの歓声で本来なら死の世界のはずが動物園のようなにぎやかな王国になっている。恐竜は子供たちのアイドルである。

慣れないとこれはすごいときょろきょろしてしまうが、これらの恐竜の骨と見えるのは実はその化石、つまり石なのである。二億三〇〇〇万年から六五〇〇万年も昔、地球上を制覇していた恐竜たちが突然絶滅し、その骨が化石となって現代に現れたのである。しかし、ここにある頭骨や全身骨格の化石は初めからこのような形で現れたわけではない。実際に化石が見つかるのはほとんどの場合、彼らの体のごく一部分である。それがいくつも発見されると、研究者たちがジグソーパズルのようにそれらをつなぎ合わせたり、欠けたところは他の類似の恐竜などから推定して補ったりしてやっと全体の形が復元されるのである。

そしてさらにいえば、ここにある骨格は全部がそうして復元された実物ではなく、それを元に作られたレプリカ、つまり精巧な複製も含まれている。化石の発見や発掘には長い年月と膨大な労力、費用がかかり、そう簡単に復元されるものではない。そこでレプリカが作られる。博物館などで注意して見ると、実物かレプリカかの表示に気付くだろう。

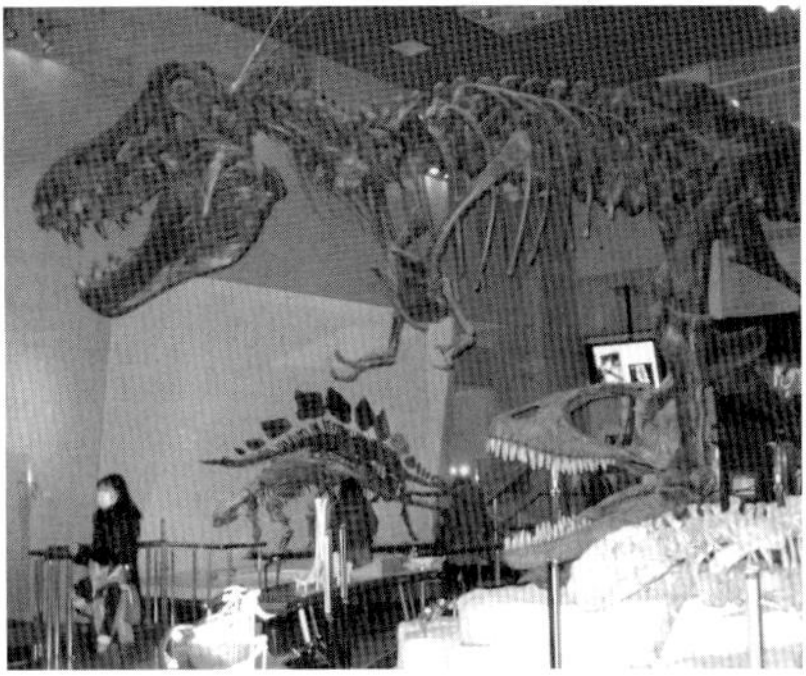
東京国立科学博物館の恐竜の展示室

この部屋の真ん中に大きなティラノサウルスが立っている。これはアメリカで一九九二年に発掘されたスタンと名づけられた恐竜の化石のレプリカである。この化石は全身の骨が完全な形で発見されたきわめてまれなケースである。そのため、ティラノサウルスの骨格を正確に知る上で大変貴重で、実物はこれを発掘したブラックヒルズ地学研究所に大切に保管されているはずである。その頭を構成する細かな骨のレプリカがこの部屋のティラノサウルスの尾のあたりに展示されているが、それらは頭骨の仕組みを知るのに大変役立ったものである。

このように全身の骨が丸ごと発見されることがあるにしてもそれは硬い組織だけで、体全体の形や皮膚まで化石として残ることはまずない。ところが、近年では恐竜の発掘が盛んに行われるようになって、ごく最近ではティラノサウルスの皮膚の痕跡がついた化石やティラノサウルスのものと見られる羽毛の化石などが発見されている。それによって従来の姿はかなり修正

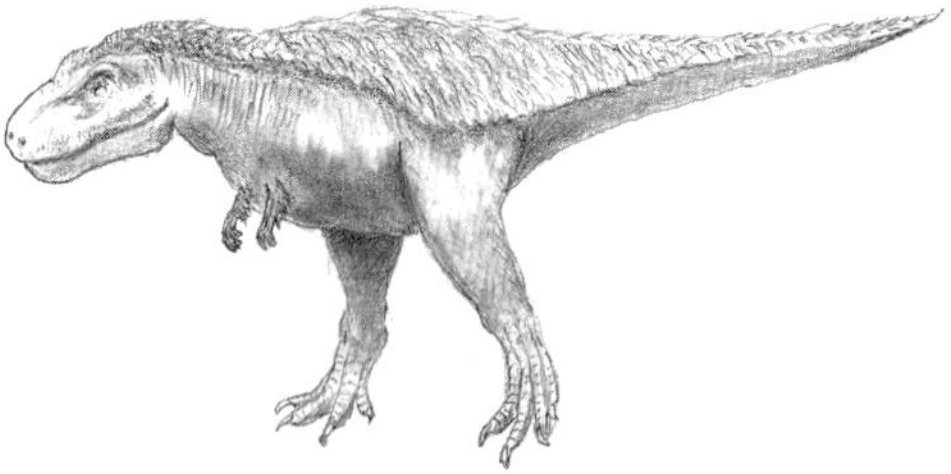

羽毛が生えていたティラノサウルス
(恐竜博 2011 の復元イラストの模写)

されるに違いない。

　こうしたことはこれまでにも度々あった。ニューヨークの自然史博物館は一四〇年もの長い歴史をもつ世界的な博物館で、ここの恐竜化石の展示は質、量とも他を圧倒する。そこに展示されているティラノサウルスは以前は尾を地面につけてカンガルーのように立っていたが、現在はトリのように体を水平にして尾を挙げて二足で立っている。それはこの恐竜の骨格の研究が進んだ結果これが本当の姿勢だとなったからである。

　ウィーンの自然史博物館にもティラノサウルスは展示されているが、なぜかまだカンガルーの姿勢を保っている。なお、ここにはオヴィラプトルという恐竜の巣が展示されている。楕円形の卵が円形に綺麗に並んでいる。オヴィラプトルは他の恐竜の卵を盗んで食べるとしてこの卵泥棒という名がつけられたが、実際にはそうではなく自分の卵を守っていたことが後になってわかった。彼らにとってこの名前は大変不本意だろう。

このように発掘が進み実態が明らかになるにつれて、これまで推測されていた形や行動が修正されることが多くなった。なにぶん人類が誕生する遥か昔に生息していて誰も見たことがない動物なので、新たな化石の発見によってその生態が徐々に修正され本当の姿に近づいていく。それが多くの人たちの気持ちをわくわくさせ、恐竜に対する関心をひきつけているのである。

さて、博物館で大きな恐竜の姿に圧倒されてきょろきょろしていても何も始まらない。何か目標を決めて見るのがよいだろう。ここでは歯や上下の歯の噛み合わせ、それに関係するあごや頭骨に焦点を絞ることにする。

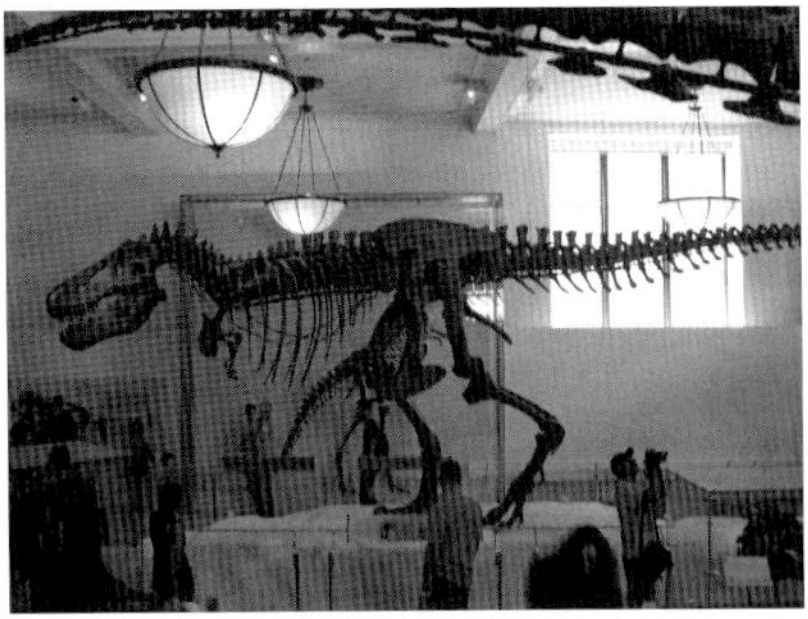
ティラノサウルスの全身骨格

ティラノサウルスの歯

ティラノサウルスは白亜紀に栄えた最強の肉食恐竜で、子どもたちにもよく知られた人気の高い恐竜である。正式にはティラノサウルス・レックスというが、獰猛なトカゲの意味である。そのためか、この頭骨はどこの博物館や恐竜展で見ても、口を大きくあけて今にも襲いかかりそうな格好をしている。そこには上下に先が尖った大小の歯が隙間を空けてずらっと並んでいる。上あごの前のところには比較的小さな歯が四本並んでいるが、そのほかは長い歯と短い歯が大体交互に並んでいる。それは歯が交互に生え変わるからで、長い歯が抜けるとすぐ下から新しい歯が生えてきて、常に歯列が保たれるようになっている。それは獲物をしっかり捕らえるためだけでなく、仲間からの攻撃に備えるためでもあるという。彼らは獰猛で共食いする。歯がいつも揃っているかどうかは命に関わる重大事なのである。

その抜けた歯のレプリカを見せてもらったことがある。それは巨大なバナナといった感じで、大きい方の歯は三〇センチほど、小さい方は十数センチであった。それぞれその半分以上が歯根として顎骨の歯槽内に収まっているらしく、その表面はざらついていた。口の中に出ている歯冠部分は表面が滑らかで、ところどころに硬いものを噛んだあととみられる傷がついていた。そして、特徴的だったのは、歯冠の両隣に面する部分に縦にステーキナイフのような細かい鋸歯がついていたことである。これは獲物の肉を噛み切るのに役立っただろう。

これらの歯が生えている骨に注目すると、上のほとんどの歯は上顎骨から生えているが、前の小さな四本の歯は左右の上顎骨にはさまれた前上顎骨という別の骨からである。下の歯は下あごの前半分を占める歯骨からである。前上顎骨は小さな骨であるが、それは現生の脊椎動物にある顎間骨あるいは切歯骨と位置的に同じである。切歯骨については第八章で述べるゲーテが哺乳類だけでなく爬虫類のカメにも存在を認めている。それから考えても恐竜の前上顎骨は切歯骨と同一のものといってよいだろう。となると、そこから生えている歯は切歯であり、ティラノサウルスの歯はどれも先が尖った同じような形をしているが上顎の前の四本は切歯ということになる。これはゾウの牙が切歯骨から生えているので犬歯ではなく切歯というのと同じである。

ティラノサウルスが口を閉じるとどうなるか

先にも言ったが、博物館、恐竜展ではティラノサウルスに限らずほとんどの恐竜は口をあけている。でも、臼歯のような歯をもつ植物食恐竜はともかく、先が尖った歯ばかりの肉食恐竜では口を閉じたときにその歯はどんな噛み合わせになるのか、それは長い間の疑問だった。博物館で相談員に尋ねたが、そんなことは訊かれたことがない、専門家でないとわからないと、あっさり断られてしまったことがあった。ワニでは上下の歯が交互にすれ違って口が閉じるが、ティラノサウルスも同じなのか、それとも上下の歯が挟み合う形で口が閉じるのかなど、その口のあいた頭骨を見るたびにいろいろ考えたのである。その後、しばらくして先に触れたブラックヒルズ地学研究所のコンサルタントをしているI氏に偶然紹介され、恐竜についていろいろ教えをいただくことができた。そこでわかったことは、ティラノサウルスが口を閉じたときには、下顎の歯列は上顎の歯列の内側に収まって上下の歯は噛み合わないということだった。これはまったく意外だった。

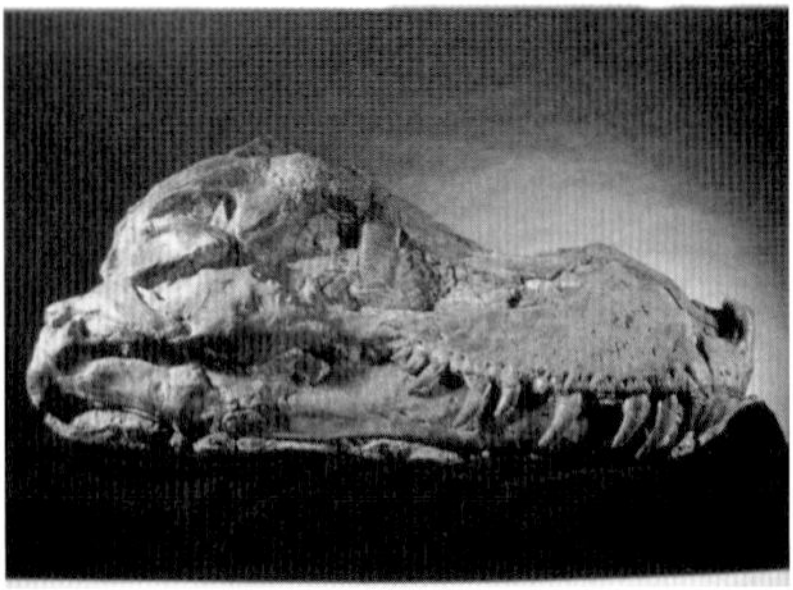

ティラノサウルス・スー発掘時の頭の化石

ブラックヒルズ地学研究所は先のティラノサウルス・スタンを発掘する以前にスーと名づけられた大型のティラノサウルスを発掘していた。そのときの写真には口を閉じた状態の頭が写っていた。それは右側からのものだが、見ると確かに上あごの歯が下あごの外に並んでいて下あごの歯は内側に入っているらしく、全く見えない。頭の左側はひどく破損して下顎骨は外れていたという。そうなると、下あごが左に片寄っている可能性がある。

そこで、スタンの頭の写真を見た。スタンはすでに述べたように頭骨は完全に復元されている。そこで気付いたのは下あごが上あごよりも幅が狭く、また上顎骨の口蓋が下あごの歯列に沿うように深くなっていることだった。つまり、口を閉じると下あごは上あごの内側に入り込み、下あごの歯はちょうどその溝に収まるような格好であった。

これで口を閉じたときの上下のあごの関係はわかったが、そこには口が深く閉じ過ぎないようにどこかで下あごを止めるストッパーが要るはずである。実際、上下の歯が全部なくなった人では、口を閉じるとあごを止めるところがないので上下の歯肉が当たるところまで、あるいは奥の方のどこかがつかえるまであごが挙がってしまう。それと同様に、ティラノサウルスではあごを止めるところがないと下の歯が口蓋を突き刺すまであごが挙がってしまうのではないかということである。そこで、口を閉じた状態で発掘されたスーの化石ではどうであったか尋ねてみたが、そんなことは全く問題にされなかったらしい。仕方なく、いくつかのティラノサウルスの頭の写真を見比べてみた。すると、頭骨の顎関節に近い頬骨と方形頬骨の下面がややへこんでいる。一方、下あごの上角骨の顎関節の前の部分が内側に突き出ている。口を閉じるとこの下あごの突き出た部分が頬骨、方形頬骨の凹みに収まると同時に、それぞれの外側にやや張り出した部分が接触するようであった。つまり、そこらが口を閉じ

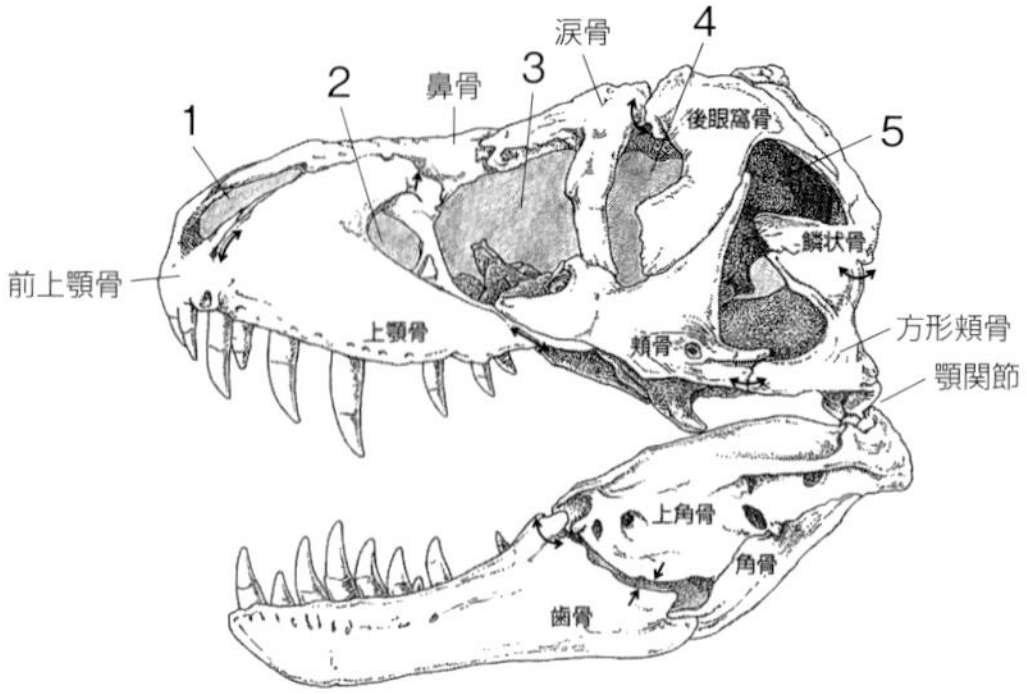

ティラノサウルスの頭骨の構成
1：外鼻孔　2：第二前眼窩窓　3：前眼窩窓　4：眼窩
5：側頭窓
矢印は上下顎に力がかかったときの骨の動きを表す

るときの下あごのストッパーの役をしているようであった。

これは化石を実際に動かしてみればわかるだろうが、それはとてもできそうもない。しかし、翻って彼らの習性を考えてみると、肉食恐竜は獲物を食いちぎるとすぐに飲み込んでしまってしっかり噛むことはしないし、また普段は口をわずかにあけていて深く噛まないだろう。そうなると、ストッパーなどという心配はまったく不要かもしれないのである。

左側頭部が壊れていたティラノサウルス・スーはすっかり修復され、完全な姿でシカゴのフィールド博物館の中央ホールに展示されている。やはり口を少しあけて何か獲物を探してうろついているような姿である。

ティラノサウルスの唇

さて、ティラノサウルスは口を閉じたときには下の歯が上の歯の内側に入ってしまうとなると、その上あごと下あごとの間に隙間ができるはずである。これを塞がないと、呼吸するたびにその隙間を通して空気が出入りして口の中が乾燥してものが食べられなくなったり、口の中を気密にできないため飲み込めなくなったりするだろう。ティラノサウルスはそれにどう対処したかである。

口を閉じたときに下あごが上あごの内側に入るのはワニの仲間にもいる。ワニには唇や頬がないので上の歯が外からよく見える。そのとき下の歯の外側の歯肉が上の歯の内側の歯肉に密着する。そうなると口の中は外とは遮断されるので、唇や頬がなくても空気の出入りは起きない。上の歯と下の歯が互いに交差して先が外に出る種類もいるが、それらも歯の間の歯肉同士が密着するので口の中は外から遮断される。

ワニの研究者によれば、口を閉じたときに上あごと下あごの歯の周りの歯肉が密着するのがワニの特徴で、その歯肉はぶよぶよした軟らかい組織であるため上下がよく密着して口の中が完全に密閉される。ところが、オオトカゲなどのトカゲ類はもとより、ワニ以外の爬虫類では歯肉が硬いのでそのようにはならない。それらの動物は唇や頬によって口の中を外界から遮断しているという。そうだとすると、ティラノサウルスも口を閉じたとき上下のあごの間に隙間ができ、歯肉も硬いと考えられることから、唇は必要だったということになる。ワニもジュラ紀後期から白亜紀までは唇があったが、唇が退化したため歯肉や歯列が変化したというのである。

頬はどうか。植物食性の動物では咀嚼するときに食物がこぼれないように頬がどうしても必要である。恐竜でも植物食性のものでは、歯が顎骨の内側に寄って生えているので、その外側を覆うように筋肉性の頬があったと考えられる。一方、肉食恐竜が口を大きくあけるには、頬は柔らかでかなり伸縮性がなければならないだろう。しかし、最近発表された皮膚痕化石からもわかるように皮膚が固いうろこ状であったとなると、そのような頬は考えにくい。

つまり、ティラノサウルスなどの肉食恐竜には頬はなく、イグアナのような分厚い唇があったのではないかということである。そうすれば口を密閉できるし、口を大きくあけることもできるからである。

頭骨にあいた孔

恐竜の頭骨には大きな孔がいくつもあいている。これも長いこと気になっていたひとつであった。以前に恐竜の絵を見たときに頭の表面がところどころ窪んでいて、なぜだろうと思ったことがあったが、頭骨を見て孔があいた部分であることがわかった。ティラノサウルスでは片側に六個の大きな孔があいているが、獣脚類だけでなく、どの種類にも大なり小なりの孔があり、古竜脚類のプラテオサウルスなどは孔が大きくて骨の部分はごくわずかと思われるほどである。一体、なぜこんな大きな孔があいているのか。これは恐竜の骨格を見た人の誰もがもつ疑問だろう。現生の動物ではワニが眼窩の前と側頭部に同じように孔をもっているが、これほど大きな孔をもつものはいないらしい。この疑問に対していわれているのは、頭を軽くするためということである。

ティラノサウルスは頭が大きく口も大きいが、獲物を捕らえるにはそのほうが有利である。頭が大きいと重くなるのでそれをささえるため首だけでなく体全体を大きくする必要がある。すると、四足で支えなくてはならないだろう。でも、頭の骨の量を少なくすれば軽くなるし体を大きくする必要はない。そこで孔をあけて頭を軽くしたということ、つまり大きさを維持しながら、噛む力に耐えられる範囲で頭の骨を少なくした結果だというのである。

この頭の穴はティラノサウルスやアルロサウルスなどの獣脚類では眼窩、鼻孔を含めて六個あいている。眼窩の後ろとその上に側頭窓、眼窩の前に前眼窩窓があり、さらにその前に小さな第二前眼窩窓がある。下あごには顎関節の前下方に上角骨窓があいている。ティラノサウルスたちは大きな口をもったまま必要最小限にまで頭の骨を削減して軽くした。それによって二足歩行でも体のバランスがとれて迅速に動け、容易に獲物を捕らえることができたというわけである。ちなみに、ティラノサウルスの最高時速は十キロ程度と推定されている。長く繁栄できたのもそのお蔭だろう。

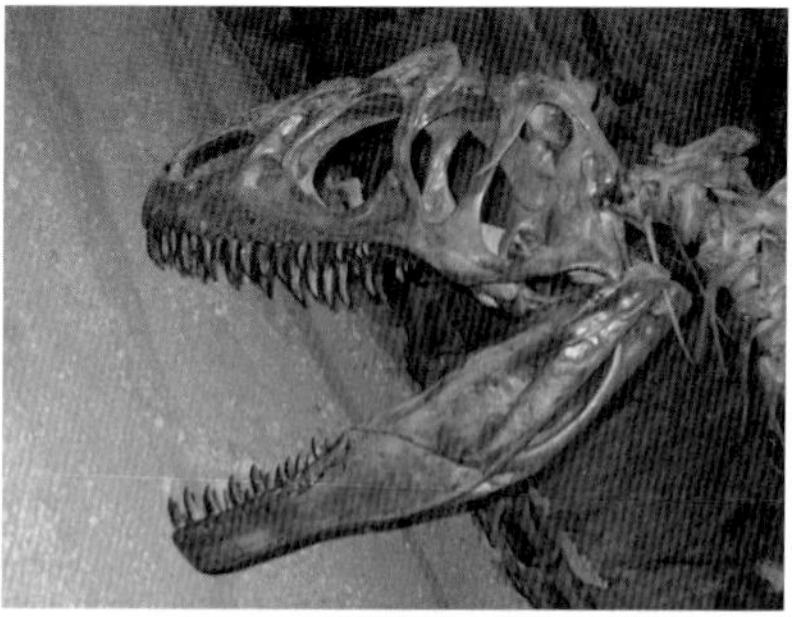

アルロサウルスの頭骨

また、ティラノサウルスの頭は大部分が咀嚼器官で占められている。顎関節は頭の後端についていて口をあけると頭が上下二つに割れたような形になる。口を開閉するには筋肉が要るが、閉じるのに働く筋肉、ヒトでいえば咬筋が上の側頭窓付近から下の側頭窓の内側を通って下角骨の中央部付近に付着することが骨の状況から推定されている。固い骨などを噛んだとき、この筋肉は強く収縮して膨らむ。そのとき、その膨らみが下の側頭窓を通して外にはみ出ると考えられる。そうだとすると、この孔は頭の軽量化のためだけでなく、内側にある筋肉の強い収縮を妨げないための仕組みかもしれないのである。

頭が柔らかい恐竜たち

後でも述べるが、植物食恐竜のハドロサウルスなどは餌を噛むときに頭が横に膨らむという。それは上あごの歯列が側方に拡大するという特殊な構造をしていて、しかも頭の骨が華奢で骨同士が緩く連結しているため、上あごの拡大につれて頭全体も横に膨らむのである。

この頭が膨らむのは、噛んだときにあごにかかる力が広く分散することになるので、緩衝機構とみることができる。歯から伝わった力はあごの骨だけで支えられるのではなく、連結する付近の骨にも分担されるが、さらに骨同士の連結が緩いため力の集中が防げるわけである。そこで他の恐竜はどうかと見ると、この頭の骨の連結がゆるいのはハドロサウルスなどの鳥脚類だけではなかった。獣脚類も頭の骨が緩かったのである。

先に述べたとおり、獣脚類の頭の骨には大きな孔がいくつもあいている。骨は細く梁のようになっている。そうした構造では骨同士が強固に連結していると、大きな力が加わったと

表　恐竜の生存時期

三畳紀後期		
竜盤目	獣脚類	エオラプトルなど，始祖鳥
	古竜脚類	プラテオサウルスなど
ジュラ紀		
竜盤目	獣脚類	アルロサウルスなど
	竜脚類	ブラキオサウルス，アパトサウルスなど
鳥盤目	鳥脚類	カンプトサウルスなど
	剣竜類	ステゴサウルスなど
白亜紀		
竜盤目	獣脚類	ティラノサウルス，オヴィラプトルなど
鳥盤目	鳥脚類	イグアナドンなど 鴨竜類：ハドロサウルス，アナトティタン，エドモントサウルス，ランベオサウルス，パラサウロロフス，ヒパクロサウルス，ニッポノサウルスなど
	曲竜類	アンキロサウルスなど
	堅頭竜類	パキケファロサウルスなど
	角竜類	トリケラトプスなど

きに壊れやすく危険である。連結を緩くして力を吸収させるいわゆる柔構造にしたほうが安全である。ティラノサウルスでは大きな上顎骨は、中央寄りで前上顎骨、後上方で鼻骨、後方では頬骨と緩く連結している。上顎骨には獲物を噛んだときに強い力がかかる。すると、上顎骨は周囲の骨との連結が緩いためわずかに動く。また、方形頬骨は顎関節のすぐ前上方にあるが、前方で頬骨、上方で鱗状骨と緩く連結している。顎関節から、あるいは下顎から力を受け

るとわずかに動ける。眼窩の直前にある涙骨と後ろの後眼窩骨との間も関節で動ける構造になっている。これらは先のスタンの頭骨を細かく調べたことでわかったのである。

このような構造はクラニアル・キネシス、つまり頭蓋運動性と呼ばれていて、ヘビにも見られる。それは大きな獲物を飲み込むのを助けるための仕組みとしてよく知られている。ティラノサウルスなどの場合も口を大きくあけるため、あるいは固いものを噛んだときの大きな衝撃力を緩和して脳を保護するための仕組みと考えられている。

そんなわけで、多くの恐竜は緩い頭をしている。しかし、それは一方で外力に対しては弱くなり、敵に頭を狙われるとひとたまりもない。先に述べたティラノサウルス・スーは頭の左側に致命傷を受けて死んだのである。

ティラノサウルスの下顎骨の蝶番関節

ティラノサウルスなどの獣脚類は下顎の中央部に蝶番関節があるのがひとつの特徴とされている。蝶番関節というのは、関節をなす一方の骨には関節窩という窪みがあり、他方の骨にはそこに嵌り込む突起つまり関節頭があって、それを中心に回転できる簡単な関節である。

ヒトでは下あごは下顎骨というひとつの骨であるが、獣脚類の下あごは十数個もの小さな骨が寄り集まってできているので、骨同士の連結があるのは当然である。でも、なぜその中ほどに蝶番関節があるのか、である。

ティラノサウルス・スタンの復元された下あごの標本を見ると、歯が生えている部分とその後ろとは別の骨で、その間がわずかにあいている。この後ろの部分は下三分の一のところで上下に別れている。歯が生えている部分は歯骨で、後ろの上のほうが上角骨、下のほうは角骨である。

中央部の蝶番関節というのは、この歯骨と上角骨の間にあるということになる。ここをよく見ると、両者が接する上の部分で歯骨の一部が丸く上角骨に向かって飛び出ていて、これを受けるように上角骨に窪みができている。小さな関節頭と関節窩で、確かに蝶番関節である。その下方には隙間があるので、わずかながらも歯骨はこの関節によって下方に動けることになる。でも、なぜこんな構造になっているのか。

下あごの歯の生えている歯骨はこの小さな蝶番関節と後ろの顎関節を介して頭の骨と繋がっている。ティラノサウルスの噛む力は強大で、同時期に繁栄したトリケラトプスがよく餌食にされたというが、その骨についた噛み痕から一三〇〇キロ以上の力と推定されている。そのとき当然、あごにはそれ相応の大きな力がかかるはずである。その力は顎関節にも伝わることになる。それに耐えられるかどうかであるが、力を多少でも緩和できれば顎関節にとって好ましい。下あごの中ほどにある小さな蝶番関節がその緩衝装置として働くのではないかということである。

ティラノサウルスの顎関節は蝶番型だが関節窩が浅い。あごの大きさに比べて関節自体もかなり小さい。ネコやトラなどの肉食動物も顎関節は蝶番型だが関節窩は深い。硬いものを噛もうとすると関節頭が関節窩の中でがっちり把握されているため、ずれることなく大きな力を発揮できる。ところが、ティラノサウルスでは関節窩が浅いので、関節頭を固定する靱帯がしっかりしていたとしても強い力がかかったときに関節頭が脱臼する恐れがある。それを防ぐため、下顎骨の中ほどのこの蝶番関節が緩衝装置として働くと考えられるのである。

こうしてティラノサウルスは最強ともいわれるその噛む力を十分に発揮できるよう頭骨を入念に作り上げた。それは獲物をたおすにはとても有効だったが、相手から襲われたときには不利でもあった。つまり、その頭骨は攻めには強いが守りには弱かったのである。

デンタルバッテリーをもつ恐竜たち

次に、植物食恐竜の歯に話題を移そう。獣脚類以外のほとんどの恐竜は植物食性である。

その姿かたちはバラエティに富んでいるが、歯もそれぞれに特有な形をしている。中でもデンタルバッテリーという非常に変わった歯をもつ恐竜群がいた。

そのひとつはハドロサウルスに代表される鴨竜類である。鴨竜類は一般に吻が長く、先端が幅広くなって鴨の口のような形をしている。前部には歯がなく、奥の方には細長いブロック状のものが左右に見られる。実は、それは小さな歯が積み重なった柱状のものが多数束になり、一塊に固まったもので、デンタルバッテリー、歯群と呼ばれるものである。これは鴨竜類の中でも種によって個々の歯の形が異なるので、それが積み重なって出きたデンタルバッテリーにも違いがある。

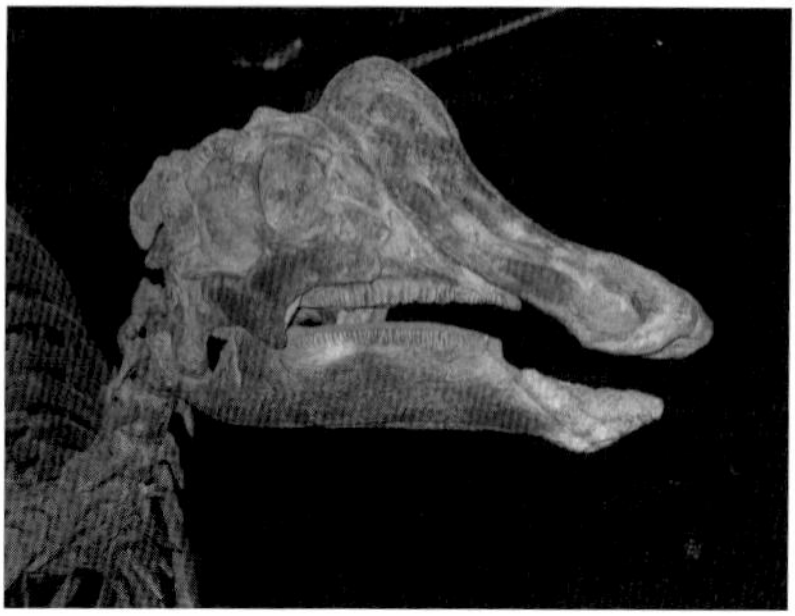

ハドロサウルス科ニッポノサウルスの頭骨

アナトティタンやエドモントサウルスでは、比較的単純な形をしているのでわかりやすく、ちょうど断面が六角形の鉛筆一〇〇本ぐらいを数列縦隊になるように束にして立てたとでもいうようなものである。一本の鉛筆に相当するのは短い歯が数個重なったものである。口の中に出ている長さは数センチで全体にそろっている。口を閉じると、この上下のものが接触して下あごが停止する。接触する面は磨り減って滑沢な平面になっているが、上あごの方が下あごよりもやや外側にあるため、舌側から頬側に向かって低くなるように全体が傾いている。磨り減るとデンタルバッテリー全体が低くなるのでそれを補うため、個々の歯が常に少しずつ生え続けるという。顎関節は丸い関節頭が浅い関節窩に収まる蝶番型の構造で、下あごは前後左右には動けそうもないが、デンタルバッテリーの表面はつるつるである。

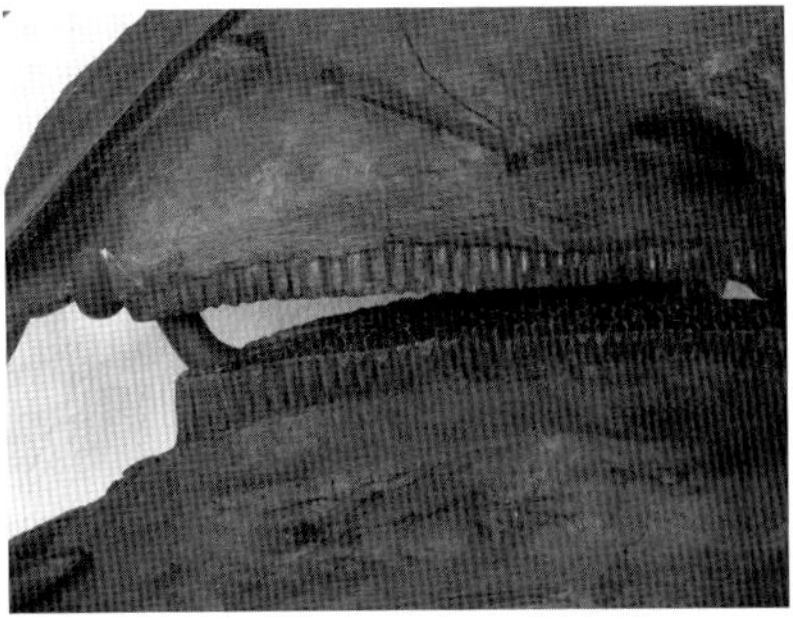

ハドロサウルス科ランベオサウルスのデンタルバッテリー

ランベオサウルスも同じような形のデンタルバッテリーをもっているが、パラサウロロフスやヒパクロサウルスでは個々の小さな歯が特殊化し、ちょうど竹を斜めに切ったような形をしている。下あごではこの切断面が舌側に向くように五、六段にも重なり合って並んで、それらが内側から外側に向かって湾曲して、また上あごでは逆の形で外側から内側に向かって湾曲して生えている。このような形に小さな歯が重なり合ってできたのが典型的なデンタルバッテリーである。

東京の国立科学博物館にはハドロサウルスのものが展示されている。この竹の外側に相当する部分は固いエナメル質で、内側は象牙質である。口を閉じると、下あごの歯の外側と上あごの歯の内側が接触する。この接触でエドモントサウルスなどと同様に、舌側から頬側に向かって低い斜面になるが、傾斜はもっと急である。

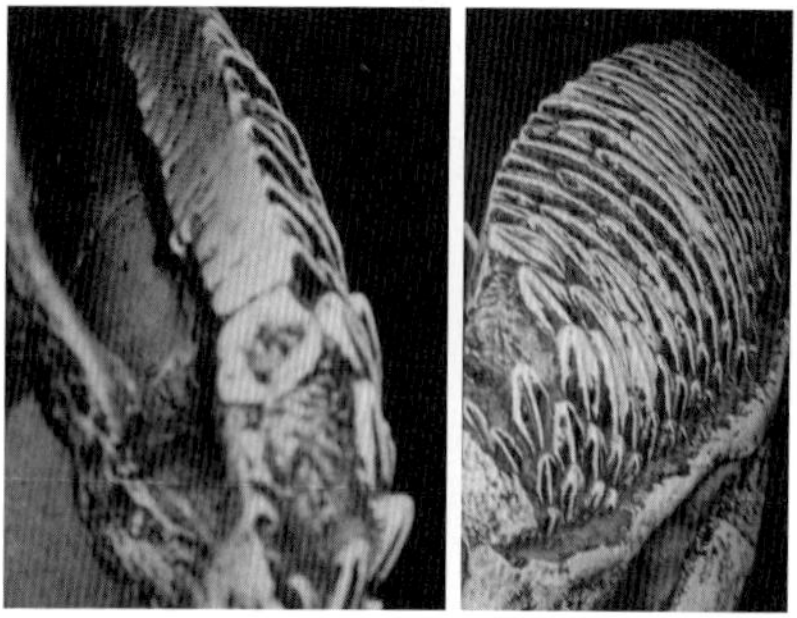
ハドロサウルスの下顎のデンタルバッテリー
（左：噛む面　右：舌側面）

同館に展示されているデンタルバッテリーの標本では表の面に下あごの舌側面と説明されているが、最初に見たときそれが上あごのものと噛み合う面かと思った。というのは、鴨竜類では歯はおろしがねのような面で食物を噛み臼磨する、と書いてあるのを読んだことがあったからである。全く同じことがニューヨークの自然史博物館の説明でも見た。しかし、本当の噛む面はその陰になっているところで、展示されている標本を横から覗くと、上顎の歯と接触して磨り減った面が見える。同館ではデンタルバッテリーが小さな歯の積み重なったものであることを示すため、あえて下顎の舌側面を表にしたのだろうが、誤解しやすい。

鴨竜類のデンタルバッテリーは今述べたように、舌側が高く、頬側が低い斜面になっている。それで強く噛み締めると斜面同士で押し合うのでその側方分力で上あごの方は外側へ、下あごの方は内側へおされる。ところが、上あごのデンタルバッテリーは頭骨との連結が緩いため左右に押し広げられる。この様子は同館では動く模型でわかりやすく説明されている。この上顎の歯が側方に拡張することは、頭の膨らみを惹き起こして力の分散効果があることを先に述べたが、それは同時に彼らの食餌にとって大変有効な仕組みにもなっていた。

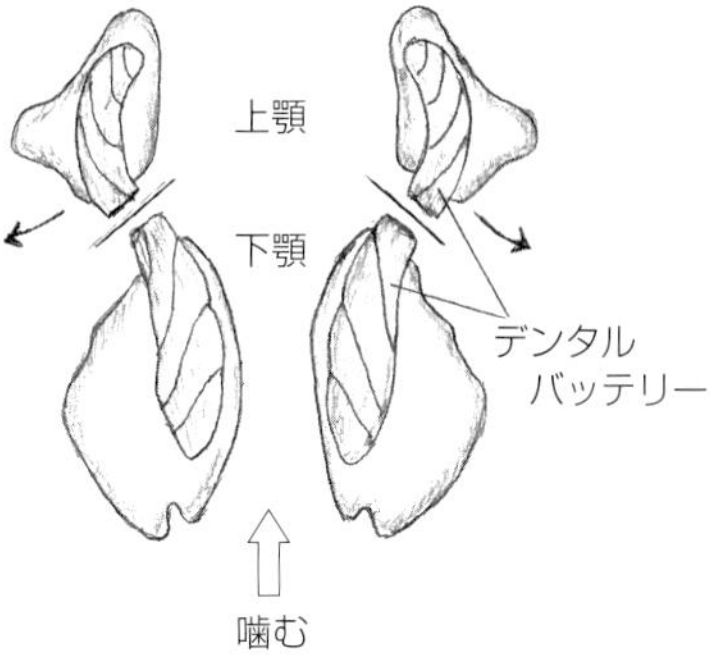

噛むと上顎歯列が拡大する仕組み
（ハドロサウルスなど）

つまり、下あごは顎関節の構造からみて開閉しかできないが、強く噛み締めると上あごが側方へ拡大することで上下の歯は互いに滑ることになる。植物を食べるとその線維がそれによってすり潰されるのである。鴨竜たちは下あごが開閉運動しかできなくても、上あごのデンタルバッテリーがわずかに側方に滑ることで現生の草食動物が行っている下顎の臼磨運動と同じような効果を得ようとしていたのである。

トリケラトプスのデンタルバッテリー

デンタルバッテリーがよく発達しているもうひとつのグループは角竜類である。その中で人気があるのはトリケラトプスである。先年わが国でもこの恐竜の起源とされる原始的な種類の顎骨の化石が発見され、体長は五、六〇センチと推定された。前期白亜紀の地層から見つかったというが、トリケラトプスが生きていたのが後期白亜紀の末期なので、そのおよそ七〇〇〇万年の間に分化して大型化したようである。

トリケラトプスは大きな嘴をしていて前歯がなく、そ

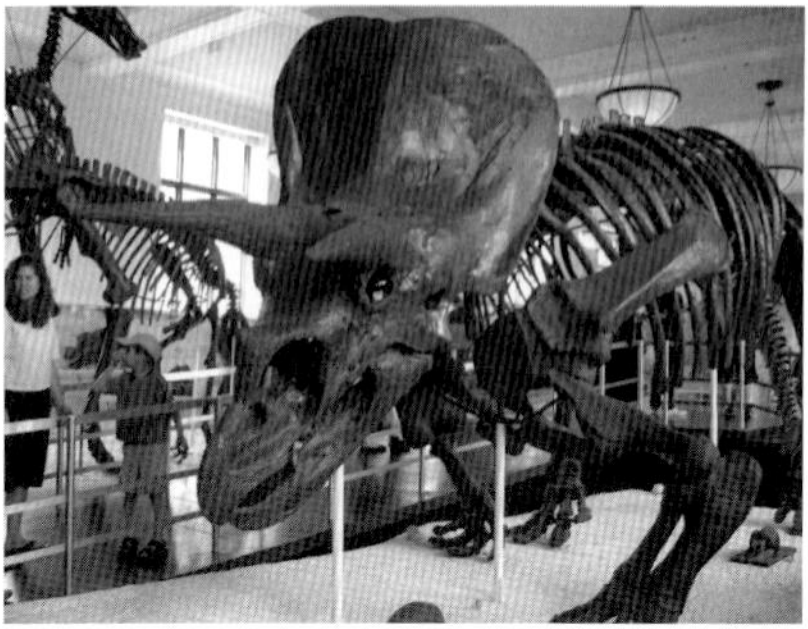

トリケラトプスの全身骨格

の奥にデンタルバッテリーが左右に並んでいる。それは小さな歯が何段にも重なっているが、鴨竜類ではその歯の重なりが数列縦隊をなしているのに対して一列である。つまり、歯根に当たる部分が二又になった小さな歯が次々に積み重なって一つの柱を作り、それが臼歯列のように前後方向に並んでいるというものである。つまり、鴨竜類のデンタルバッテリーは幅が広いが、トリケラトプスのものは幅が狭い。一番上の噛んでいた歯が磨り減ると脱落して下の歯が噛めるように全体が徐々に生え続けるという。歯冠にあたる部分は鴨竜類では竹を斜めに切った切り口のように先に丸みがあったが、トリケラトプスでは先が尖っていて、外側の部分はエナメル質で内側は象牙質である。そうした構造のものが下あごは舌側から頬側に湾曲し、上あごは頬側から舌側へ湾曲して生えている。

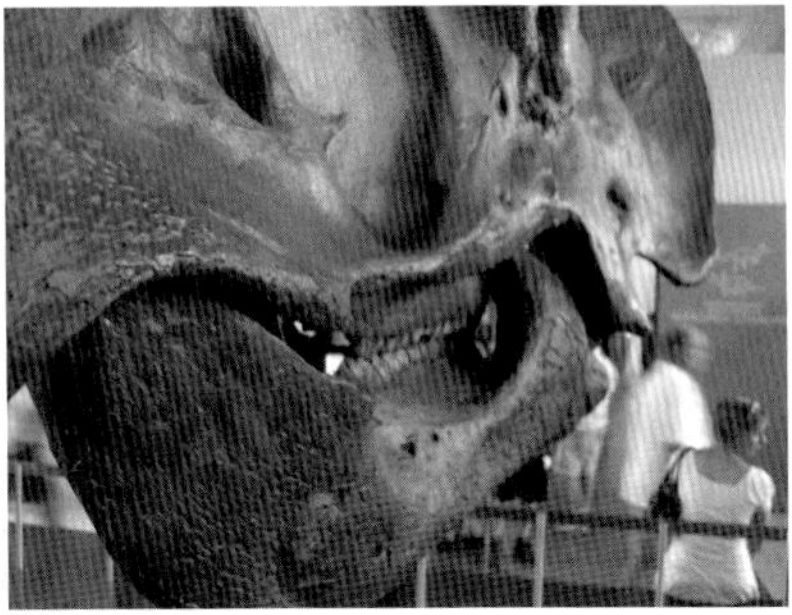
トリケラトプスの噛み合わせの様子

ニューヨークの自然史博物館にはトリケラトプスの骨格が口を閉じた状態で展示されていて、噛み合わせの様子がどこからも見える。説明によると、上下のデンタル

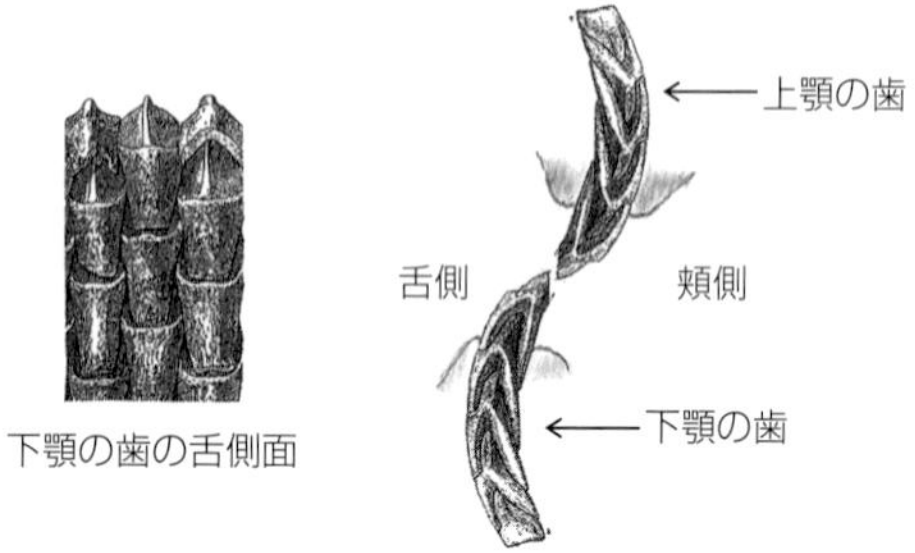

トリケラトプスの歯（デンタルバッテリー）の模式図

バッテリーの先端は尖ってエッジ状になっていて、植物を食べるときにはその先が鋏の刃のように上下にスライドして木の葉や枝を切断するという。また、ほかの説明図にはその接触によってできた磨り減った面が垂直的に描かれていた。

ところが、展示されている頭骨の上下の歯が接触しているところを見ると、どうも斜面のようである。上下の歯はその斜面の尖端近くに留まっていて、ヒトでいう切端咬合に近い状態になっていた。もし説明にあるように垂直に歯がスライドするのであれば、ほかにあごを支えるところがないと、このように尖端近くで歯を留めることはできないはずである。これで見る限り、トリケラトプスが植物を噛むときには上下の歯は垂直にスライドするのではなく、それぞれの斜面の頂上近くで噛むのではないかと思われた。その後、ほかで見たトリケラトプスの化石標本でも上下の歯が接しているところは斜面の尖端近くであった。ということは、彼らの噛み方は鋏状の切断ではなく、斜面の尖端同士で切るニッパーのような仕方ではなかったか。顎関節の形からすると下あごは開閉しかできそうもないので、木の葉や枝を上下の歯の尖端で押し切って食べていたのではないかということである。書いてあることと実際とが食い違っているようで確かめたいところだが、あの重そうな頭の化石を手にとって調べるわけにはいかない。もう少し間近で観察できればはっきりしたことがわかるかもしれない。今後の課題である。

しかし、切断か押し切りかのいずれにせよ、彼らの咀嚼は効率が悪く、噛んで歯からこぼれ落ちた食物は頬や舌で受けて繰り返し噛まなければならなかっただろう。現生の植物食動物でそのような噛み方をするものは聞いたことがない。みな上下の臼歯をすり合わせて食物を砕いている。その方が噛み刻むよりもずっと効率がよいからである。恐竜でも先の鴨竜類、とくにハドロサウルスは上の歯が噛むと横に移動することで咀嚼の効率を高めていた。それに比べてトリケラトプスは確かに効率の悪い噛み方をしていたのである。ジュラ紀後期にいた大型恐竜ブラキオサウルスやアパトサウルスなどは植物をそのまま飲み込んでいたが、胃の中に石があってそれで消化していた。トリケラトプスがそんな石をもっていたとは聞いたことがない。大きな体を維持するため、彼らはいつも木の葉や枝を丹念に噛んでいたことだろう。

さて、これまで恐竜の歯やあごを噛み合わせという視点でみてきたが、ヒトとは大分違うことがわかった。彼らの歯は古くなると脱落して新しいものに生え変わる。歯は使い捨てである。だから歯の接触の仕方など細かいことは問題にならない。虫歯や歯周病、さらに顎関節症もなかっただろう。彼らはヒトが繊細な歯やあごをもったばっかりにそうした病気を抱え込んで気の毒だというに違いない。彼らの歯やあごは単純だが多様であり、不思議な仕組みもあったりして興味が尽きない。彼らは無言でいるが、ヒトの咀嚼器官の特徴や問題点を浮き彫りにしてくれる。これからも恐竜たちとは仲良くしていこう。

第五章　トリの嘴

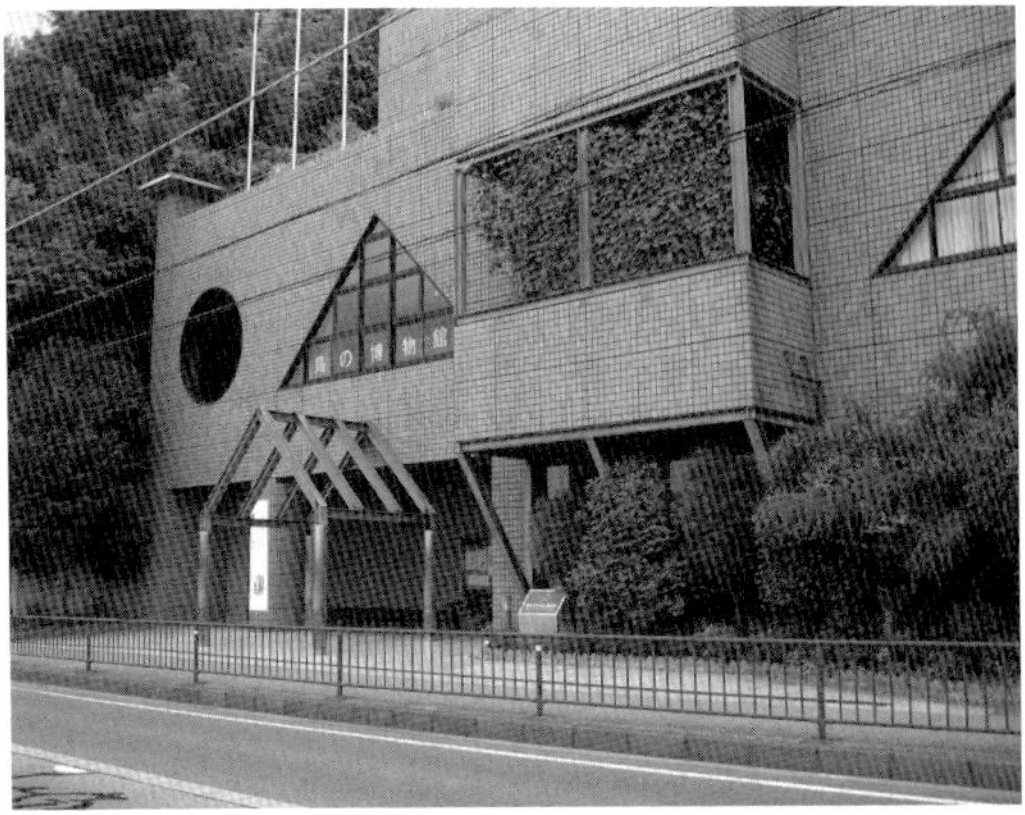

我孫子市鳥の博物館

近くの公園に行くと双眼鏡やカメラを持った人たちをよく見かける。バード・ウォッチングを楽しむ人たちである。池に泳いでいるオシドリやカモなどの水鳥を撮影したり、遠くの木々の間にいる鳥を双眼鏡で探したりしている。浅い養魚池にはときどきカワセミがやってくる。運がいいと、池の中の枯れ枝にとまっていて一瞬のうちに魚を取る姿を見ることができる。それを狙って近くの遊歩道にはいつも大勢の人たちが望遠レンズをつけたカメラを据えている。カワセミは頭から羽が水色、胸から腹にかけて鮮やかな朱色とツートーンカラーで、尖った真っ直ぐな嘴をやや上に向けて枝に止まった姿はきりっとして格好がよく、バードウォッチャーやアマチュアカメラマンをひきつけるのも無理はない。

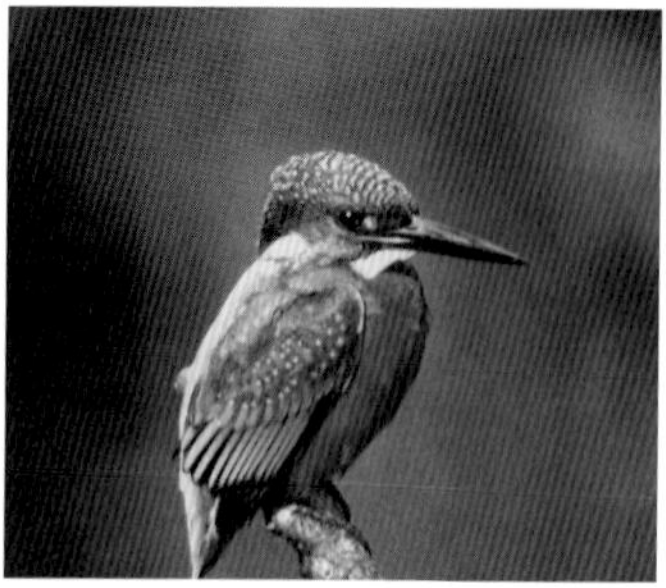

カワセミ

上下の嘴どちらが開く

トリには歯がないが大昔には立派な歯があった。空を飛ぶようになって身軽になる必要から骨を中空にして歯もなくしたといわれている。いまでは嘴が歯の代わりをしているのである。

　さて、トリは口をあけるとき下の嘴だけでなく上の嘴も開くと聞いたのは、以前恐竜の頭骨を調べていた頃だった。ティラノサウルスやハドロサウルスなどでは上顎骨は頭蓋の骨と関節で連結しているが、トリも同様の構造をしていて、口を開くときには上の嘴が上に挙がるということだった。それまではトリの嘴がどう動くかなど考えたことがなく、嘴は頭骨と一体になっていてヒトと同じように下の嘴だけが動くぐらいに思っていた。

　ヒトでは口をあけるとき上あごは動かず下あごだけが下がる。ただ、大きく口をあけようとすると、下あごが下がると同時に自然に頭が後ろに傾く。頭を垂直にしたままで下あごだけ下げて口をあけようとすると、途中でつかえて十分にあけられない。頭を少し後ろに傾けると大きくあけられる。だから、あくびをするときや大きく口をあけるときには無意識に頭を後ろに反らす。それと同様に、トリも口をあけるときには頭をそらし、下嘴だけが下がるものと何となく思っていたのである。

　しかし、カラスが他のトリの卵やゴルフボールなどかなり大きいものをくわえるのを見たりすると、下嘴だけでなく上嘴も開くと考えた方が素直かもしれない。近くのビルの屋上や電柱に止まって遊んでいるハシブトカラス、ときどき大きな声で仲間を呼んでいる。それを双眼鏡で覗くと口を大きくあけてわめいているのがわかる。このときの嘴の様子は、下の嘴が下がるのはよくわかるが上の嘴のほうはよくわからない。でも、近くの用水路で餌を漁っているカモがときどき大きく鳴くところを見ると、下の嘴だけでなく上のほうも開いているようにも見える。そこで、トリの嘴の動きについて少し確かめてみることにした。

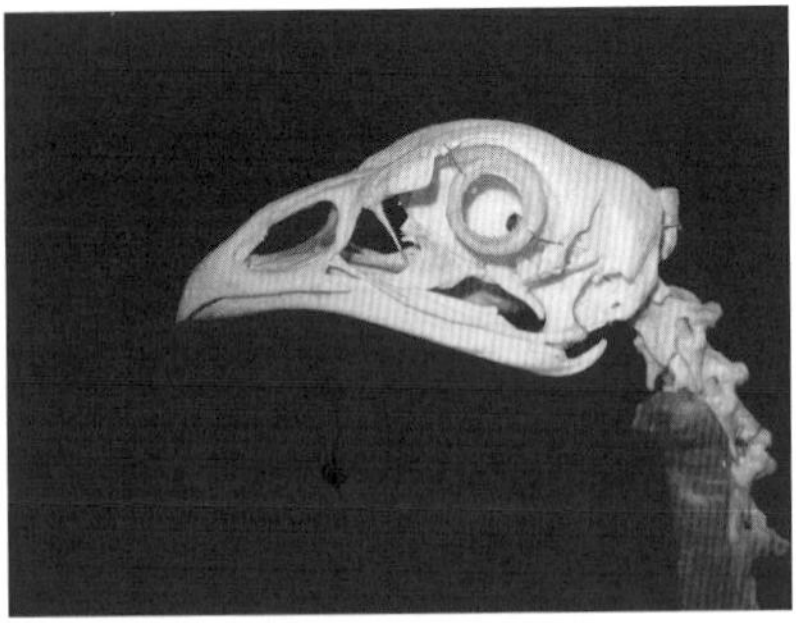

キジバトの頭骨

トリの嘴の構造

まず、トリの頭の構造である。そこで最初に気づくのは嘴の形の種類の多いことである。嘴はそれぞれ上顎骨、下顎骨の先端が前方に長く伸びたもので、表面は角質の硬い表皮あるいは柔らかい表皮で覆われている。形は、長いもの、短いもの、太いもの、細いもの、先が尖ったもの、鉤のように曲がったものなどさまざまで、一口にトリの嘴といっても千差万別である。それらは生活の仕方や餌の種類、餌の取り方などに密接に関係している。そのなかで共通しているのは下の嘴で、その先から元の部分までの長さ、つまり下顎骨が意外に長いことである。下顎骨は後端で頭の骨と関節で繋がっていて、そこを中心に上下する。これは恐竜のティラノサウルスなどと同じで、口を開くと頭を上下に割ったような感じになる。スズメやメジロなどの小鳥を見ると、上下の嘴の部分だけが開くと思ってしまう。ところが、骨格で見ると嘴の関節は眼窩よりもずっと後ろにあることがわかる。生きている小鳥では羽毛で覆われているので口裂はよくわからないが、実際にはかなり大きく口があけられるのである。これはトリが恐竜の子孫であることを示しているようである。トリは恐竜の竜盤目の中の獣脚類から進化したので元はティラノサウルスと同じ仲間だったのである。

ところで、上嘴が開くことについて、当初、これは下嘴と同じように、単純に上顎骨が頭骨と繋がる部分を中心に蝶番で開閉すると思っていた。ところが、調べていくうちにそう簡単なものではなく、上嘴はいくつもの骨による機械的な仕組みによって下嘴と連動して動くようになっていることがわかった。また、上顎骨と頭の骨との連結部分は、関節によって動けるようになっているものや両者が癒合していてそのあたりは柔軟に撓むようになっているものなど、トリの種類によって違うこともわかった。

上下の嘴の動く仕組み

また、下の嘴である下顎骨と頭の骨との連結の仕方をみると、ヒトのように下顎骨が頭の骨に直に連結しているのではなく、頭の骨に付いている方形骨という小さな骨と関節で連結していた。ところが、この方形骨は頭の骨に付くとはいえ球状の関節で繋がっていて、その関節を中心にして振り子様に前後に動く。よって、下顎骨はこのぶらぶら動く方形骨を介して頭骨と連結するわけである。また、方形骨はその内外側で上顎骨の基部と連なる翼状骨、頬骨という二つの骨と関節で連結している。

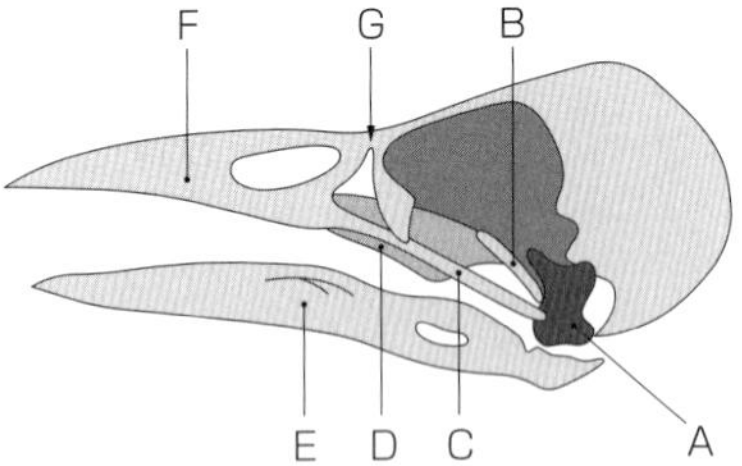

トリの頭の構造
A：方形骨　B：翼状骨　C：頬骨　D：口蓋骨　E：下顎骨（下嘴）　F：上顎骨（上嘴）　G：可動部

そこで、口をあくときには、まず下顎骨が方形骨との関節を支点にして前の部分が下がる。すると、方形骨はその動きに応じて振り子のように前に移動して、そこに連結する翼状骨と頬骨を前に押し出す。翼状骨は前方で口蓋骨と連結し、頬骨と共に上顎骨の基部を押し上げるように働く。上顎骨は先に触れたように、

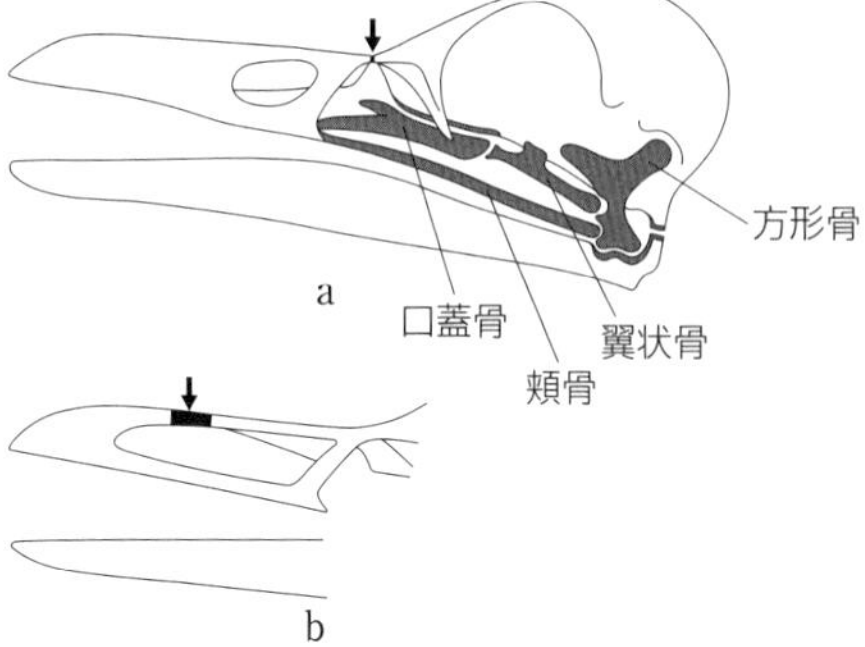

上嘴の可動部（矢印部分）
a：蝶番式の可動部
b：柔軟な組織による可動部

カラスなどでは頭の骨と関節で連結しているが、カモの仲間では頭骨と上顎骨とが癒合し柔軟な組織で連結している。いずれにしてもその基部が口蓋骨や頬骨で押し上げられると上顎骨の先の部分、上の嘴が挙上する。つまり、下嘴が下がるとともに上嘴が上がるのである。

そして、口を閉じるときは、まず下嘴が上がり、それにつれてそれぞれの骨が逆方向に動いて上顎骨基部を引き下げ、上嘴が下がる。

基本的には、こうした仕組みによって上下の嘴が連動して口が開いたり閉じたりするというわけである。ただ、口が少ししかあかないときには下顎骨の先端が下がるものの方形骨はあまり動かず、上顎骨は挙上されないので、下の嘴だけが開くことになる。

なお、下顎骨が方形骨と連結する関節の窪み、つまり関節窩は一般に浅く、種類によっては平坦で、方形骨の突出部に対してかなりゆとりのあるものもいる。そのため、下顎骨は前後に楽に移動できる。

以前、トリが餌を食べているときのあごの様子をエックス線撮影した動画を見たことがある。上下の顎骨や方形骨、それに繋がる骨の細かい部分の動きが鮮明に捉えられていた。トリはカモの仲間で、すごいスピードで餌を食べていたが、下顎骨はわずかに開閉を繰り返しながら前後に盛んに動いていた。下嘴を前に突き出して餌を捉えては後ろに引き込むような動作の繰り返しである。そして、そこで特に目立ったのは、下嘴の動きに同調して方形骨が細かく振り子のように激しく前後に動いていたことであった。それはちょうど小さな心臓か、腕時計の中のテンプの動きのようであった。トリの方形骨は先に述べたように、頭の骨と可動性に繋がっているので自由に動けるのである。そのため方形骨が頭の骨に固定されているサカナや爬虫類に比べて、下顎骨の支点の位置がずれるので下顎の運動範囲はかなり広くなるはずで、餌をとるのに有利である。

これでトリの嘴の動く仕組みが大体わかったが、実際にこの動きが模型的にでも見られたら実感できるのではないかと思っていたところ、そうしたものを我孫子市鳥の博物館で見つ

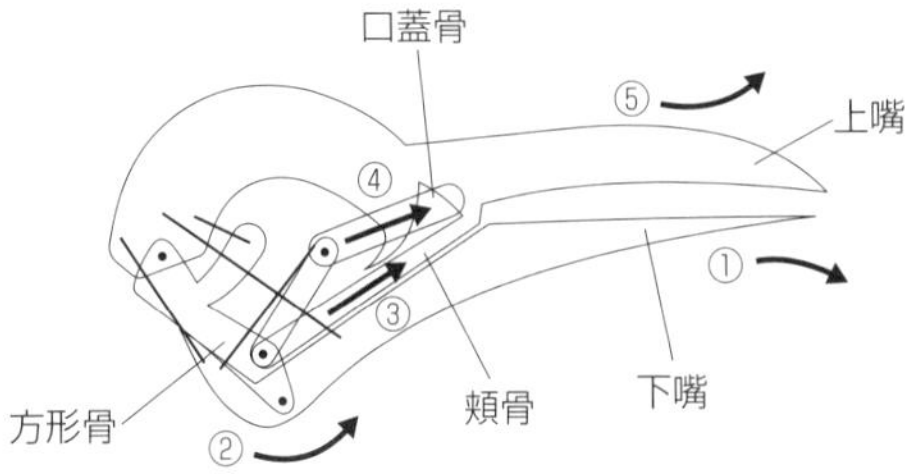

上嘴の動く仕組みの模型（我孫子市鳥の博物館）
①下嘴を開くと，②方形骨が回転し，③頬骨と④口蓋骨を前上方に押し出し，これに連なる⑤上嘴が押し上げられる．

けた。トリの骨格標本を見ようと思って出かけたときのことである。小さな博物館だが、トリの資料収集ではわが国最大といわれる。そこにはいろいろな鳥の剝製や骨格標本が展示されてあったが、その一室に嘴や翼などの動く仕組みが電動模型で解説されていた。嘴の動きのスイッチを押すと、今述べたような上下の嘴を動かすいろいろな骨の模型がダイナミックに動き、まさに蒸気機関車の大きなピストンの動きを想い起こさせるものであった。職員の手作りと聞いたが、トリの嘴の開閉のメカニズムが一目瞭然であった。

こうした動きは実際には筋肉によって作り出されるが、その筋肉というとヒトのあごの開閉に関わる筋肉と大体同じである。ヒトでは下あごだけが動きトリは上あごも動くが、だからといってトリには筋肉が多いというわけではない。ヒトの下あごを動かすのに働く筋肉とほとんど変わらない筋肉がトリでは上あごも動かしているのである。ということは、トリの上嘴を動かすのは方形骨とそれに連なるいくつかの骨による上嘴開閉機構であるが、それがいかに巧妙に合理的に組み立てられているかにあるのだろう。これには大変感銘を受けた。毎日のようにトリが鳴くのを聴いたりその姿を見たりするが、その上下の嘴がこんなすばらしいメカニズムによって動いているとは全く知らなかったのである。

はじめにも触れたが、トリは飛ぶために身軽になったといわれる。歯をなくし、骨は細くし、中空にした。身近にいるトリは大体カラスの大きさ以下のものがほとんどだが、確かに、その骨格は華奢で触ると壊れそうである。頭を構成する骨の中でもとくに頬骨は細い梁状で、頬のすぐ内側を通っていて、頭をぶつけたりすると骨折しそうである。上下の嘴を動かす機構も、巧妙な骨の組み合わせと必要最小限の筋肉によって軽量化したのである。

上の嘴が挙がること

上顎骨と頭の骨との連結する部分が可動性であることは先に述べた。これは全てのトリに見られるというが、とくにウやアホウドリなど水中で魚をとるトリでは上顎骨と頭の骨とは分離していて、背側のところで簡単な関節でわずかに繋がっている。そのため上顎骨の基部が翼状骨や頬骨によって押し上げられると上の嘴は簡単に開く。嘴を大きく開くことによって餌が獲りやすくなる。鵜飼いでウの口から大きな鮎が次々に出てくるのを見たことがあるが、泳いでいる鮎をすばやく捕らえるには口が瞬時に大きく開かなければならない。下の嘴だけでなく上も開くことで口は大きくあけられるし、迅速に閉じることもできて餌を捕りやすい。

また、上の嘴が頭の骨に固定されていないことは、嘴が動いても頭は動かないので視点がずれず獲物を見逃さないという点でも有利である。ツバメなどの空中で虫や獲物を捕らえるトリにとってこれは大変重要である。ヨタカの仲間ではより効果的に獲物を捕らえるため上の嘴が大きく挙がるだけでなく下の嘴が横に大きく広がる。下の嘴は骨が非常に柔軟で、嘴が下がると同時に横に開いて丸くなる。丸い網で虫を獲るのと同じ理屈である。

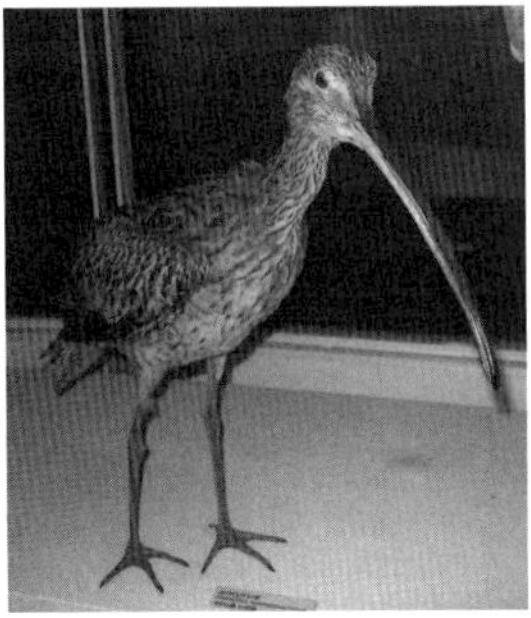
ホウロクシギ

なお、これまで述べたトリの上の嘴、つまり上顎骨は硬い一つの骨で、それ自体に動くところはなかった。ところが、その嘴の先だけを動かせるトリがいる。身近な

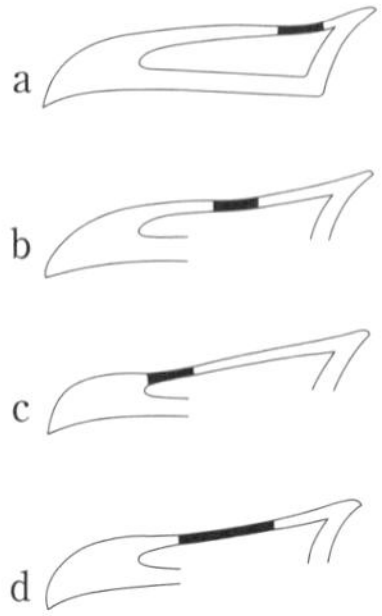

a：頭骨に近い部分（ウミスズメ科ウミガラス）
b：中間部分（ダチョウ科ミヤコドリ）
c：前に近い部分（シギ科）
d：中間の広い部分（ハチドリ）

上嘴の柔軟な可動部のバリエーション

ところではシギの仲間である。多くのトリでは上顎骨の後部には鼻孔があいている。しかし、シギなどではこの上顎骨の鼻孔が前のほうに拡大して嘴の中にまで及んでいる。その嘴の上面には柔軟になっている部分がある。そこで、上顎骨の下の部分が前に押されると上の柔軟な部分から曲がるようになって嘴の先が開くのである。つまり、ピンセットの先だけが開くような形で、それを泥の中に差し込んで中のゴカイなどをつまみ出すという。

上の嘴や上顎が動くのは現生の動物ではトリだけである。古代のアリストテレスは脊椎動物の中で口をあけるとき、ワニだけが上あごが開くといっている。同じようにワニは上あごが挙がると思っている人が今でも結構いる。しかし、ワニの上顎骨は頭の骨としっかり縫合していてトリのような可動性の関節はなく、また骨が撓むこともない。ワニが口をあくときには頭を挙げて下あごを下げる。爬虫類も両生類も口を開閉するときには、上あごは動かず下あごだけが動くのである。トリの上あごが動くのはほかには見られない特性なのである。

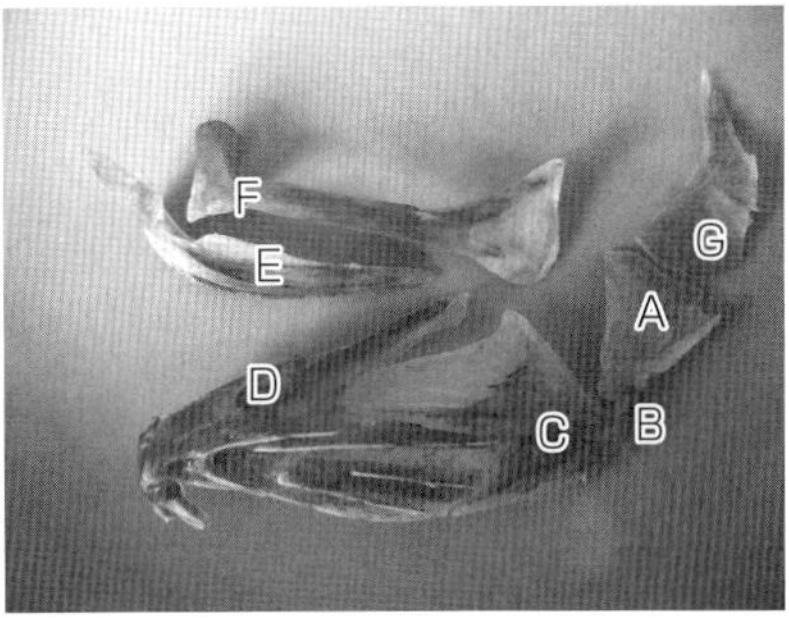

サカナ（キンメダイ）のあごの骨
A：方形骨　B：顎関節　C：角骨　D：歯骨
E：前上顎骨　F：主上顎骨　G：後翼状骨

方形骨

ところで、先に出てきた方形骨、これはトリの嘴の開閉にとって大きな要となっていて、とくに上の嘴はこの骨が働かないと全く動けないことはこれまでのところでよくわかった。この骨は恐竜やワニ、サカナにも見られる。しかし、それらの動物ではトリのようには動かない。トリでは方形骨は頭の骨に関節で繋がっていてぶらぶら動くが、恐竜やワニでは方形骨は頭の骨にしっかりくっついて、その一部になっている。その方形骨は下あごの骨との間であごの関節を作っている。サカナでは方形骨は薄く、ほかに比べてかなり大きい。頭の骨とは軟骨で繋がっていて動けない。あごの関節は、恐竜やワニでは下あごの骨の窪みが浅く、方形骨の突起がそこに乗っているような形になっている。それに対して、サカナでは骨の窪みは深く、そこに方形骨の丸い突起がはまり込む形で、典型的な蝶番関節をなしている。

このように方形骨は恐竜からサカナ、トリ、ワニに見られる。しかし、人には方形骨という名前の骨はないし、ほかの哺乳類にもなさそうである。人のあごの関節は頭蓋を構成する側頭骨の窪みに下顎骨の突起が収まり、その間に軟骨様のものが介在するという形で、そこには方形骨に相当するような骨の痕跡すらない。でも、多くの脊椎動物にあるとなると、人にも元はあったのではないか。それが発生や進化の過程でほかの骨に取り込まれたか、消失したのかも知れない。個体発生の過程は系統発生をなぞるといわれるので、

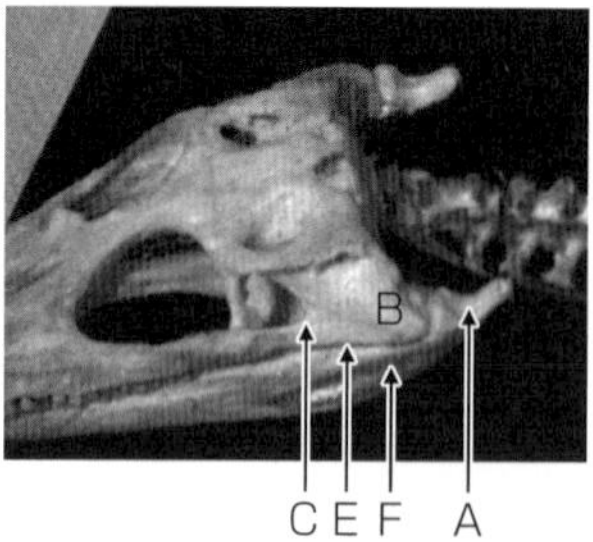

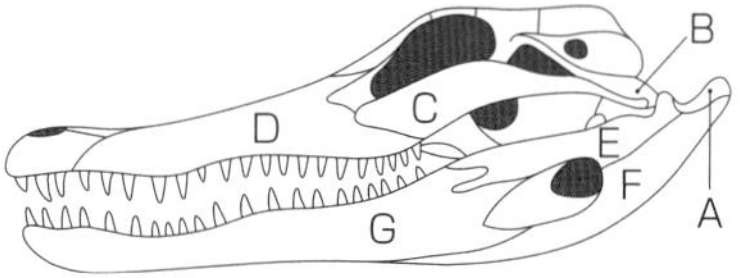

ワニのあごの骨

A：関節骨　B：方形骨　C：頬骨　D：上顎骨　E：上角骨　F：角骨　G：歯骨

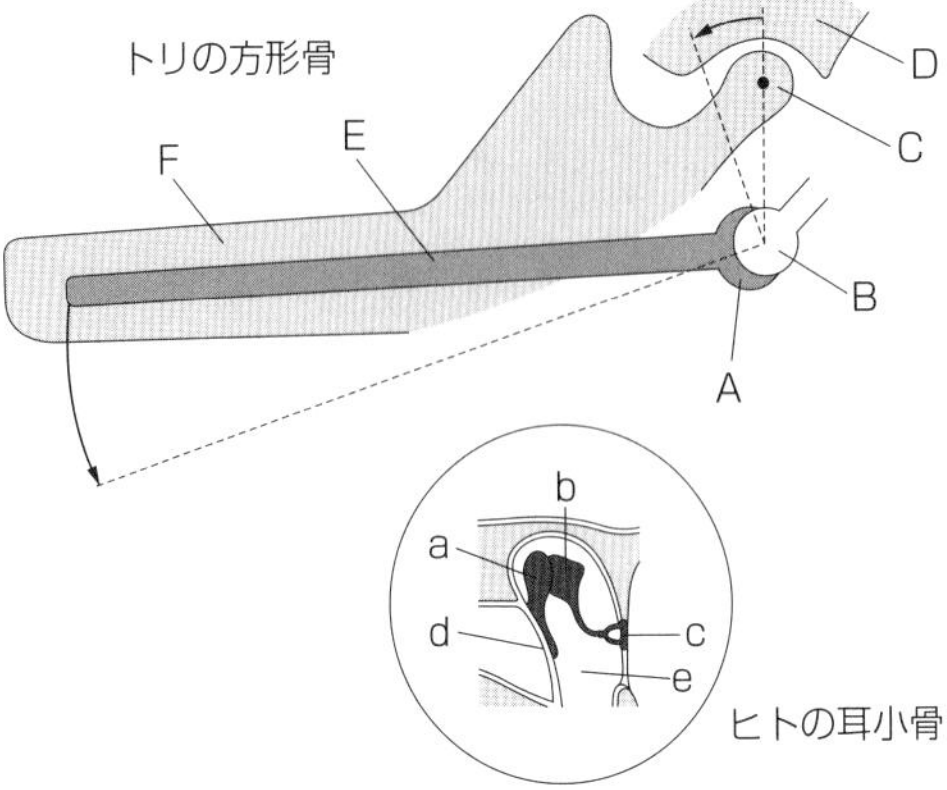

ヒトの方形骨の変化
A：関節骨　B：方形骨　C：下顎頭　D：側頭骨
E：メッケル軟骨　F：下顎骨
a：ツチ骨　b：キヌタ骨　c：アブミ骨　d：鼓膜
e：中耳

人の胎生期でのあごの関節の発生をみればわかるかもしれない。ということで、文献でしらべてみた。そしてわかったことは大体つぎのようであった。

胎生六〜七週目頃、あごの関節ができるあたりの組織に細長く細胞の塊が現れ、その先端に二つの骨が発生して原始的な関節ができる。やがて細長い細胞の塊の外側に下顎骨ができ始め、ついで原始的な関節の働きによって顎の関節の部分もできてくる。役目を終えた原始的な関節は頭蓋の一部になる側頭骨に取り込まれ、最終的には中耳に収まる。原始的な関節をなす二つの骨は、頭の骨に付いていた方が方形骨、下顎骨に付いていた方は関節骨であるというのである。

これで人にも方形骨は胎生期にはあったことがわかった。では、中耳に入った方形骨はどうなったかである。中耳には、外の音を鼓膜の振動として捉え、それを内耳に伝えるため耳小骨という三個の小豆粒ほどの小さな骨が繋がって入っている。そのうち鼓膜の裏についているのが槌骨《つちこつ》で、それに連結して砧骨《きぬたこつ》があり、それは内耳の入り口の膜につく鐙骨《あぶみこつ》に連結している。鼓膜の振動はこれらの骨の連結によって増幅され内耳に伝えられる。このなかの槌骨と砧骨、これこそが関節骨と方形骨だったのである。

耳小骨は哺乳動物の聴覚器官にあって、音の伝達に欠かせないが、そこに方形骨は砧骨と名前を変えて残っていた。脊椎動物の進化で、ある臓器や器官が形を変えることは珍しくないが、咀嚼器官にあったものが聴覚器官へと、全く違った機能をするものに変化した例としてこれはきわめて稀である。

イスカの嘴

さて、先にトリの嘴にはさまざまな形があることを述べたが、その嘴が閉じたときの上下の合わさり方を見ると、これも個々に違いがあり種類ごとに特徴がある。上下の嘴の先の長さが大体揃っているのは、ムクドリ、ウグイス、カイツブリ、アオゲラなど多くに見られるが、上の嘴が下よりも長いものも少なくない。イヌワシやフクロウ、インコなどは上の嘴が大きく、先が曲がって下の嘴を覆っているし、ハシブトカラスやキジバトなどはわずかに上の嘴が長く、下の嘴の先を包んでいる。スズメも上下の長さが揃っているように見えるが、よく見ると上のほうがわずかに長い。ほとんどのトリはこの二つのタイプのどちらかに入るが、下嘴が長いものもいる。アジサシの仲間である。嘴の形は食性と関係しているが、アジサシは長い下嘴だけを水面に入れて飛びながら魚を掬い取る。

このように上下の嘴の長さや形にはトリの種類によって違いがあるが、一つの種類で見るときまっている。ウグイスはウグイスの上下の長さが揃った嘴、イヌワシはイヌワシの上が大きく曲がった嘴、とそれぞれ固有のものがあり、そこにはウグイスでは上の嘴が長かったり短かったりすることはないし、イヌワシでは上の嘴が短くなったりすることはない、ということである。

数年前、能登半島にある渡り鳥を調査しているところで、渡ってくる鳥の中に上下の嘴が曲がっているもの、食い違っているものがいて、近年その数が増えていることが報じられていた。それらは若い鳥だというが、体重が軽く、それは餌が十分取れないためではないか、原因としては極端な気候変動や人工的な環境の変化が関係しているのではないかと評していた。

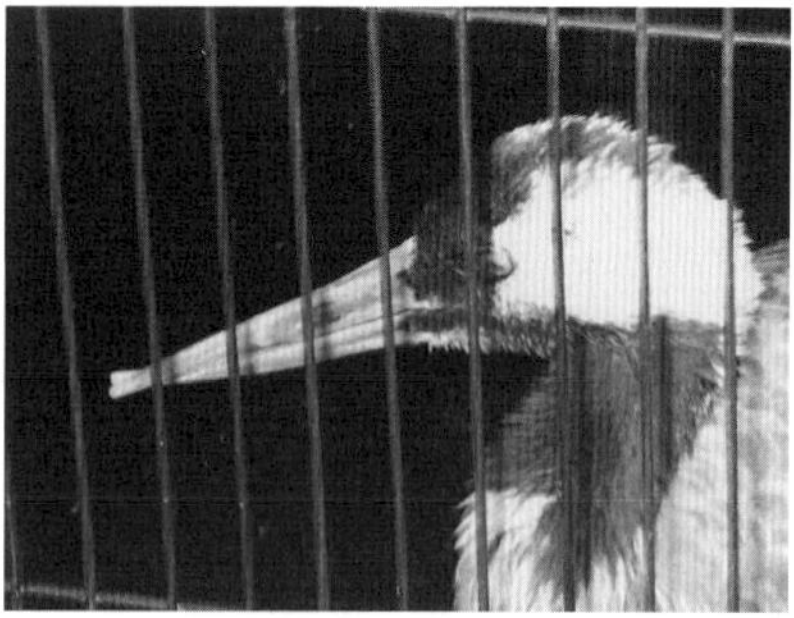

嘴の先が切除されたクロヅル

鳥の嘴は上から見てまっすぐで、上下がそろっているのが普通である。しかし、それが曲がったり、左右に食い違っているのであれば奇形ということになる。そのような状態では自然界で餌を取ることは非常に難しく、十分成長するまえに死んでしまうだろう。この場合も、実際にはもっと多くの異形な嘴をもったトリがいて、渡ることができずあるいは生き残れずにいたのではないかと思われる。背骨が曲がったサカナがひところ問題になり、海の汚染が疑われたことがあったが、それと同じように大気や土壌などの汚染が関係しているのかもしれない。

二年ほど前、自宅からさほど遠くない動物公園でトリを見て歩いた。そのとき、クロヅルの一羽に下嘴が横にずれているのを偶然見つけた。ツルの仲間では嘴が長いのでそのずれはよくわかる。人工飼育したトリでは往々にしてそうした嘴のずれや長さの違いが起きるといわれている。そんな嘴では餌がとれないだろうと見ていたが、池の中の餌をなんとかすくって食べていた。

そして最近、そのクロヅルがどうしているか見に行った。すると嘴の形が少し違う。偶々近くにいた飼育員に尋ねると、嘴のずれで餌が獲れずに弱ってきたので先を切ったという。

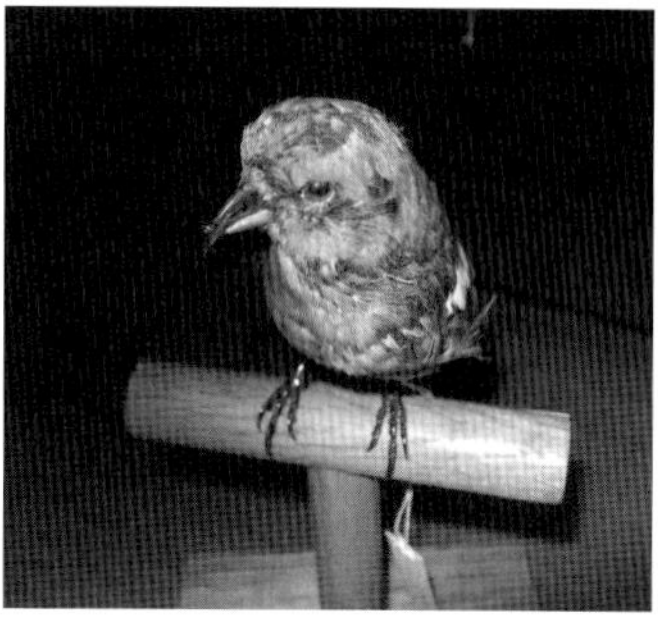

イスカ

よく見ると確かに交差している少し先で切られたようであった。顎切除ならぬ嘴切除である。その結果、餌が楽に獲れるようになり元気になったという。野生の動物では歯が抜けたり嘴が折れたりすると、食べることができずに死んでしまうが、動物園などでは大切に保護されるので長く生きられるようだ。

ところが、普通なら明らかに奇形とされる上下の嘴がずれているのが特徴という鳥がいる。スズメの仲間のイスカである。上の嘴が右に湾曲しているとすれば下の嘴は左に湾曲し、上の嘴が左に湾曲していれば下の嘴は右に湾曲するといった具合で、上下の嘴が曲がって途中で交差している。それでよく餌が啄ばめるかと思うが、それはそれ、適った餌がある。それは松ぼっくりの中にある松の種である。交差している嘴を松ぼっくりの鱗片の間に差し込んでこじ開けて中の種を食べるのである。他の鳥では嘴を入れてもこじ開けることはできないだろうが、イスカは楽にできるらしい。

イスカは八ヶ岳山麓あたりに冬場、松林に飛来して松ぼっくりをあさるのがよく見られるという。その辺りの山にはよく行くが大抵夏の時期なので、残念ながらまだ目にしたことがない。

このイスカにちなんで、「イスカの嘴《はし》の食い違い」という言葉がある。昔、何かの折に聞いたことがあり、長く記憶に残っていた。当時はイスカの嘴がどうなっているかなんて知らなかったが、話が食い違っているようなときに使われることは知っていた。その後、歌舞伎の浄瑠璃仮名手本忠臣蔵に、「することなすことイスカほど違う」という台詞があるのを見つけた。これは江戸末期に書かれたものだが、世話物の中にこんな台詞があるというのは、当時の人はイスカやその嘴が食い違っていることをよく知っていたということである。その頃は身近にイスカがいたに違いないのである。

剝製で見るとスズメよりもやや大きく、雌はそれと似た色をしているが雄は羽が紅色で綺麗である。昔はおそらく近くの松林や里山などに常住していたのだろうが、いまは全く見られない。動物園など鳥を飼っているところに尋ねたが何処にもイスカはいないようだった。その生態が見られないのは残念である。こんな嘴をしている鳥は他にはいないし、ほかの鳥がこんな嘴になれば奇形である。イスカは幼鳥では嘴はまっすぐだが、成鳥になると上下が食い違ってくるという。なんとも不思議な鳥である。

キツツキの嘴

晴れた日の山の中、ときどき遠くで木を叩く音がする。キツツキである。運がよければ近くの木に来て叩いているのを見ることがある。木の幹にしがみついて一心に嘴で突いている。ときどき休んでは頭を右左に傾ける。突いたところを見ているらしい。彼らは両眼視ができないので片方の目で交互に見るため頭を傾ける。そしてまた叩き始める。そんな様子を見ていると、よくもまあ頭に響かないものか、木の中にいる虫を獲って食べるためで仕方ないかもしれないが、中には脳震盪でも起こして落ちるものもいそうに思うが、そんなことは聞いたことがない。嘴や頭の構造に他の鳥とは違った特別な仕掛けがあるのではないか。木を叩く音を聞くたびにそんなことを思ったりする。

恐竜の頭骨では、上顎骨が周囲の骨と緩く連結をしていて、硬い獲物を噛んだときに上顎骨が多少動いてそこに加わる力を緩衝するようになっていることを前章で紹介した。そうした仕組みは頭蓋運動性と呼ばれるが、トリにもみられるのである。

先に、トリの上の嘴つまり上顎骨は、頭の骨と接する部分は離れていて関節で連結しているもの、互いの骨が癒合してその部分が柔軟になっているもののあることを述べたが、頭蓋運動性があるのは前者である。キツツキの嘴も関節で連結している。実際にキツツキの頭骨標本を見ると、キジバトやカラスなどとは違って上顎骨は頭の骨とはっきり分かれて独立した三角錐のような形をしている。嘴は硬く先がのみのように尖っていて、それで木の幹を叩いて穴をあけるが、そのとき嘴が受ける衝撃は上顎骨が頭の骨と分離しているため頭には直に伝わらない。もしも、カラスなど上顎骨が頭の骨とはっきり分かれてないトリがこのようなまねをすれば本当に脳震盪を起こすだろう。トリがガラス戸にぶつかって落ちたなんていうのは

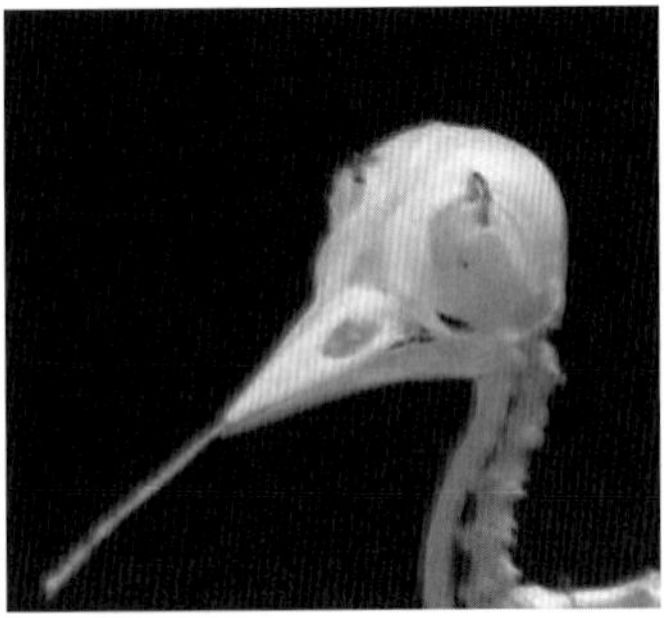

キツツキの頭骨

この類である。

これでキツツキが激しく木を叩いても頭に響かないことがわかったが、その頭骨標本を見たときにひとつ不思議に思ったことがあった。

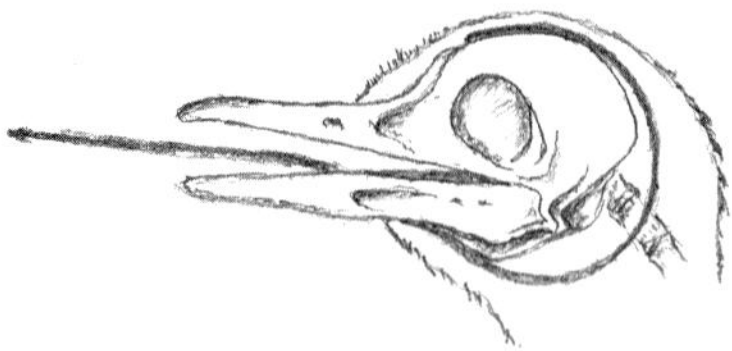

キツツキの長く伸びる舌

キツツキの舌

頭骨標本の上下の嘴の間から何か紐のようなものが外に出ているのである。はじめ、骨格を支えるための針金などの補助具かと思ったが、そうではなかった。元をたどると下顎の下を通り頭骨の後ろを回り、上から前に出て右の前頭部に終わっていた。調べたところ、これは舌骨だったのである。キツツキは嘴で彫った木の穴に舌を伸ばして中の虫を獲ることはよく知られているが、その舌を動かす舌骨がこんなに長く、頭を取り巻いているとは知らなかった。

頭骨を見ると、右の鼻孔のすぐ上のところから頭頂部を通り後頭部にかけて溝ができている。舌骨が通る溝である。しかし、この舌骨がどんな具合に口から伸びるのかについては記載したものが見つからないのでわからない。普段、舌は口の中に収まっているので、舌骨はあごの下から頭の後ろの辺りでたるんでいると思われる。そして、舌を伸ばすときにはそのたるんだ部分が前にピーンと伸びるのだろう。そして、舌の先には鋸歯のような小さな鉤がついているので、それで中の虫を掻き出すらしい。これは頭骨標本からの推測である。

それにしても、キツツキの舌はなぜこんな構造をしているのだろうか。ほかにカメレオンの舌のように急に長く伸びるものがあるが、普段は折りたたまれていたり、ぜんまいのようにとぐろを巻いていたりする。キツツキの舌はそれらとは違った独特の仕方で動くらしい。

これまでトリの嘴について、その動きの仕組みや頭の骨との関係、イスカとキツツキの特異な構造を述べてきた。トリの種類は多く、嘴の形や構造もいろいろで、個々にみればまだまだ不思議なこと、わからないことが沢山ある。ここではその一端を紹介したが、これがバード・ウォッチングの楽しみを深めるのに役立てばよいのだが。

第六章　人の犬歯は犬歯でよかった

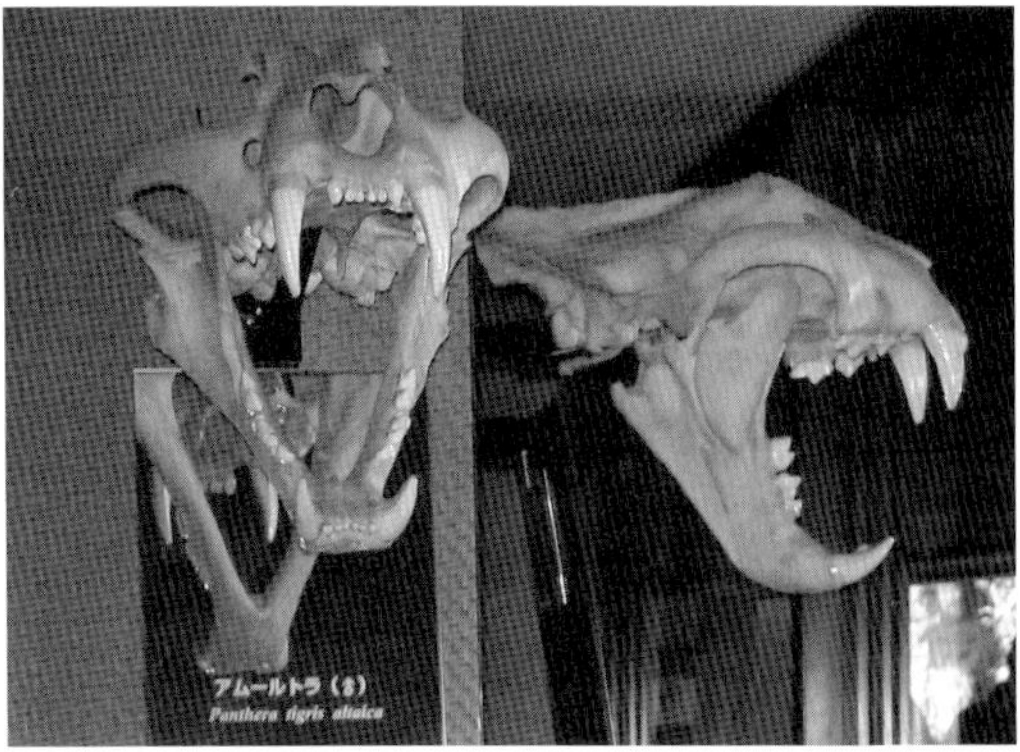

アムールトラの顎骨

アリストテレスは彼の動物誌の中で、「人の歯は一般的用途に適するようにうまくできていて、切歯はものを引き裂くように、臼歯はものを磨り潰すように平たくなっている。犬歯は両者の間にあって各々を分離している。犬歯は両側にあるものの性質を兼ねて、切歯のような鋭い部分と臼歯のように平たい部分がある」と述べている。レオナルド・ダ・ヴィンチは解剖図集の中で、「自然は食物を噛み砕くために臼歯を、噛み切るために切歯を役立たせるようにした。そして犬歯を切歯と臼歯の間に置いた」と書いている。当時の解剖学では、体の器官はすべてある目的があってそれが存在するというような目的論的な説明をするのがひとつの特徴であるが、人の犬歯の目的や働きについてはここに見るように何の説明もない。なぜなのか。アリストテレスもレオナルドもそれがはっきりわからなかったからではないか。そこで、人の犬歯はどんな役目を果しているかをここのテーマにしたい。

動物たちの大きな犬歯

まず、動物の犬歯の形とその働きを見てみよう。トラやライオンなどの肉食動物では犬歯は牙として発達し、敵を倒したり、獲物を捕えたり、また捕らえた獲物の肉を切り裂いたりするのに有効に使われている。草原に棲むライオンがシマウマやヌーなどの植物（草）食動物を仕留める様子をテレビ映像で見ることがある。狙った獲物を全速力で追いかけ、その尻や腹に噛み付いて倒し、頸を噛んで仕留める。その後、子どものライオンも交えてその肉を牙で切り裂き、ちぎって食べている。

また、雄同士が争う場面もある。互いに牙をむいて相手を威嚇して噛み合ったりする。この争いは縄張りや雌を巡って起きるが、強い方は縄張りを守れる、あるいは新たな土地を手に入れることができるし、雌を得ることもできる。負けたほうは早々に退散する。

野生の肉食動物は大体同じような行動をとるが、これはつまるところ強いものが子孫を残すことであり、牙は種の保存のための道具としての役を担っていることになる。

肉食動物以外にも犬歯が牙として目立つものがいる。サルの仲間でも立派な牙をもつものがいるが、それは獲物を捕らえるためではなく、敵に襲われたときに相手を威嚇し、応戦するための道具として使われる。チンパンジーはいつも果実や木の葉を食べているが、雄は大きな牙をもっている。その牙は刃向かう相手を威嚇したり、ときには噛み付いたりするなど防御の役目を果たしている。

犬歯が巨大化したものもいる。セイウチでは雄の上の犬歯は下の方に長く伸びていて、これで氷に息抜きの穴を開けたり、氷の上に登るときのピッケル代わりにするなどといわれるが、それを武器として相手に刃向かうことはほとんどできない。仲間内での優位性を誇示する役にはたっている。巨大な牙というと象やマンモスなどの牙がすぐ思い浮かぶが、これは犬歯ではない。切歯骨から生えていて切歯が変化したものである。

植物食動物では多くのものは、犬歯は退化して小さくなり、中には消滅したものもいる。ウマでは雄には小さい犬歯があるが雌にはない。ウシ、ヒツジ、シカの仲間ではほとんどが犬歯はない。ウサギやネズミも犬歯はなく切歯と臼歯だけで、その間が広く開いている。

イノシシはウシの仲間で、樹皮や地下茎、落ちた木の実などを食べる植物食性でありながら上下の犬歯が発達し、肉食動物とは違った形の牙をもっている。これで敵を威嚇する。

こうしてみると、犬歯が発達しているのは主に肉食性の動物で、犬歯が縮小したり消失したものは植物食性の動物であることがわかる。そこで、それぞれの餌を食べるときのあごの動き

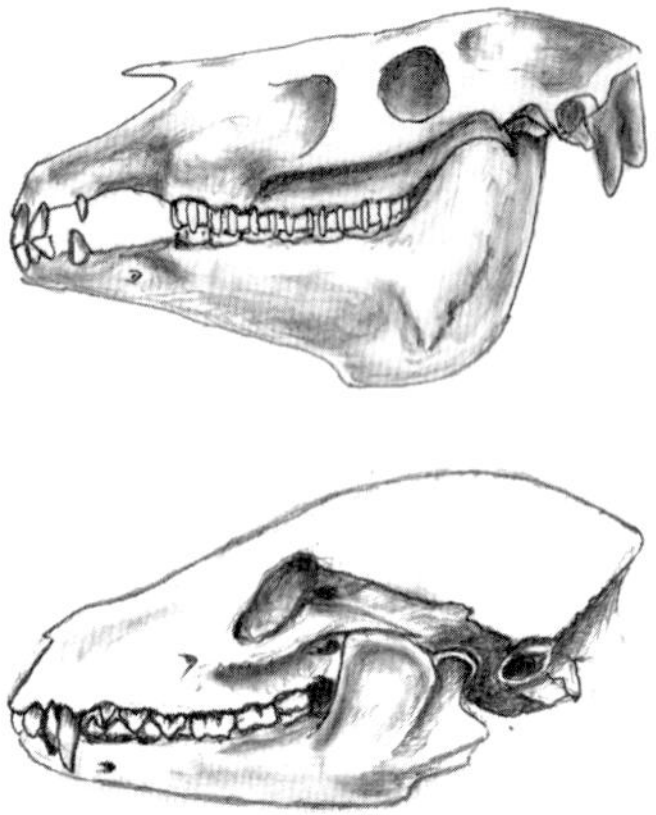

ウマ（上），タヌキ（下）の頭骨

を見てみよう。

動物のあごの動き

肉食動物が食べているときの様子を見ると、肉を噛み切って口に入れたらほとんど丸呑みする。人が肉を食べるときのようにしっかり噛むことはしない。彼らの臼歯は、人の臼歯のような噛むところが平坦ではなく、鋭い尖頭が前後に並んだ形をしている。その尖った臼歯で肉を突き刺し骨を破砕するような噛み方をする。それは上下的な動きである。それに対して草食動物のヒツジやウマ、ウシ、キリンなどは、人よりももっと平坦な形の臼歯で草を丹念に噛んでいるが、そのあごの動きは上下ではなく左右方向である。ウシやキリンは反芻動物なので、いったん噛んで呑み込んだ食物を口に戻して再び咀嚼する。そのときのあごの動きは典型的な左右方向の運動である。木の実を常食にするリスやネズミなどの齧歯類は上下の動きと左右の動きが混じったあごの動きをする。

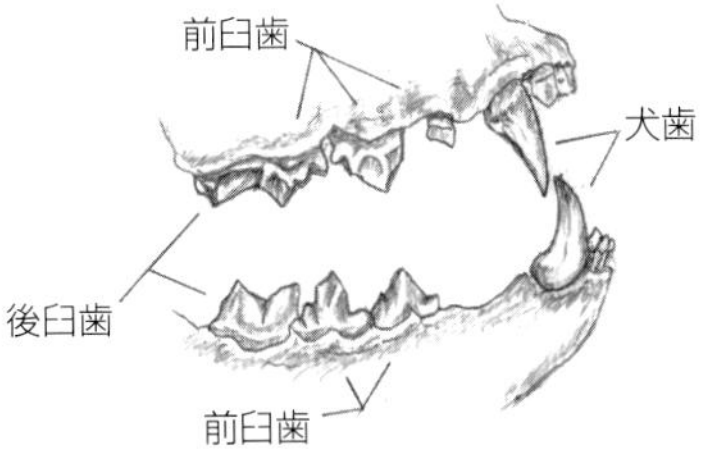

肉食動物の臼歯（ネコ）

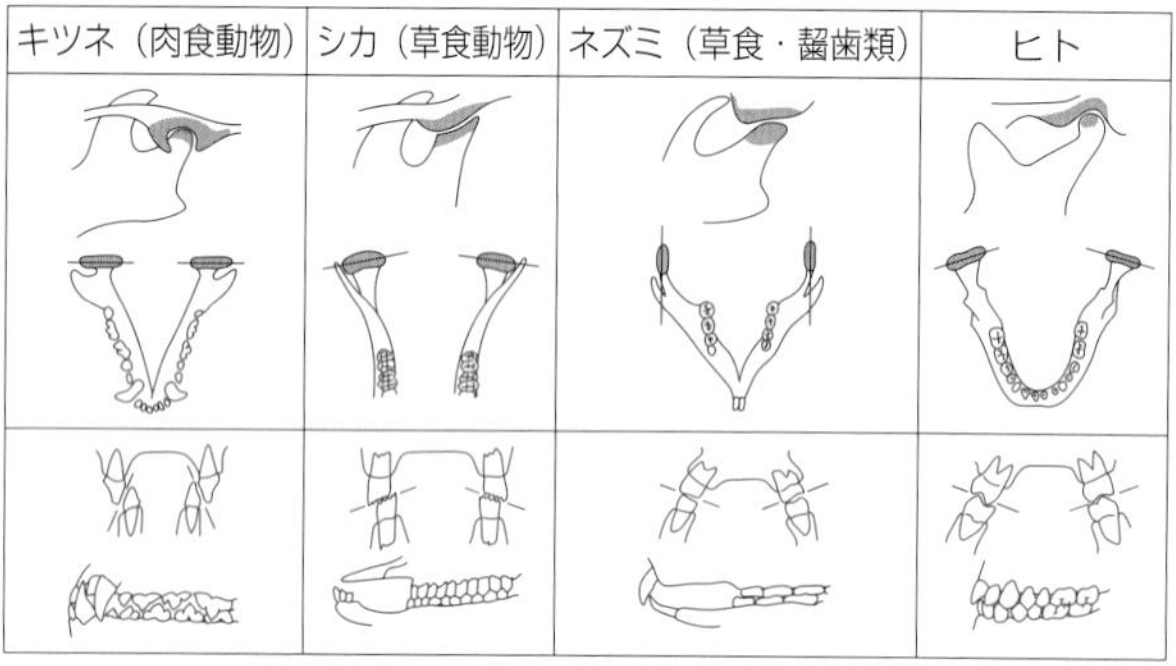

顎関節と臼歯の関係

　こうしたあごの動き方は実はあごの関節の構造と深い関係がある。肉食動物では関節はドアの蝶番と同じように、あごの関節頭が側頭骨の関節窩の中で単純に回転する構造になっている。そのため、あごは開いたり閉じたりの上下方向の動きしかできない。この構造は硬い肉や骨を噛んだときに強い力が関節にかかっても脱臼しないので具合がよい。

　一方、植物食動物では、関節窩が浅く、関節頭は平坦で前後に移動できる構造をしている。そのためあごは開閉はもちろんのこと、前後にも動けるし、片方の関節だけが移動すればあごはその反対の方向へ、つまり側方へも動くことができる。それによって彼らは平坦な形の臼歯を使って植物を磨り潰して食べているのである。

　このようにあごの動きは関節の構造で決まるのだ

が、犬歯との関係はどうか。どの動物も下の犬歯は上のものよりも前に生えている。身近にいるイヌやネコを見てもわかるとおり、上あごでは犬歯の前に隙間があいている。下あごでは犬歯の後ろに隙間があいている。口を閉じたときにこの隙間に上下の犬歯が相互に収まるようになっている。前から見ると、上下の犬歯は先が外に傾斜しているので両者は交差するように見える。左右でこうした状態にあるので、仮にあごを側方へ動かそうとしても犬歯同士がぶつかって動かせない。トラでもライオンでも同じで、あごは左右には動かせない。

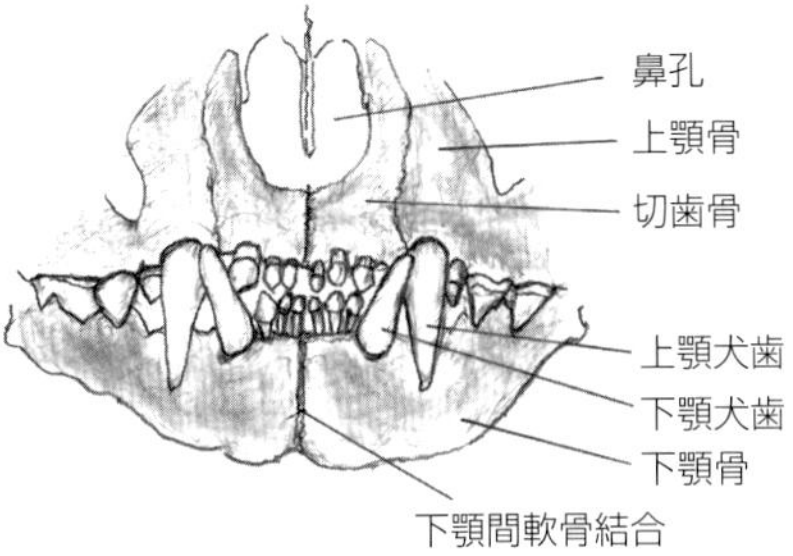

ネコの上下犬歯の関係

でも、肉食動物は関節自体が回転運動しかできず、あごは開閉するだけなのでこうした上下の犬歯の関係は全く問題にはならないのである。ところが、サルは肉食性ではないし、関節は人と同じように前後にも動ける構造をしているので、あごは前後左右に動ける可能性がある。それが大きな犬歯をもっているため、あごを側方に動かそうとすると、上下の犬歯同士がぶつかってほとんど動けないという状態になる。チンパンジーやオナガザルの頭骨標本をみると、上下の犬歯の側面はひどく摩耗していて先端は鋭く尖った形になっている。これはあごが側方へ動こうとして擦れ合ってできたのである。

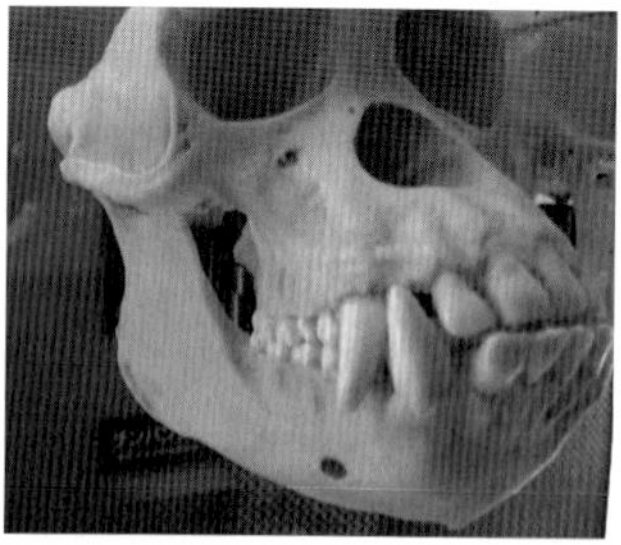

チンパンジーの大きな犬歯

草食動物で犬歯が退化して小さくなったり消滅したものでは、関節の構造に従ってあごは自由に動ける。ウサギ、リス、ネズミなどは犬歯が消滅し、そこは空隙になっている。切歯で噛み切った食物を臼歯であごを左右に動かして臼磨している。ウシやヒツジでは切歯は下あごだけにあって上あごにはない。食物は下の切歯と上の歯肉とで食いちぎって臼歯で臼磨する。

イノシシは先に述べたように、上下の犬歯は立派な牙となっている。関節の構造からあごは横に動けるので、地下茎や硬い木の実などを臼歯で臼磨して食べている。上下の牙は肉食動物のようであると互いにぶつかってあごを横に動かせないので、他の動物には見られない独特の形に変化している。下の牙は真横から斜め上方へ大きく突出しているのに対して、上の牙は横に出たのち後ろに湾曲している。それぞれの牙は断面が三角形で、あごが側方へ動くときには上下の牙はすれ違うようになっている。そのため、あごは牙に妨げられずに側方の臼磨運動ができるのである。牙のすれ違う部分は摩耗している。上下の牙は敵が来たときに強く擦り合わせて音を出して威嚇するのにも使われるらしい。

このように、肉食動物では牙となった大きな犬歯は獲物を捕獲するのに有効であり、彼らにとって食料確保のための大切な道具である。また、さまざまな闘争での武器でもある。一方、植物食動物では激しい争いはなく、大きな犬歯は必要ない。食物を食べるときのあごの臼磨運動には犬歯はないほうが具合がよいのである。

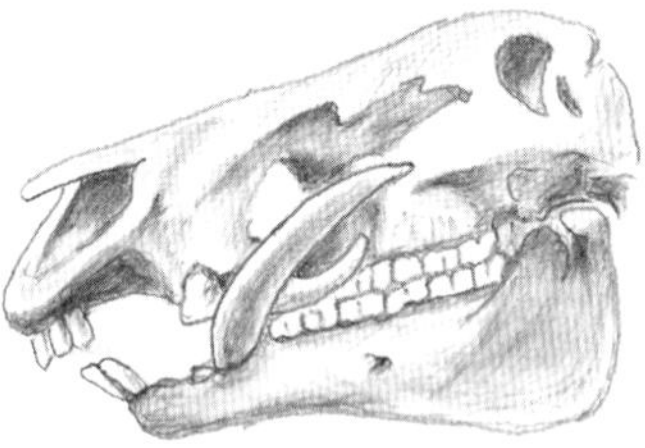
イノシシの頭骨と巨大な牙

ヒトの犬歯は牙の退化か

そこで、ヒトの犬歯は何に役立っているのかである。

現代人の犬歯は歯列の中であまり目立たずに収まっている。それはサルなどの犬歯と比べれば退化した姿とも見える。

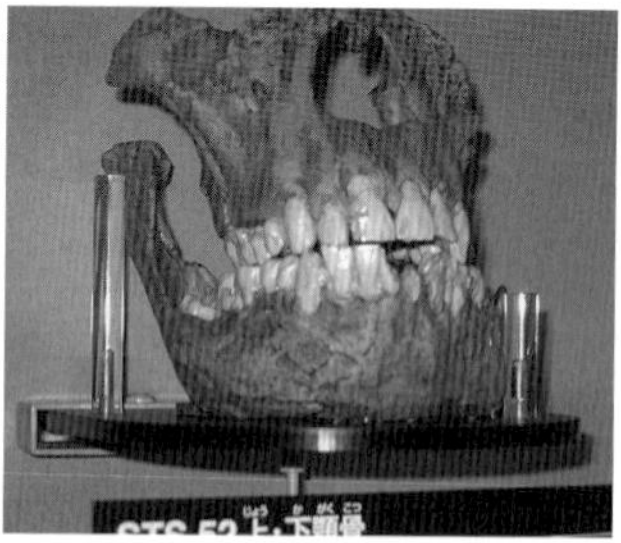

華奢型の猿人（450～500万年前）

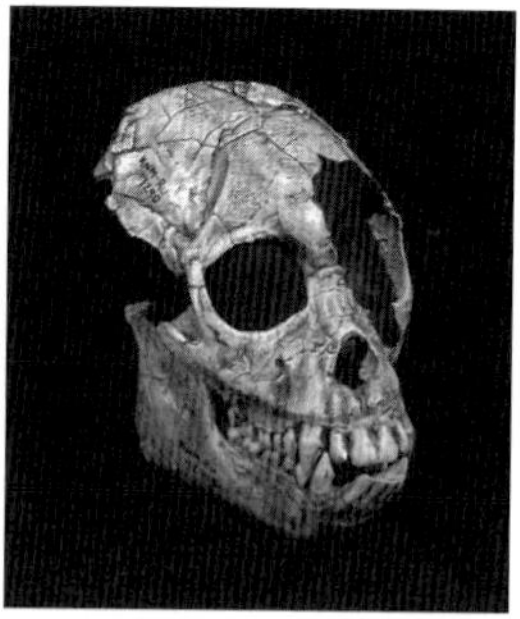

最初期の類人猿プロコンスルの頭骨

最近の研究によれば、ヒトは七〇〇～八〇〇万年前にチンパンジーと分かれたと考えられているが、その頃の類人猿の頭の化石を見ると、上下の犬歯は先が尖っているがさほど大きくなく、相手の歯列の隙間、つまり歯隙に納まるような状態で、今のチンパンジーとよく似た噛み合わせをしている。その後、四五〇～五〇〇万年前に最初の人類として現れた猿人では、歯列にはやはり犬歯が収まる歯隙があるが、犬歯は大きいものとそれほど大きくないもの、また下あごには頑丈型と華奢型があり、頑丈型では大臼歯が非常に大きく切歯や犬歯は小さいなど、いろいろである。それは次の原人への移行期にあって様々なタイプが混在しているらしい。

　二〇〇万年前頃から原人ホモ・エレクトスと呼ばれる脚が長い原始的な人が現れてくる。その化石にはそ

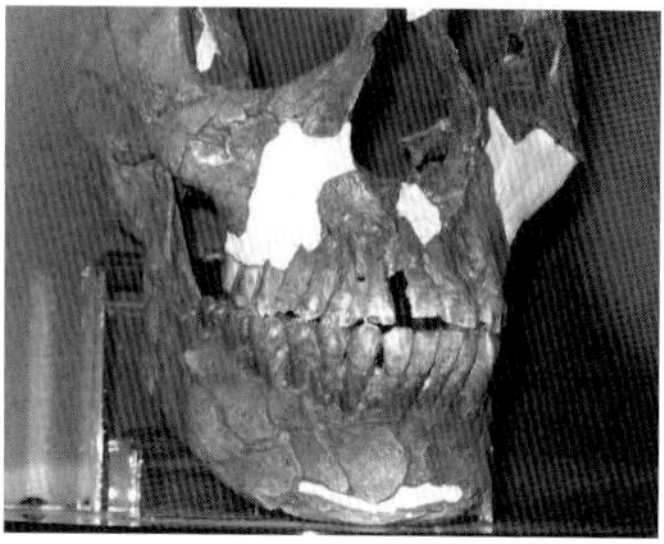

原人（250 万年前）

れまで見られたチンパンジー的な感じがなくなり、オトガイが後退して歯列の歯隙もなく、歯は全体的に小さくなっている。しかし、進化せずに絶滅したとされる一六〇万年前のジャワ原人の化石では犬歯は大きくはないが歯列に歯隙がある。六〇万年前くらいになると、原人から進化した旧人が現れる。その中のネアンデルタール人には歯列に歯隙はなく、犬歯は小臼歯よりもやや大きいが歯列の中で目立つほどではない。チンパンジーの化石では犬歯は側面が磨り減って先が鋭く尖っているのに対して、この犬歯はほかの歯とともに先が著しく摩耗している。

こうしてみると、ヒトがチンパンジーと分かれて進化する過程で歯の大きさは全体的に小さくなり、オトガイが後退するようになった。歯列には歯隙がなくなり、切歯から大臼歯までが円弧状に連なった形になった。しかし、犬歯は猿人では尖った形でやや大きかったがその後は歯列内で目立つほどの大きさはなく、先がひどく摩耗することはあっても形や大きさには特段の変化は起きなかった。つまり、犬歯は比較的早い時期に多少大きさを変えることがあったが、その後はほとんど変化せず、全体的に退化傾向をもつ歯列の中で一定の存在感を保ってきたのである。こうした状況からすると、人の犬歯は形も相対的な大きさも最初から今とあまり変わらず、もともと犬歯であって、チンパンジーのような牙が退化したものではないといえるのではないか。そうだとすると、何がそうさせたのかである。

ヒトの上下の犬歯の位置関係

まず、ヒトの上下の犬歯の位置関係を詳しく見てみよう。動物では下の犬歯は上の犬歯よりも前に生えている。ヒトの場合はどうか。多くの人ではやはり下の犬歯の方が上の犬歯よりも多少前に生えている。ヒトの歯列にはチンパンジーなどのような歯隙はないが、下の犬歯についていえば、その尖頭は上の犬歯と側切歯との間にくることが多い。ところが、中には下の犬歯が上の犬歯と同じかやや後ろにある人もいる。これを正常な歯列をもつ二十歳代の男女で調べてみると、両者の比率は大体七対二である。動物の

a

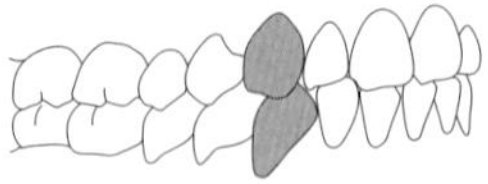

b

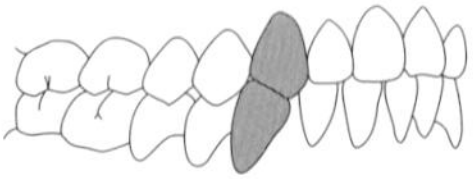

上下犬歯の前後的な位置関係
a：下の犬歯が上の犬歯より前に位置している
b：下の犬歯が上の犬歯より後に位置している

上下の犬歯の関係からすると、これは様子が違う。

この違いはどうして起きたのか。実は、これは乳歯列から永久歯列に交代するときの第一大臼歯の噛み合わせが深く関係している。第一大臼歯は第二乳臼歯の後ろの面に沿って生えてくるので、その関係は上下の第二乳臼歯の前後的な位置に影響を受けるのである。その第二乳臼歯はほとんどの幼児では下の乳臼歯が上よりもわずかに前にずれているので、第一大臼歯の位置関係もそれに応じて、下の方が上よりも半咬頭だけ前に出た形になる。これが第一大臼歯の正常な噛み合わせ関係とされている。

それによって上下の臼歯の位置が決められるので、下の歯は上よりも全体的に前にずれた状態で噛み合うことになる。犬歯も下の方が上よりも前に来るのである。もし第一大臼歯の噛み合わせが乳臼歯の何らかの事情で後ろにずれれば、犬歯も下の方が後ろへずれる。つまり、第一大臼歯の噛み合わせの関係によって上下の犬歯の位置関係が決まるのである。ただ、第一大臼歯の噛み合わせが正常であっても、間にある小臼歯や犬歯自体の生える位置が正しくなければ、上下の犬歯の位置関係も当然変わってくる。

この上下の犬歯の前後的な位置関係は形の上のことであるが、あごの動き方に影響するかどうか。これについては後に述べる。

初期の歯の噛み合わせの考え方

噛み合わせについての研究は二十世紀初頭から盛んになった。そこでは食事するとき、義歯が動かないでよく噛めるようにするにはどうしたらよいかが最大のテーマであった。ものを噛んでいるときのあごの動きや義歯が動かないようにするための歯の噛み合わせ方、効率よく食物が噛める歯の形など、噛み合わせに関していろいろな角度から検討された。一方、今日歯周病と呼ばれる歯の周囲組織の病気、いわゆる歯槽膿漏に関する研究も盛んに行われた。そこでわかってきたことは、歯にかかる力のうち側方つまり横からの力が義歯の安定にとっても、歯周病にとっても大きな問題であるということであった。そこで、この力を一部の歯で受けるのではなく、できるだけ多くの歯で分担すること、具体的にはあごを前後左右に動かしたときに上下の多くの歯が同時に接触することがよいとされた。そして、そうならない歯列ではそのように修正することを推奨するものも現れた。

これは義歯の場合には、上下の人工の歯を削り合わせることで実現できるし、あごがいろいろに動いても外れることなくよく噛めるようになることは確かである。ところが、自然の歯の場合には、あごを前後左右に動かしたときにどの歯も同時に接触するように修正することはそう簡単ではない。後で述べるように、あごの動きに対する歯の接触の仕方は人それぞれに固有であるが、多くの歯が同時に接触するような仕方の人は本来いないのである。それにもかかわらず歯の負担軽減のためとしてそのような自然には見られない歯の接触に修正することは、今からみれば全くナンセンスとしかいえないものであった。やがて、あごを前後左右に動かしたときに上下の歯がほぼ全体的に接触するように自分の歯を削り合わせた人や全部の歯を金属冠などで全体的に接触するように修正した人の中に、噛み合わせやあごの不調を訴えるものが出てきた。これは自然の歯の噛み合わせの形態を無視して、義歯の考え方をそのまま適用した結果だったのである。当然のことながら、こうした考え方は非難を浴び、まもなく消えてしまった。

あごが側方へ動くとき

正常な歯列をもった人では、上下の歯を噛み合わせた状態から上下の犬歯が尖端同士で触れるあたりまで、右あるいは左へあごを徐々にずらして行くと、あごの先は真横よりやや斜めに前下方へ移動する。その間ずらした側の歯は奥の方から順々に離れて行く。その離れ方は上下の歯の並びによっていろいろである。そこで、後まで接触する歯に注目すると、犬歯あるいは切歯から大臼歯までがいつまでも接触しているタイプ、犬歯、小臼歯だけが接触しているタイプ、さらに、犬歯だけが接触して他はすべて離れてしまうタイプ、そしてなかには臼歯だけが接触するタイプの人もいる。反対側の歯は、あごが側方にずれはじめるとすぐに前の方から順々に後ろに向かって離れて行く。最後の大臼歯はいつまでも接触することがある。しかし、先にも言ったように、動かした側、反対側の全部の歯が接触することはない。

　このように、あごを側方に動かしたとき、動かした側、反対側それぞれの歯の接触の仕方はいろいろであり、人によって違いがある。しかし、全体的に見ると、動かした側ではあごの動きに応じて後ろから順々に離れて行き、犬歯が最後まで接触を保っている。個々の歯の接触の頻度をみると、最も後ろにある臼歯が最も少なく、犬歯が最も多い。

a

b

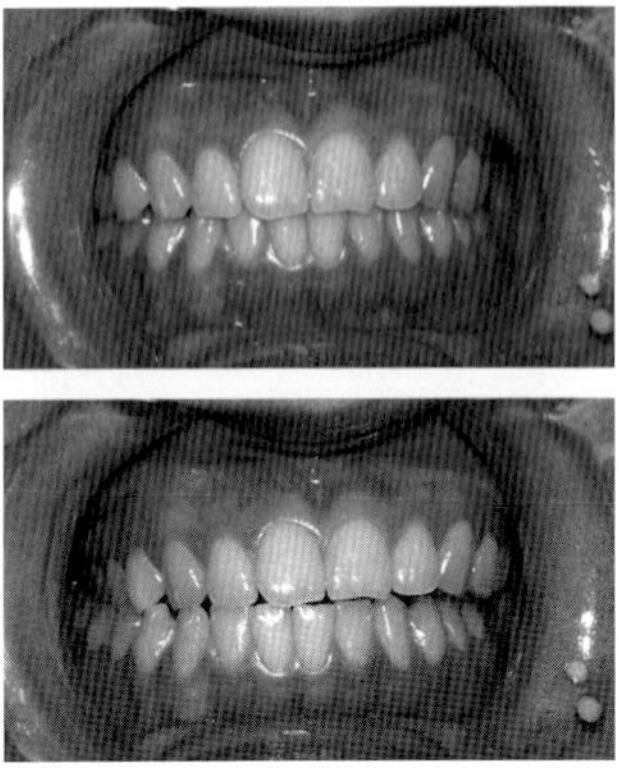

あごを側方へ動かしたときの上下歯列の関係
a：噛み合わせたとき
b：あごを右に動かしたとき

　これをあごの運動からみると、最後まで接触する歯によってその運動が方向づけられるということになる。あごを横へ

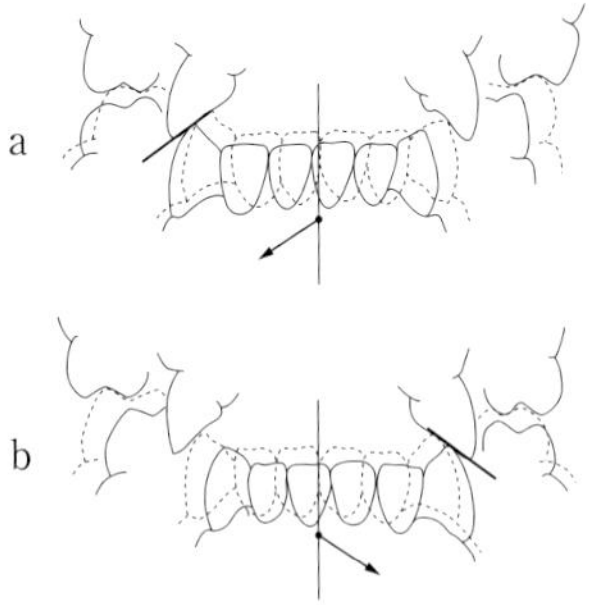

あごを側方へ動かすとき、その運動の方向や傾きは歯によって規定される
------：噛み合わせた場合
――：あごを側方に動かした場合
a：右へ動かした場合
b：左へ動かした場合

動かすことは、上下の歯を離した状態でも、接触させた状態でもできるが、歯を接触させたまま動かすとなるとその動きは歯でコントロールされる。はじめに述べたように、このときあごの先は真横よりやや斜め前下方へ移動するが、接触する歯の位置や接触する部の傾きによってその動きの方向が規定されるということである。そうした意味でこの接触する歯はあごの運動を方向付ける、つまり誘導するといえるのである。

先に述べたいろいろなタイプの歯の接触についていえば、動かした側の中切歯から第二大臼歯までの全部の歯がこの誘導に関わることもあるし、犬歯と小臼歯、あるいは犬歯だけが関わることもあるということである。

こうした誘導する歯の割合を二十歳代の一五〇人でみると、犬歯が誘導に関わっているの

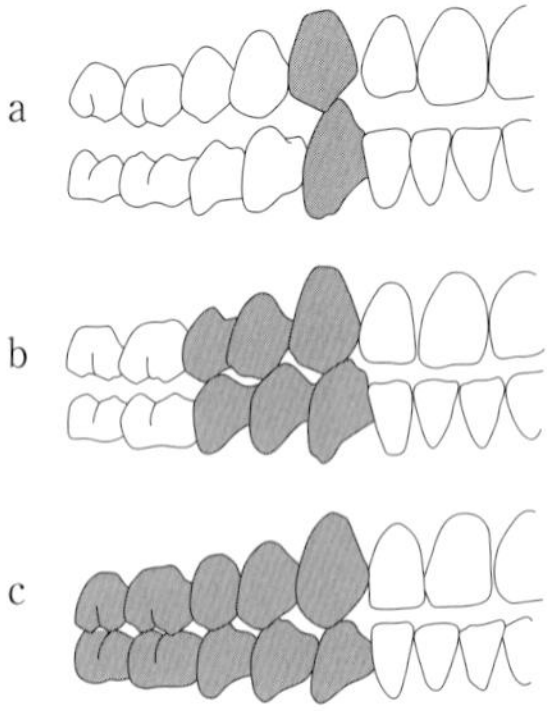

あごを側方へ動かしたときの上下歯列の種々な接触の仕方
a：犬歯だけが当たる場合
b：犬歯と小臼歯が当たる場合
c：犬歯と臼歯全部が当たる場合

は約八〇％で、その内訳は犬歯単独のものが約一五％、小臼歯や大臼歯と共に誘導に当たるのが約四五％、切歯を含む多数歯と共にが約二〇％となり、犬歯が誘導に関わる率はかなり高い。

次に、あごの側方の動きでできたとみられる歯の摩耗面の傾きを上下の犬歯から第二大臼歯まででみると、多くの人であごが動く側、反対側でかなりはっきりした規則性がある。あごが動く側では犬歯が最も傾斜が急で、後ろに行くに従って緩くなる。反対側では第二大臼歯が最も急で、前に行くに従って緩くなる。この摩耗面の傾斜の程度には個人個人のもとの歯の面の傾きによって違いがあり、急な人もいれば緩い人もいる。しかし、この犬歯から第二大臼歯までにみられる全体の傾向は変わらない。

犬歯の摩耗面の傾斜が最も急であることは犬歯があ

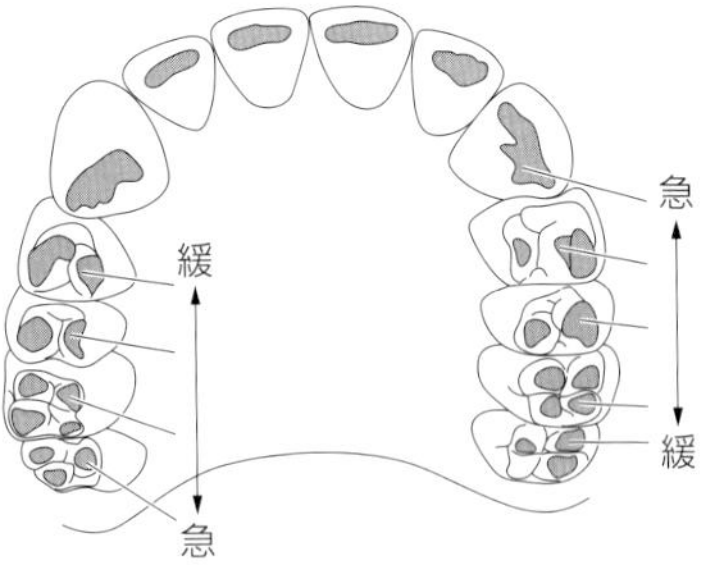

下顎が左側方に動いてできた上顎歯列咬耗面の傾斜度の傾向

ごの誘導に最も関わることを意味している。上下の歯列が噛み合ったところから横へずれてゆく際に、もしも犬歯以外にもっと傾斜が急な歯があればそれが接触してあごを誘導するはずである。しかし、多くの人では犬歯がもっとも急な傾斜をしているので犬歯が誘導することになり、その頻度が高くなるのである。

というわけで、犬歯は単独で、あるいは臼歯などと共にあごの側方への運動の誘導として働いているのである。これでやっと犬歯の働きが見えてきた。

犬歯であごを誘導する

人類が誕生して今日に至るまで、犬歯はおそらくあごの側方への運動の誘導に関わってきたに違いない。それが不適当であれば、何らかの変化があったはずである。現に犬歯がそのような働きをしていることからすれば、それが適しているとみてよいだろう。

先にも述べたが、二十世紀初頭、噛み合わせに関していろいろな研究がなされたが、当時はあごの運動の誘導という概念は全くなかった。横へあごを動かしたときには全部の歯が接触する、あるいは動かした側の歯が同時に接触するのが当然と考えられていた。それは義歯の噛み合わせがもっぱら対象で、両側の歯が同時に接触しないと義歯が不安定になるので、同時の接触が大切だった。自然の歯の噛み合わせについてはほとんど考えられていなかったのである。

二十世紀も後半になって、咀嚼などの際に生じる横からの力は臼歯には有害なので、歯を連結して多くの歯に力を分担させる、さらには横からの力は犬歯で受けるのが妥当だという考えが出てきた。後者は、ヒトの犬歯は肉食動物の牙と基本的に同じで、歯冠に比べて根が太くて長く、周りの骨がしっかりしている、などから強い力や横からの力によく耐えられるはずだとする解剖学的な形態を主な論拠にしていた。しかし、実際にそうなのか、またあごの運動の誘導に犬歯が適しているか、についてははっきりしなかった。

そんな中、あごを左右に動かしたときに大臼歯が接触するタイプで、関節や筋肉に痛みがあってあごがよく動かせない患者に、犬歯が運動を誘導するように修正したところそれらの症状が軽くなった、また、犬歯だけが接触するタイプだったのが、その犬歯がひどく摩耗して奥の歯が強く接触するようになったところ、あごの筋肉に痛みが現れたという患者に、摩耗した犬歯を修復したら症状が消えた、などという報告が出てきた。これは犬歯での誘導があごの関節や筋肉にとって重要であることを示唆するものであった。

こうした事例はいくつも報告され、それを確かめる実験も行われた。そのひとつは、まず犬歯や他の歯の部位で噛み締めたときに発揮される力の大きさを調べることだった。方法は省略するが、結果としては大臼歯部で噛むと少ない筋肉の働きで大きな力が出る、また犬歯部では大きな力を出しにくいということだった。これは犬歯部では強く噛んでもあまり大きな力が出ないので、あごを横に動かすのにそこで誘導させれば、それに働く筋肉の負担は少なく、あごが楽に動かせることを示すものだった。

次に、それを確かめるため先と同じところで人工的な装置を使ってあごの側方運動の誘導をさせるようにして、それに関わる筋肉の働き具合を調べた。すると、果たして犬歯部では他に比べて明らかに筋肉の働きが小さかった。これは犬歯部での誘導が他よりも筋肉の負担が少なくて済むということである。

ただ、その場合、誘導する面の傾きが問題で、あまり急ではあごは全く動けなくなってしまうので、他の歯が接触しない程度であればよい。その範囲であれば犬歯部での誘導は比較的少ない筋の働きですむし、犬歯部にかかる負担も少ないということである。

こうして、犬歯でのあごの誘導についてはその妥当性が認められたのである。

ところで、先に上下の犬歯の位置関係について二通りのパターンがあるといった。下の犬歯が上の犬歯より前にあるものと後ろにあるものである。問題はこの違いがあごの動きに影響するかどうかである。実験による研究では、下の犬歯が後ろにある場合、そちら側にあごを動かしたときにあごは後ろに誘導されやすいということであった。これはあごが斜め前下方よりももっと真横に近い側下方への動きをするということである。しかし、多数の正常な人で調査してみると、この犬歯の位置の違いはあごの運動方向に影響が見られなかった。つまり、どちらのパターンの人でもあごの動きの方向には変りがないということである。

われわれの犬歯が長かったら

あごの横の動きはわれわれが食物を食べているときに頻繁に見られるし、夜寝ているときには歯ぎしりとしてよく現れる。その証拠として犬歯の尖端が水平に摩耗しているのをよく見かける。これは先に述べたように化石にも見られるので、人は大昔からそうしたあごの動きをしていたに違いない。つまり、そんな横の運動の際に犬歯はあごを誘導し、ほかの歯を保護するという重要な働きをしてきたのである。それによって犬歯は形をほとんど変えることなく長く生き残ってきたといえるのではないだろうか。

しかし、犬歯は年齢と共に先が摩耗して、あごが横に運動するとその前後にある切歯や小臼歯が接触するようになる。ときには反対側の大臼歯も接触することがある。やがてそれらも摩耗し始める。そのため、先にも述べたが人によってはあごの関節や筋肉の具合が悪くなり、それらの歯の接触の修正を余儀なくされることがある。そうだとすると、犬歯はもっと長ければよかったと思うかもしれない。しかし、その答えは吸血鬼ドラキュラが教えてくれるだろう。

昔、吸血鬼ドラキュラという映画があった。昼間は柩の中で静かに眠っていたドラキュラが夕方になって目を覚ます。すると、犬歯が伸びて牙に変わった。それで夜の街に出て若い女性の後ろから首筋に噛み付いて血を吸うのである。

怖い話であるが、これについて今まで述べてきたことから考えると、ドラキュラの牙は肉食動物のように下に向かって垂直に突き出ているので、これではあごは横にはほとんど動けないだろう。それはあごの横の運動を誘導するどころか妨害し、あごは上下にしか動けず、食事するにもパンや野菜などを咀嚼する際の臼磨運動ができない。そこで、肉食動物のように食事は肉だけということになるが、臼歯が尖ってないので肉もうまく噛み切ることができない。結局、穀物も野菜も肉もうまく食べられず、ドラキュラは仕方なく若い元気な人に噛み付いてその生き血を吸うことになったというわけである。つまり、犬歯が長く伸びたばっかりに、自他共に悲惨な結果になったのである。人の犬歯は牙ではなく、程ほどの長さの犬歯でよかったという話である。

第七章　ハプスブルク家の突き出たあごと垂れ唇

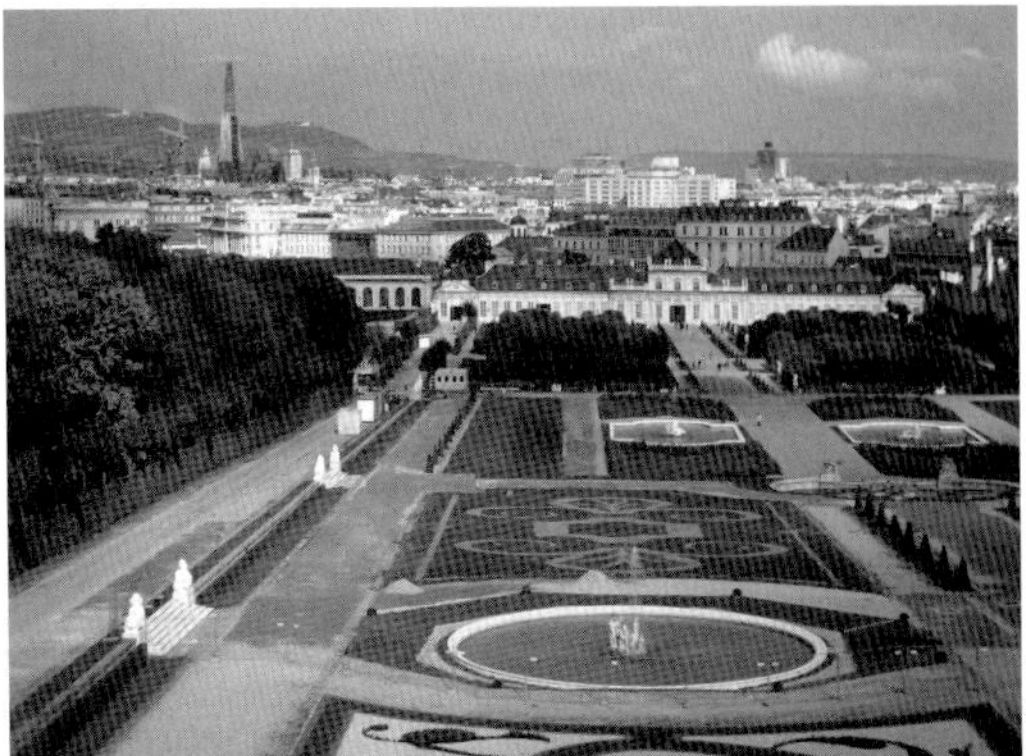

ウィーン　ベルヴェデーレ宮殿

ウィーンの五月は新緑が陽に輝いて美しく、気持ちがよい。オペラハウス前のカールスプラッツからリンク通りを西に向かって街路樹の下を歩くと、日向は結構暑いが陰に入るとひんやりする。しばらくすると左手に大きな広場があるところに出る。中央には大きなマリア・テレジアの像が見える。それを挟んで対称的にネオバロック風の堂々たる建物が建っている。左手前が美術史美術館、向いは自然史博物館である。

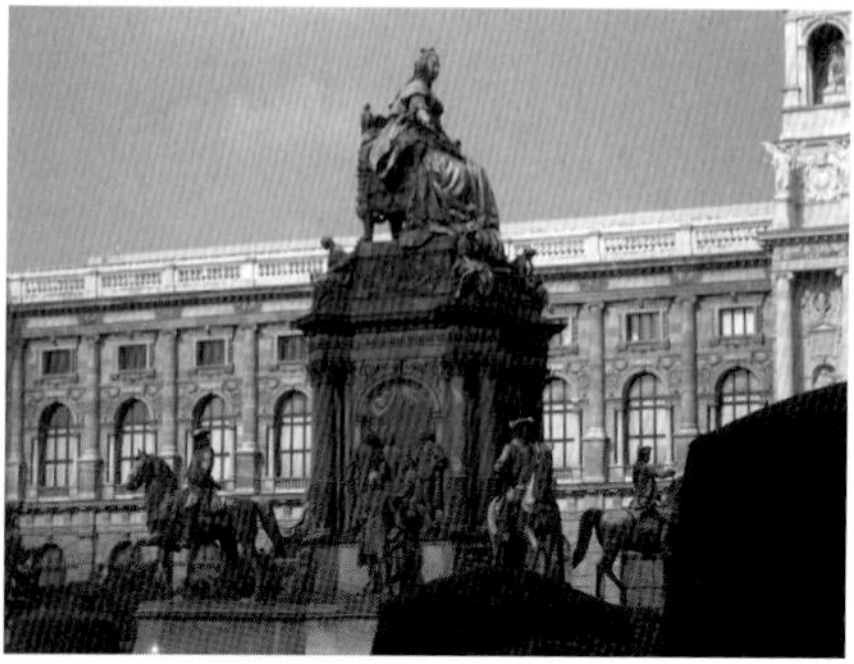

マリア・テレジアの像と美術史美術館

この美術史美術館には膨大な美術品が納められているが、その大部分はハプスブルク家のコレクションである。そこには宮廷肖像画を集めた一角があり、デューラー、ティツィアーノ、ルーベンス、ベラスケスなど超一流の画家によって描かれたハプスブルク家の人たちに会えるのである。ただ、本当の姿が描かれているかどうかわからない。とくに皇帝や貴族たちは自分を誇示するために描かせることが多かったので、実像以上に格好良く描かれている可能性が多分にある。それにしても写真がなかった時代、肖像画は同家の人たちの顔を知ることのできる唯一のもので大変貴重である。

ハプスブルク家は一二七八年始祖ルドルフ一世がウィーンに出てきてから第一次世界大戦終結時までおよそ六五〇年にわたってヨーロッパに君臨した。これは実に驚異的なことであるが、そのように長期間存続できたのは、カトリック最高の信奉者としての厳しい制約のもとで、武力を用いず各国王家との婚姻によって勢力の拡大をすすめ、さらに同族間の結婚によって家族の結束強化を図ってきたからといわれている。そして、その栄えある家柄を後世に伝えるため、系譜を記録することにルドルフ一世以来、歴代の当主は熱心であった。そのため家系図がしっかり残されていて、現在もそれをみれば同家の人たちの関係がよくわかる。それに各人の肖像画を加えればその顔かたちがどう受け継がれたか、また同家には長いあごと、垂れた下唇の人がなぜ多いかもわかってくるはずである。

カール五世とフェルディナント一世

ハプスブルク家の特徴とされる「突き出た長いあごと垂れた下唇」をもったものの筆頭はなんといってもカール五世である。このウィーンの美術史美術館には彼の幼少期から引退す

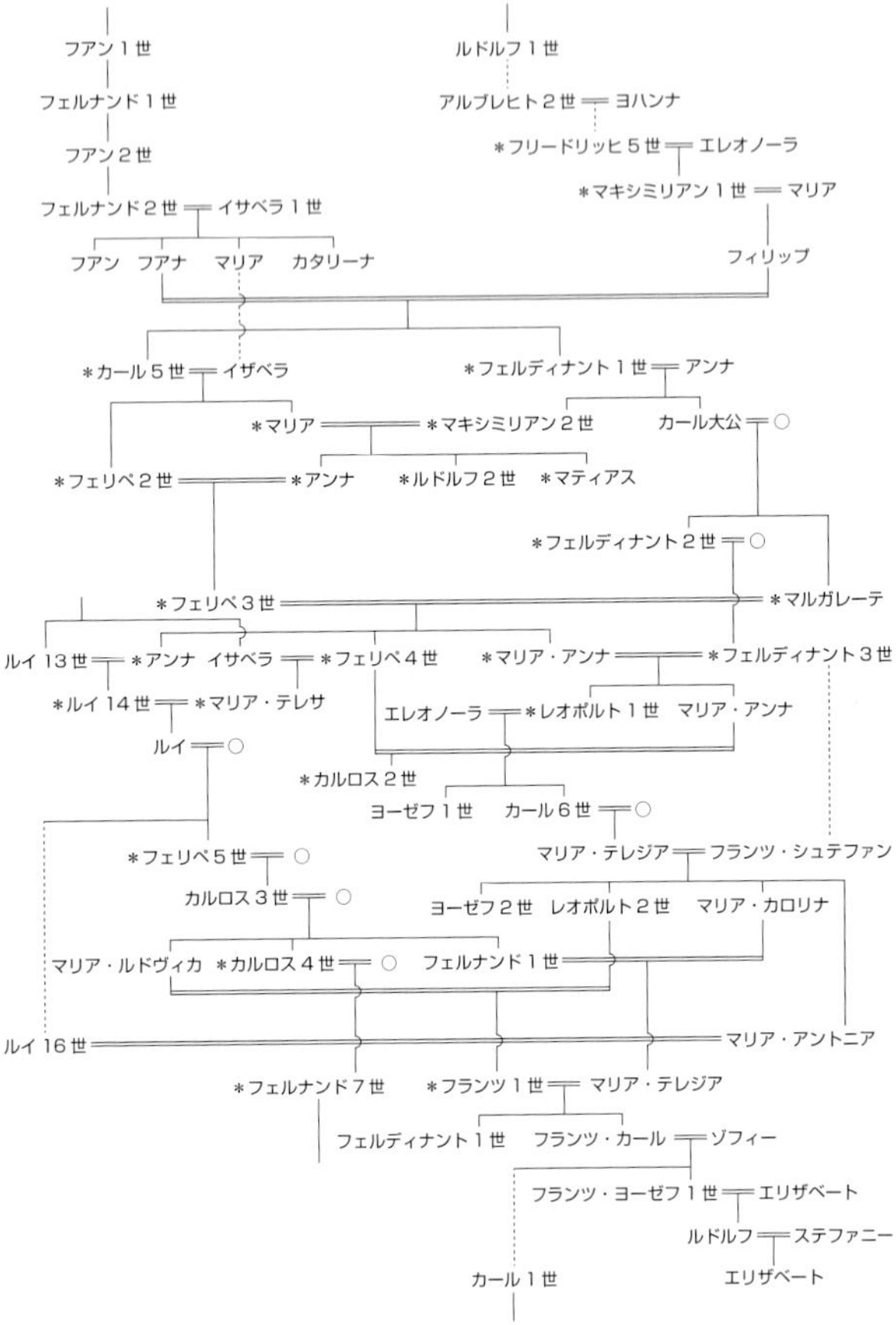

フアン1世
フェルナンド1世
フアン2世
フェルナンド2世
イサベラ1世
フアン
フアナ
マリア
カタリーナ
ルドルフ1世
アルブレヒト2世
ヨハンナ
＊フリードリッヒ5世
エレオノーラ
＊マキシミリアン1世
マリア
フィリップ
＊カール5世
イザベラ
＊フェルディナント1世
アンナ
＊マリア
＊マキシミリアン2世
カール大公
○
＊フェリペ2世
＊アンナ
＊ルドルフ2世
＊マティアス
＊フェルディナント2世
○
＊フェリペ3世
＊マルガレーテ
ルイ13世
＊アンナ
イサベラ
＊フェリペ4世
＊マリア・アンナ
＊フェルディナント3世
＊ルイ14世
＊マリア・テレサ
エレオノーラ
＊レオポルト1世
マリア・アンナ
ルイ
○
＊カルロス2世
ヨーゼフ1世
カール6世
○
＊フェリペ5世
○
マリア・テレジア
フランツ・シュテファン
カルロス3世
○
ヨーゼフ2世
レオポルト2世
マリア・カロリナ
マリア・ルドヴィカ
＊カルロス4世
○
フェルナンド1世
ルイ16世
マリア・アントニア
＊フェルナンド7世
＊フランツ1世
マリア・テレジア
フェルディナント1世
フランツ・カール
ゾフィー
フランツ・ヨーゼフ1世
エリザベート
ルドルフ
ステファニー
カール1世
エリザベート

ハプスブルク家の略系図
（＊印はあごが出ているもの）

るまでの肖像画がある。ティツィアーノの原画を模写したという甲冑姿のカールは顔が黒いひげに覆われている。鼻が高く、先が垂れているのが目につく。あごが前に突き出ていてわずかに開いた唇の間から下の歯が覗いている。こうした顔の特徴はもう少し若い三十歳ごろに描かれたザイゼネッガーやアンベルガーの肖像画にも見られるが、とくに後者ではあごの前突が際立っていて三日月のような顔である。下唇も大きく出ている。しかし、全体としてかなり誇張されている。

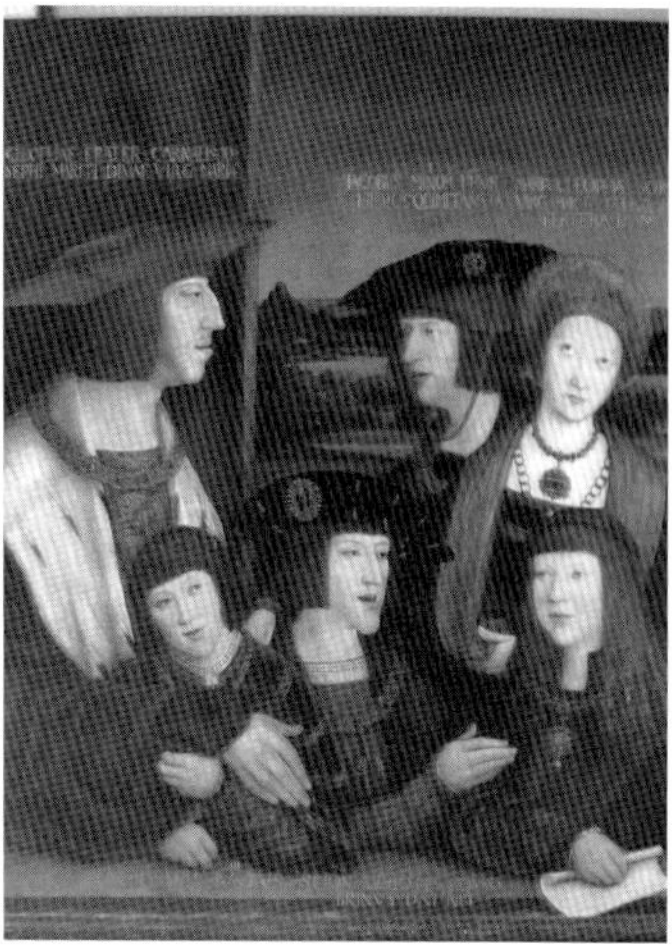

皇帝マキシミリアン一世とその家族

この美術館にはシュトリーゲルが描いた皇帝マキシミリアン一世とその家族と題する有名な絵がある。そこには若いカール（下中）が祖父マキシミリアン（上左）とその妃マリア（上右）、父のフィリップ（上中）、そして弟フェルディナント（下左）、妹マリア（下右）とともに描かれている。カールは左斜めを向いているので、その長いあごと下唇が出ているのがよく

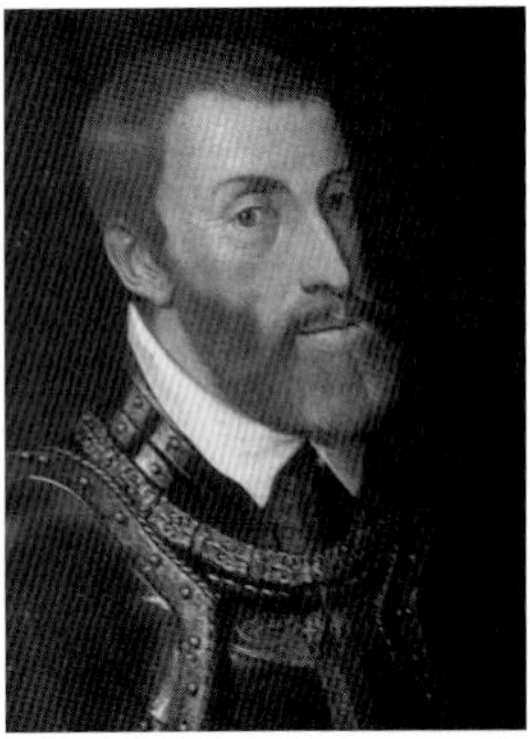

カール五世

わかる。十五歳頃である。弟や妹にはあごや下唇の突出はあまり見られない。カールの二歳、七歳の時の可愛い肖像画もあるが、下唇がやや厚い感じがする。これらの絵を比べてみると、年齢が進むにつれてあごが前に伸びたことがよくわかる。カールの内向的で明るさに欠けた性格には、幼少期に育った環境とともにこの特異な顔立ちが大きく関わっていたようである。

しかし、彼のそうした顔は突然変異で現れたものではなく、父方、母方の先祖のいく人かに程度の差はあれ、あごや鼻、唇に異形のあるものがいた。

父方の祖父マキシミリアン一世は、デューラーやシュトリーゲルの絵では真横から描かれているので高い鷲鼻とあごが大きいのがよくわかる。下唇が突き出ていて受け口である。妃のマリア・ブルゴーニュは下唇が多少厚く、出ているように見える。曾祖父のフリードリッヒ五世は大きく垂れ下がった鼻と突き出た下唇がすぐ目に付く。妃のポルトガル王女エレオノーラは下唇がやや出ている。これより先、ハプスブルク家の始祖ルドルフ一世はがっしりした顔立ちで、大きく隆起した鷲鼻が印象的で、あごはえらが張った形で長くはない。下唇は多少出ている。しかし、甲冑姿であごが長く突き出ている絵もある。その三代後のアルブレヒト二世はプフィルト家のヨハンナと結婚したが、彼女は下唇が厚く、彼女こそがハプスブルク家の垂れた下唇の源といわれている。その像がシュテファン大聖堂にあるというが確認できなかった。

母方の祖父母はスペインのアラゴン王フェルナンド二世とカスティーリャ女王イサベラ一世である。二人が結婚してスペイン全土を統合した。カトリック両王と呼ばれ、その肖像画がセゴヴィアのアルカザール城にあるが、ともにあごや下唇の突出は見られない。しかし、フェルナンド二世の父ファン二世、さらに祖父のフェルナンド一世となると垂れ唇という形容がぴったりの大きな下唇をしている。

というわけで、それらの因子が不幸にも重なり合ってカールの顔に表れたのである。

カールはフランドル、現在のベルギーで育った。母フアナが精神障害ということで叔母に養育された。当時フランドルはヨーロッパの中で最も栄えた文化都市であった。ハプスブルク家はここに本拠を置いていたのである。カールは都会的な趣味をもち、絵画、音楽をよくしたという。十七歳のとき母の出身地スペインに将来の統治者として送り込まれた。これには祖父マキシミリアンがスペインから巨額な資産を獲得しようとの目論見から、それには当地で生まれ育った弟フェルディナントでは具合が悪いとみたからであった。

カールが初めてスペイン宮廷に入ったとき、周囲の人たちは彼の異様なあごの長さに驚いたというが、もっともである。彼は早く引退してスペインのユステ修道院に隠棲した。

一方、カールの弟のフェルディナントは、先のシュトリーゲルの絵のように幼い頃にはあごや鼻、唇などに異形は見られないが、ジローム・スクロッツが描いた壮年期の肖像画では額が広く、鼻が長くて途中がやや突出し、鼻先が垂れている。下唇が厚くやや突き出ていて、上唇との間から歯が覗いている。その後、シャンティーが描いた肖像画では、秀でた広い額が知的な印象を与える。鼻の下からあごにかけて薄くひげがあり、赤い下唇は厚く、口元は兄のカールにそっくりである。あごが長くオトガイが突き出ていて明らかに反対咬合である。

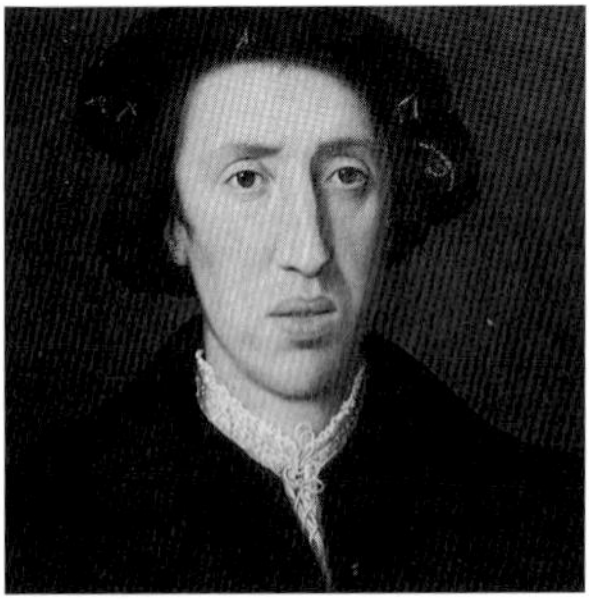
フェルディナント一世

彼は性格が明るく、スペイン時代には人々から大変好感がもたれていた。そのため先に触れたように、兄カールに代わってフランドルに連れ戻されたのである。

カールはやがてスペイン国王カルロス一世、そして神聖ローマ帝国皇帝となり、弟のフェルディナントは父フィリップのあとを受けてオーストリア国王フェルディナント一世となった。そして、カールの引退によって皇位を引き継いだのである。以来、神聖ローマ帝国皇帝位はウィーンのハプスブルク家が独占することになった。

つまり、ここからハプスブルク家は分家してウィーンとマドリードの二系統になるが、婚姻関係を繰り返し結ぶことで一家の結束を図り繁栄を続けたのである。

スペイン・ハプスブルク家

まず、スペイン国王カルロス一世に始まるスペイン・ハプスブルク家から見て行こう。同家の人たちの姿はウィーンの美術史美術館のほかマドリードのプラド美術館で見ることができる。それは市の中心から東にそれた緑に囲まれた静かな一角にあり、正面にはベラスケス、左にはゴヤの大きな像が建っていて世界的な美術館であることを誇示している。
＜フェリペ二世＞　彼はカルロス一世とポルトガル王女イサベラの長男である。父カルロスが一年足らずで退位したので、若くして王位についた。当時スペインは多くの植民地から莫大な資産を得て最盛期にあった。

フェリペ二世はティツィアーノ、アングィッソーラら多くの画家を抱え肖像画を描かせているが、父に似て額が広く面長で、あごがかなり前に出ているものの厚い唇はきちんと閉じている。鼻先が下がっているが鼻筋が通り、父のような鷲鼻ではない。精悍な顔と鋭い目つきで冷ややかな感じがする。彼は一切の装飾を嫌い、常に黒衣を着用して修道士のような禁欲的な生活をしていた。内向的で猜疑心が強く、日常の細かいことにまで自分で指示したという。

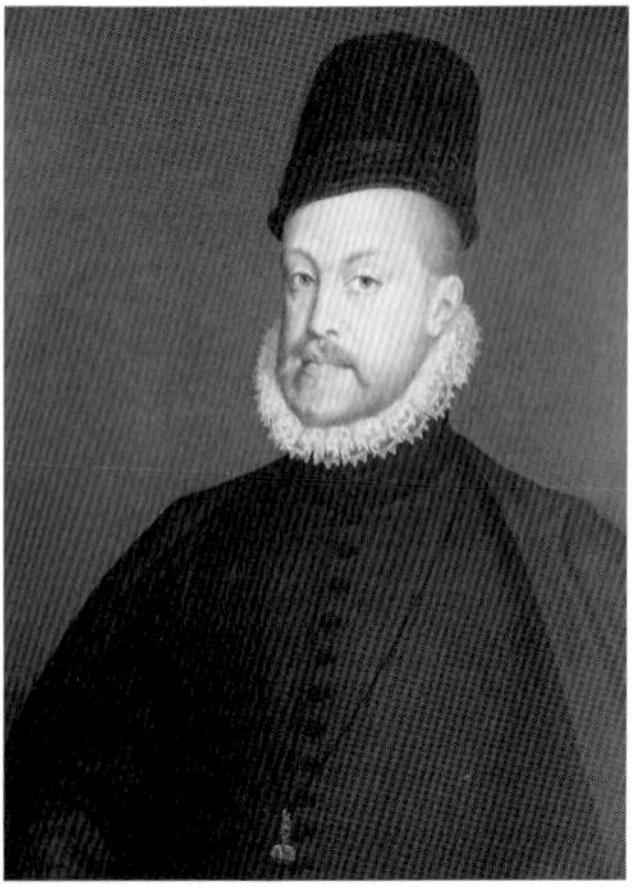
フェリペ二世

そうしたフェリペの性格や生活信条は生涯の一大プロジェクトとして建てられたエル・エスコリアルによく現れている。それはマドリードの北西の山麓に建つ宮殿、修道院、霊廟からなる壮大な建物である。今では避暑地であるが、当時は岩だらけの荒野だったその地に、豊富にある花崗岩を使って二十年あまりの歳月と巨費を投じてこの建物を作ったのである。

その教会や霊廟内部の装飾は大層豪華で荘重であるが、彼の居室や書斎、寝室は狭く、何の飾りもないきわめて簡素なものである。教会地下の霊廟にはカルロス一世やその家族の豪華な柩が安置されているが、フェリペがそれらの遺体を各墓所から運び出し、盛大な葬儀のもとに再埋葬したのである。彼は父カルロスを厚く信奉し、古来の伝統や厳正さをことのほか大切にしたといわれるが、これはその最大の具体例である。

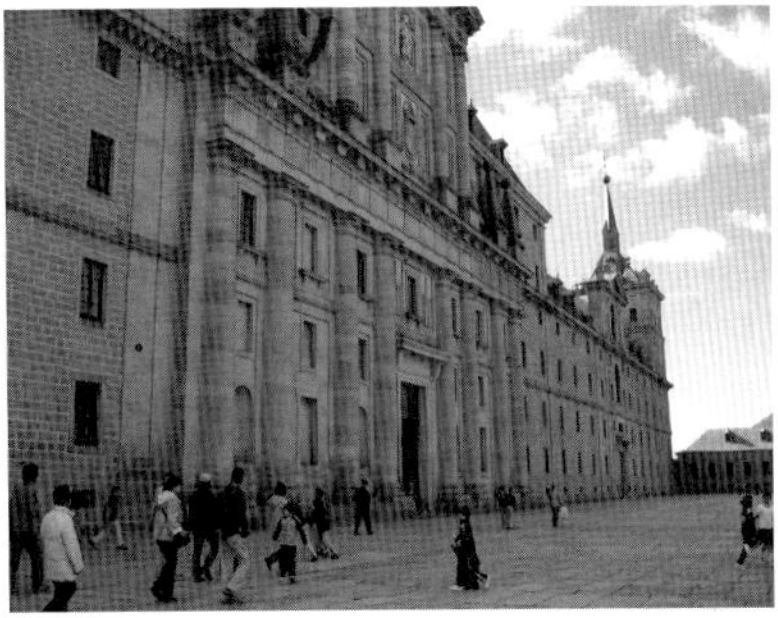

エル・エスコリアル

その教会や宮殿を飾るため、彼は国内外から当代一流の画家を集めて多くの絵を描かせた。しかし、気に入らない絵は買い上げず、支払いも滞りがちだったことが画家たちの苦情として残っている。その絵の多くは、のちにプラド美術館の基になった。

フェリペ二世は四十年余り在位し、その間マドリードを首都として整備し、積極的な政治を行った。その当時描かれた肖像画からは、若い頃の険しさはなく重厚さと威厳が感じられる。一五八二年、伊東マンショら四人の少年が天正遣欧使節としてフェリペ国王に拝謁した。破格のもてなしを受けエスコリアル宮殿に宿泊したというが、そのときの国王の印象はどうであったか。残念ながら、帰国後はキリシタン弾圧が厳しさを増すなかで、とても語ることはできなかったのである。

ところで、フェリペ二世には異母弟がいることがわかった。父カルロス一世が平民の女性との間にもうけたドン・ファン、幼名ヘロニモである。父の死後、フェリペは彼に初対面した。なかなかの美少年で、長いあごや悪い噛み合わせ、大きな下唇などはなく、性格もよさそうなことから大層気に入り、以後ハプスブルク家の一員として遇した。のちに彼は地中海のトルコ艦隊に対する神聖同盟軍の総司令官になり大活躍したが、三十歳の若さで病没した。遺体はフェリペ二世によってエスコリアル宮殿教会に手厚く葬られた。

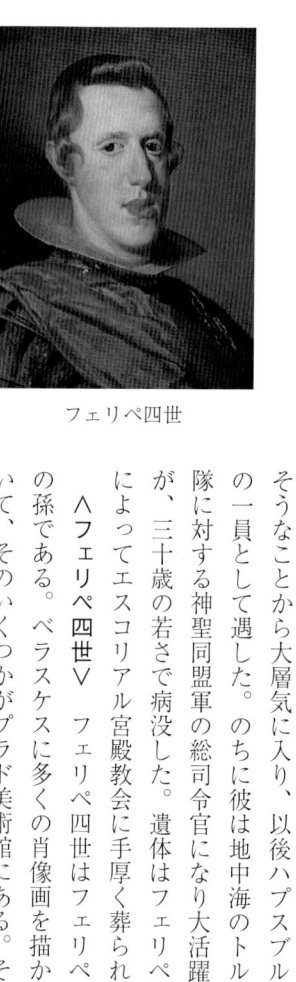

フェリペ四世

〈フェリペ四世〉　フェリペ四世はフェリペ二世の孫である。ベラスケスに多くの肖像画を描かせていて、そのいくつかがプラド美術館にある。そのうち黒衣の全身像は細面ですっきりした顔立ちであるが、広い額の長い顔、やや中高の鼻梁、大きく前突したあご、厚く突き出た下唇と、祖父のフェリペ二世よりもハプスブルク家の特徴が強く現れている。しかし、その肖像画はベラスケスの苦心の作で、実像は違っていたらしい。フェリペ四世はそんな自分の容貌に強いコンプレックスをもっていて、できるだけ公の場に出ない、外国の大使などに会うときには威厳を保つため体を動かさず、言葉を発するにも唇はできるだけ動かさないことに努めたという逸話がある。

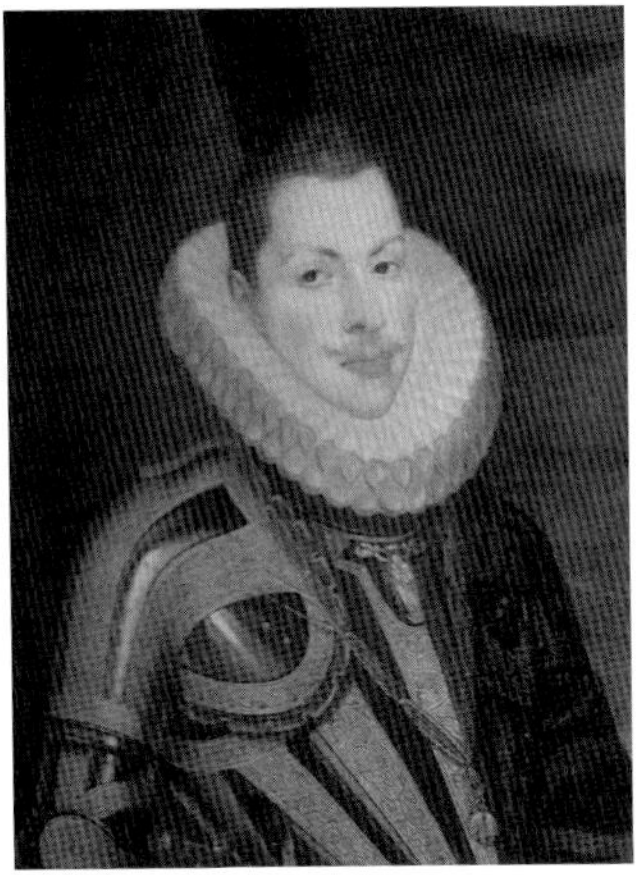

フェリペ三世

彼がそのような特異な顔立ちになったのは、それもそのはず、祖父母、父母全てがハプスブルク家の異形をしっかり備えていて、その因子が相乗的に働いたからと考えられる。つまり、祖父はフェリペ二世で先に述べたようにあごが出ていた。祖母はフェリペ二世の妹マリアとオーストリアのマキシミリアン二世との間にできた娘アンナである。彼女は広い額で鼻先がやや垂れていて、受け口、

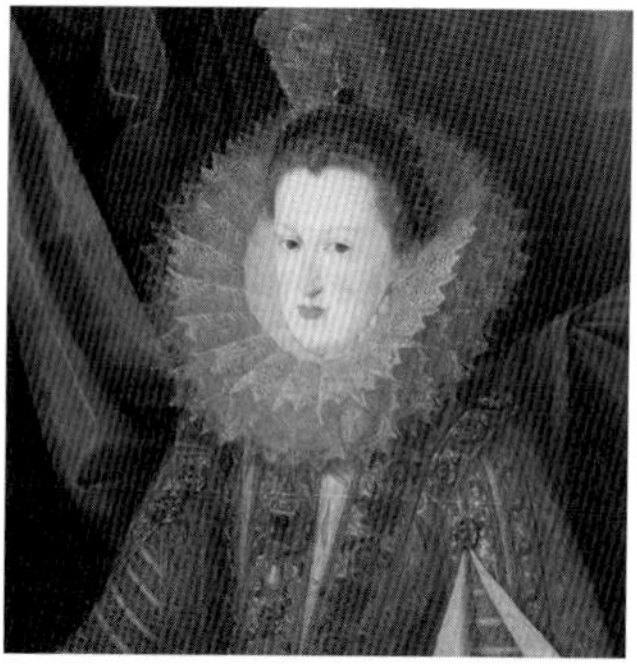
フェリペ三世の妃マルガレーテ

下唇が突き出ているなどハプスブルク家の特徴を少なからずもっていた。そのような両親をもつフェリペ三世は両者の特徴を十分に受け継いでいた。そのフェリペ三世は妃をオーストリアのフェルディナント一世の孫娘マルガレーテとした。彼女もあごが前に出て下唇も突き出ている。したがって、その長男であるフェリペ四世には気の毒なことに、少なくともこの二代にわたるそうした異形の要素が集積してしまったというわけである。

ベラスケスに描かせたひげのある晩年の肖像画がある。張りがなくなった長い顔に左右に跳ね上がったナマズひげが印象的で、国力の衰えをそのまま現したような情けない姿である。それを若き日のピカソが模写した絵がピカソ美術館にある。

フェリペ四世は二度結婚した。最初の妃はフランスのアンリ四世の娘イサベラである。彼女には顔の異形はもちろんない。その娘のマリア・テレサはあごがやや出た感じがする。彼女はルイ十四世に嫁いだ。二度目の妃は自分の妹とオーストリアのフェルディナント三世と

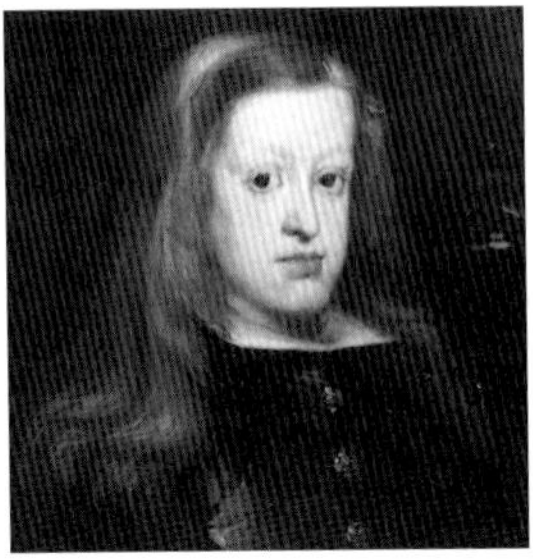
カルロス二世

の娘マリア・アンナである。彼女はレオポルト一世の妹であるが、あごは出ておらず口元もきりっと締まっていて威厳を感じさせる。

ところが、その長男カルロスはフェリペ四世が亡くなったときはまだ四歳だった。生来虚弱で精神障害があり、フェリペは彼の行く末を心配しながら息を引き取ったという。ベラスケスによる肖像画でも正常でないことがすぐわかる。長いあご、広い額、鷲鼻に近い垂れ下がった鼻、あごが大きく前突し、下唇も突き出ているなどハプスブルク家の特徴を全て備えている。それでも王位を継いでカルロス二世になるが政務をとることがほとんどできず、廷臣に委ねるしかなかった。二度結婚したが子供ができず、三十九歳で亡くなった。後継者がいなくなり、ハプスブルク家はここで終わることになった。

宮廷は生き残りを模索して、フランスのブルボン家からルイ十四世の孫のアンジュー公をフェリペ五世として迎えようとした。ただ、この後継についてはオーストリア・ハプスブルク家からの激しい抗議と、さらに関係国間でスペイン継承戦争が起こり、十二年後にやっと終結してフェリ

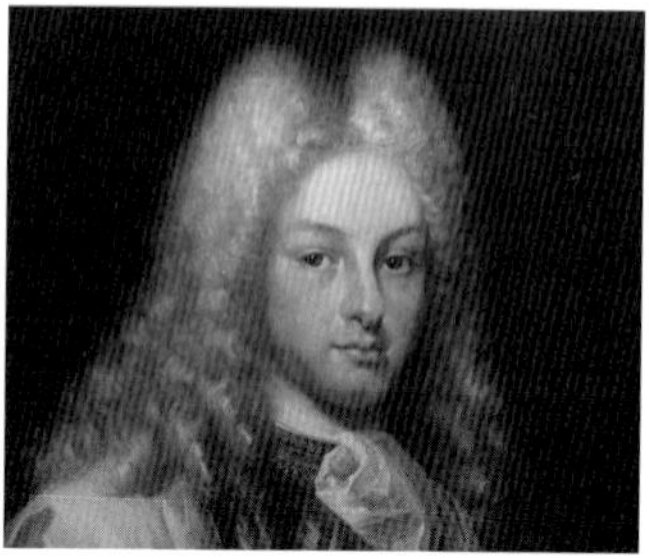

フェリペ五世

ペ五世がスペイン国王として正式に承認されたのである。

〈フェリペ五世〉　フェリペ五世もあごと下唇が出ていた。そのわけは、祖父ルイ十四世は母がフェリペ三世の娘アンナであるが、それに似て下唇やあごが前に出ている。その彼が先に触れたフェリペ四世の娘マリア・テレサを妃にしたのでハプスブルク家の血がさらに加わり、孫のフェリペ五世にその影響が現れたのである。メレンデスが描いたフェリペ五世はフェリペ四世ほどではないが下唇と共にあごが前に出ているのが目に付く。妃のイサベラ・デ・ファルネシオはイタリーパルマ公の娘で可愛い丸顔である。その長男がカルロス三世である。

〈カルロス三世〉　彼は大変有能な君主で、首都の整備を初めさまざまな改革を行った。その功績を称えてマドリードの市庁舎前の広場や街のあちこちに彼の銅像が建てられている。

メングスの描いた肖像画では大きな鼻が目立ち、下唇はやや厚いがあごは小さく、ハプス

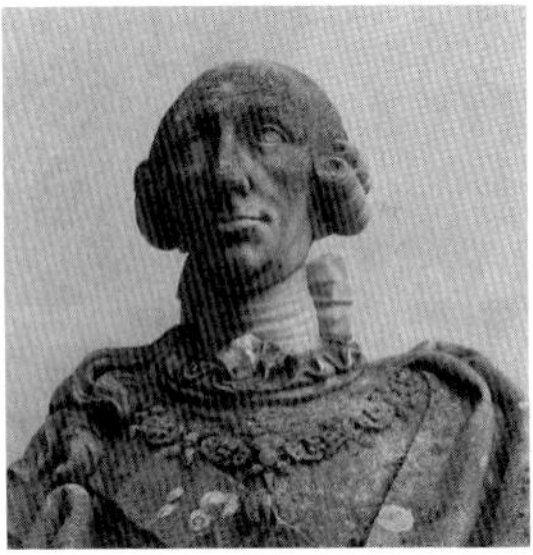

カルロス三世

ブルク家の顔とはかなり違っていて、フェリペ五世の子かどうか疑われたという。妃のマリア・アマリアは他家から嫁いだと思われるが容貌はわからない。ところが、長男カルロス四世には鼻、あご、下唇などにハプスブルク家の特徴が現れた。カルロス三世にはやはり同家の異形の因子はあったのである。

＜カルロス四世＞　カルロス四世は父方の従妹マリア・ルイサと結婚した。プラド美術館にはゴヤが描いたカルロス一家の肖像と題する有名な大きな絵が展示されている。そこには子供たちに囲まれた最盛期の姿があるが、夫妻ともあごが出ている。結婚当時にメングスが描いた二人の肖像画では共に受け口で、あごや下唇の形が非常によく似ているのがわかる。

この頃、フランスではルイ十六世とマリー・アントワネットが処刑され、スペインでも旧体制の動揺が始まっていた。カルロスは政治の混乱を収拾できず退位を余儀なくされた。この間、ナポレオンがマドリードに進攻したが、まもなくロシア遠征に失敗してスペインからも撤退する。そこでやっとカルロスの長男フェルナンドが王位を継承した。

＜フェルナンド七世＞　フェリペ四世に似て、長く突き出たあごが印象的で、鼻先が垂れて下唇が厚く出ている。ゴヤが描いた絵では睨むような大きな眼差しをしている。ハプスブルク家の特徴が十二分に現れている。彼の没後、王位は娘のイサベル二世が継いだ。彼女も長い顔立ちでハプスブルク家の特徴を受け継いでいる。母は父フェルナンドの姪であるので当然といえる。これ以後、同家の特徴は他家との婚姻で徐々に消滅する。

オーストリア・ハプスブルク家

オーストリア・ハプスブルク家はカール五世がスペインに移ったことで弟のフェルディナントが王位を継ぎ、やがて神聖ローマ帝国皇帝の位に就いた。このフェルディナント一世についてはすでに述べたように、同家の身分証明ともいえる特異な容貌を受け継いでいた。そして、それは孫のルドルフたちにもしっかり伝えられた。

＜ルドルフ二世＞　彼はカール五世の娘マリアとフェルディナント一世の息子マキシミリアン二世の長男で、つまりはカール、フェルディナント兄弟の共通の孫になる。若い頃、スペインのフェリペ二世の宮廷で養育され、厳格なカトリック信者となった。美術史美術館にあるアーヘンが描いた肖像画を見ると、襟飾りに包まれた顔はフェリペ二世によく似て、額や鼻の形、あごの輪郭はそっくりである。豊かなひげを蓄えたあごは大きく前に膨らんだように突き出ていて下唇が厚く受け口である。祖父のカール兄弟の顔の特徴をよく引き継いでいることがわかる。

ルドルフは皇位についてからプロテスタントの弾圧を試みたが失敗する。その後、居所を古都プラハに移し、城にこもって絵画収集に没頭した。これにはスペインの生活で華麗な建築、絵画に接して深く感銘を受けたのが契機になったというが、豊富な資金にものをいわせて膨大な数の絵画を収集し、多くの画家を庇護した。マニエリズムと呼ばれるティントレットやグレコなどの技巧的な絵やグロテスク、エロティックな絵を好んだという。アルチンボルドがさまざまな野菜や果物で描いた奇妙な彼の肖像画は有名である。

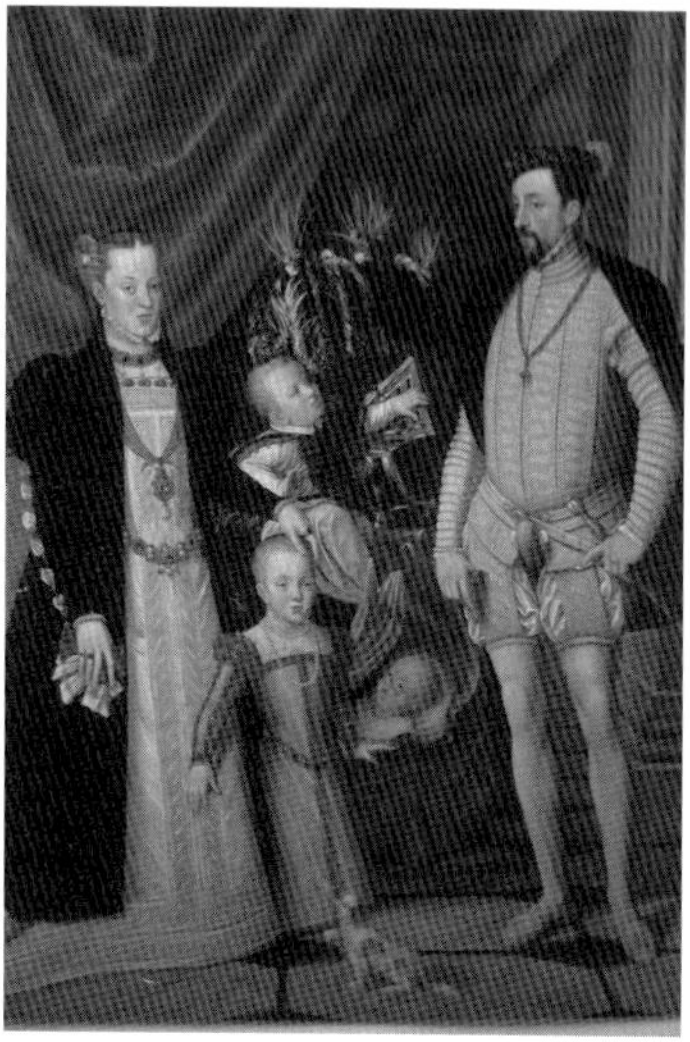

マキシミリアン二世とその家族

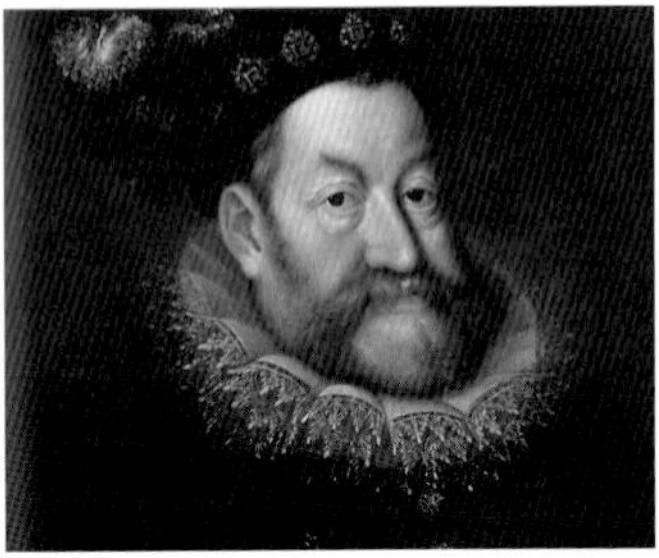

ルドルフ二世

ルドルフは占星術や錬金術にも凝って政務を省みなくなり、やがて宮廷からボイコットされ、皇位は弟マティアスが引き継いだ。彼はルドルフ以上にあごが長く、下唇は厚く出ている。鼻は長く先が垂れていて、祖父のフェルディナント一世に似た顔立ちである。

　ルドルフが収集した膨大な絵画や美術品はその後の三十年戦争で散逸したが、それでも美術史美術館のもととなったのは彼の唯一の功績かもしれない。

〈レオポルト一世〉　スペインのフェリペ四世在位四十四年の間にオーストリアではフェルディナント二世、三世を経てレオポルト一世に皇位が移った。レオポルト一世は兄フェルディナント四世が急逝したため急遽皇位を継ぐこととなった。長く突き出たあご、大きな下唇、尖った鼻、と三拍子そろって異様な顔立ちである。兄のフェルディナント四世はあごの突出はなく目鼻立ちが整ったなかなかの好男子だった。しかし、父のフェルディナント三世は上下唇が厚く、あごが多少出ていて、どことなく粗野な感じで気品とは縁遠い顔立ちである。母は先に触れたスペインのフェリペ三世の娘マリア・アンナですっきりした美人であるが、あごと下唇が出ていて明らかに反対咬合である。これより母方、父方それぞれ三代遡るとカール、フェルディナント兄弟に辿り着くので、その好ましからざる容貌が代々受け継がれ、レオポルトはそれをしっかり引き継いでしまったのである。

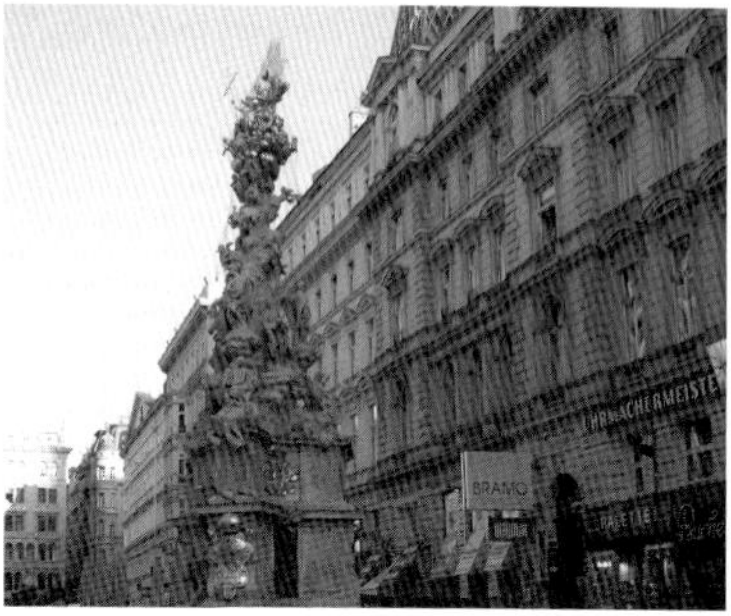

ペスト記念柱

しかし、そんな顔立ちとは関係なく彼は大変有能な君主で、政治的、軍事的才能に長けていた。この時代、ウィーンはペストの大流行と再度のトルコ軍の脅威にさらされた。ペストには手の施しようがなく自然沈静を待つしかなかったが、トルコ軍にはドイツ諸侯の援軍を得てやっと撃退した。その後、首都の復興整備にかかり教会や宮殿の建設を行った。

ウィーンのシュテファン大聖堂からグラーベン通りを西へ少し行ったところに奇妙な形のモニュメントがある。ペスト記念柱である。天に向かってもくもくと伸びる大きな石の塊で、天辺には金色の模様と十字架が付いている。これはペストが終息したのを祝ってレオポルト一世が建てたのである。その中ほどに、王冠を天使に預け十字架に向かってひざまずく彼の姿がある。よく目を凝らして見ると、あごが異様に前に出ていて横に伸びた口ひげの下から下唇も大きく突き出ているのがわかる。目も大変大きく、飛び出ているように見える。尋常とは思えないほどの顔つきだが、ほかの肖像画と比べても誇張されてはいない。

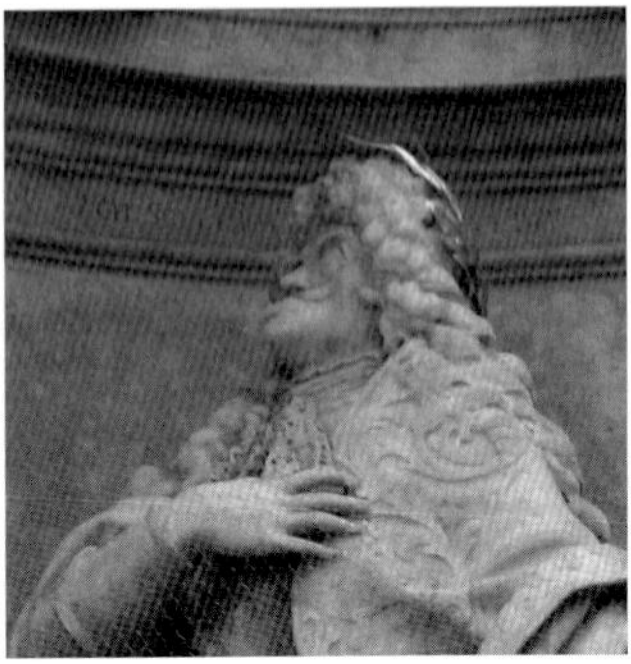

レオポルト一世

こうした自分の容貌をレオポルト一世はあまり気にしていなかったらしい。それは彼が為政者としての仕事を精力的にこなすかたわら、音楽を愛したことからも推察できる。それに比べて、スペインのフェリペ四世は政治には不熱心ですべてを寵臣にまかせた。そして、彼が自分の容貌に強いコンプレックスをもっていたことはすでに述べたとおりである。両者は同時代に生きたが全く対照的な国王だったのである。

＜カール六世＞　レオポルト一世は二人の男子を授かった。長男のヨーゼフ一世はハプスブルク家の特徴をもたない稀有なひとりといわれたが、在位六年で若くして亡くなった。次男のカール六世はあごがやや出た感じだが、がっしりした立派な顔立ちである。どちらにもレオポルトの異様な容貌の片鱗すら見えないのは他家から嫁いだ母親エレオノーラ・マグダレーナの因子が優勢だったからだろうか。カール六世も他家から妃エリザベート・クリスティーネを迎えた。彼女は豊かな顔立ちの大層な美人で、あごは小さく下唇は出ていない。四人の子供をもうけたが長男は幼くして亡くなり、あとは女子ばかりで皇位を継承する男子がハプスブルク家にはいなくなった。

カール六世は皇位継承順位を改めて長子相続制とし、長女のマリア・テレジアに皇位を継がせることにしてロートリンゲン家のフランツ・シュテファンを婿に選び結婚させた。しかし、そこに至るまでには同族諸侯や周辺の国々からさまざまな介入があり、承認を得るのに領土の割譲など多くの犠牲を払わなければならなかった。

オーストリア・ハプスブルク家はフェルディナント一世以来、一八〇年余りでここに終わりを告げ、ハプスブルク・ロートリンゲン家がオーストリア王家を継ぐことになった。

＜マリア・テレジア＞　夫フランツは曽祖父がマリア・テレジアと同じフェルディナント三世で、同族結婚ということになる。マリア・テレジアはカール六世の没後、オーストリア女王として即位し、夫は神聖ローマ帝国皇帝フランツ一世となった。

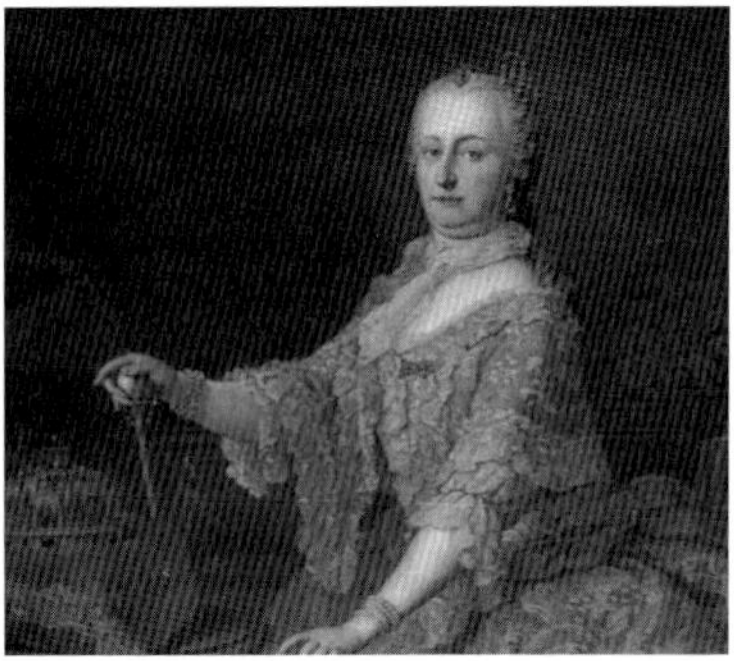

マリア・テレジア

マリア・テレジアはフランツの支えを得て領土の拡大を図り、国内政治にも優れた手腕を発揮し、国民の人気も高かった。しかし、晩年に夫がなくなると為政者としての才能は衰えはじめ、子供をもつ母親としての苦悩が多くなった。

王宮の南西五キロほどのところにシェーンブルン宮殿がある。ここには彼女の肖像画が若い頃から晩年に至るまで数多く残されている。式典の間に掲げられている肖像画は最盛期の姿で、豪華な衣装を身にまとい貫禄ある女帝の姿で描かれている。ハプスブルク家に特有の広い額をしているが、鼻筋が通り、大きな下唇は見られず、あごも小さめである。晩年の彼女はアントン・フォン・マロンが描いているが、これは見過ごしてしまいそうな目立たない絵である。黒い喪服に身を包み、悲しみを秘めた目でこちらを見ている。フランツが亡くなった後、彼女はずっと喪服で過ごしたという。

夫フランツは神聖ローマ帝国皇帝に就いたが、国内外の政治はほとんどマリア・テレジア

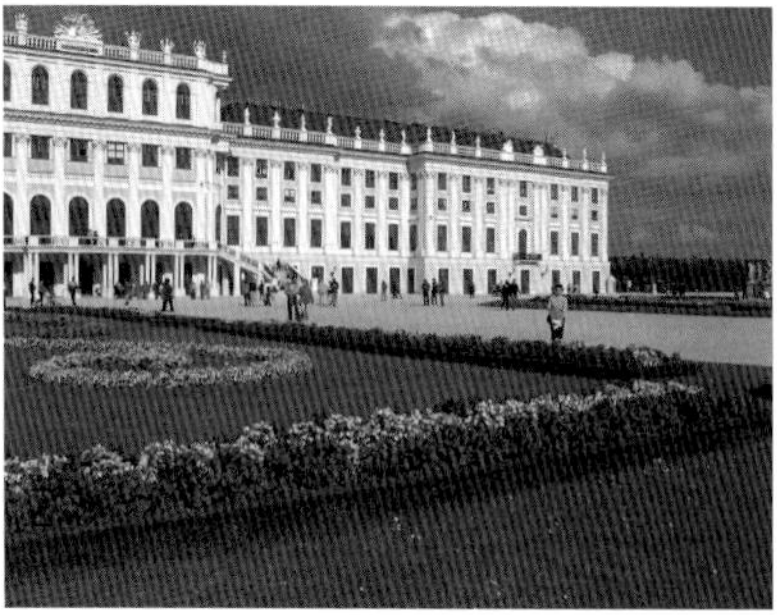

シェーンブルン宮殿

に任せていた。宮殿の漆の間にある彼の肖像画の顔には、威厳というよりも妻マリア・テレジアを支えた夫としての優しさが感じられる。下唇がやや厚ぼったい。

〈ヨーゼフ二世とレオポルト二世〉　マリア・テレジアの長男ヨーゼフ二世はこれまで見たハプスブルク家の人たちと違ってあごが小さく、うりざね顔である。口元が小さく、下唇は出てはいないがやや厚い。カルロス三世の姪のイサベラと結婚するが彼女は若くして亡くなってしまった。

　彼はマリア・テレジアのあと二十五年間統治に当たったが、その末期はフランス革命の余波を受けて国全体が不穏になった。そんな状況下で弟レオポルトに皇位を譲った。

　レオポルト二世はトスカーナ大公国の統治やネーデルラント総督としての実績から大変期待されたが、在位わずか二年で亡くなってしまった。兄と同様に小柄で、その容貌は額が広くやや突き出ている。下唇は多少厚いがあごは出ていない。カルロス三世の娘マリア・ルド

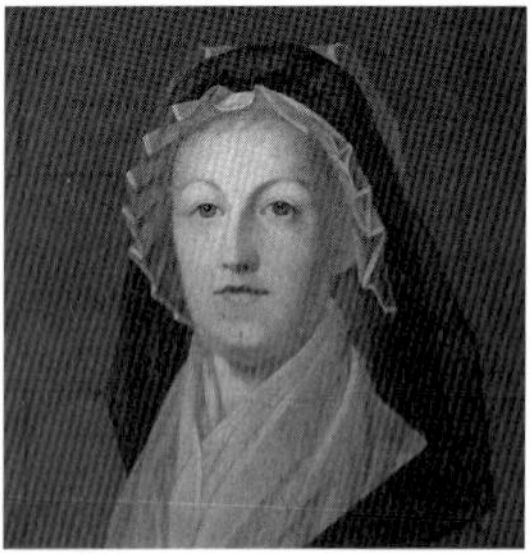

ルイ十六世亡き後の
マリー・アントワネット

ヴィカと結婚した。

シェーンブルン宮殿の子供たちの部屋の壁には、六人の女性の肖像画がかかっている。マリア・テレジアが産んだ十六人の子供のうちの成人した娘たちである。どれも額が広く鼻筋が通り、美人である。アンナ、クリスティーネ、アマリアに下唇が多少出ている様子が窺える。アマリアとマリア・アントニア、つまりマリー・アントワネットはあごがやや長い。

こうして見るとマリア・テレジアの子供たちには、それ以前によく見られた長く突き出たあごや厚い下唇などはほとんど影を潜めた。マリア・テレジア夫妻が近い血縁関係にあるので、子どもたちにそうした異形が再び現れると思われたが、幸いにも現れなかった。

〈フランツ一世〉　フランツ一世はレオポルト二世の長男で、勃発したばかりのフランスとの戦争のさなかに即位した。しかし、一八〇八年、彼は神聖ローマ帝国皇帝の退位を宣言し、オーストリア皇帝フランツ一世を名乗った。これによって神聖ローマ帝国は解体した。ヨーロッパ全土を巻き込んだナポレオン戦争は一八一四年に終わり、その戦後処理を協議す

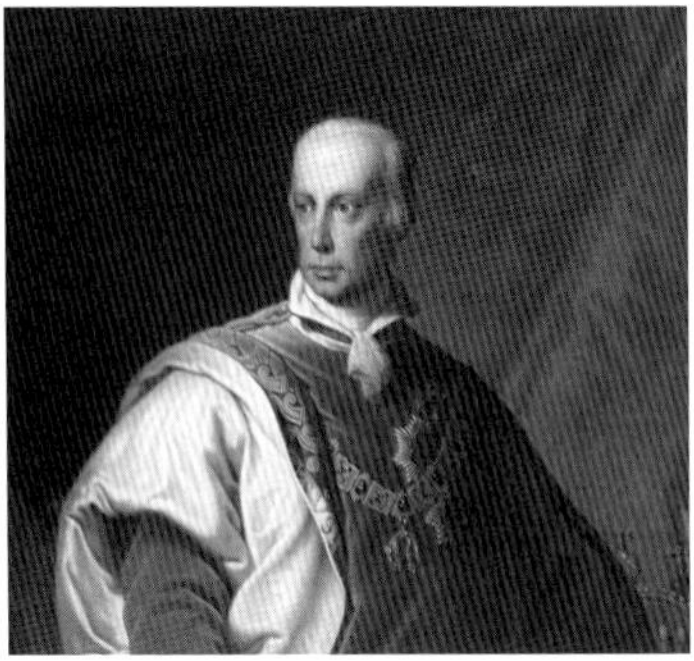

フランツ一世

るためフランツはウィーン会議を開催した。これが有名な会議は踊るといわれた会議である。

王宮の中の広場に彼の銅像が建っている。また、シェーンブルン宮殿にはフリードリッヒ・アーメリンクが描いた大きな肖像画がある。豪華な衣装に身を包み、やや目線を落として威厳に満ちた顔つきで立っている。虚弱体質であったといわれ、神経質そうで近寄りがたい感じがする。細長い顔立ちで、鼻が長く、あごが出て下唇が大きく突出している。

妃のマリア・テレジアとは従妹同士である。その長男フェルディナントは病弱だったが皇位を継承しフェルディナント一世となった。シェーンブルン宮殿の赤のサロンには彼の肖像画がある。頭が大きいのが目立つ。発育不全と精神障害で、即位したものの政務を行うことは難しかった。やがて、一八四八年の三月革命でハプスブルク家は存亡の危機に直面した。そこで若い甥のフランツ・ヨーゼフに皇位を譲った。

〈フランツ・ヨーゼフ一世〉　彼はフランツ一世の次男フランツ・カールとバイエルン公

女ゾフィーとの長男である。礼服姿の肖像画では鼻から下がひげで覆われていて顔の輪郭がわかりにくいが、あごが出ている様子はない。ひげの下に見える下唇はやや厚い。額が広く鼻筋が通り理知的な顔立ちである。妃のエリザベートはバイエルンの王女で、ハプスブルク家の中で最も美しい王妃といわれている。彼女については数多く語られているのでここで繰り返すまでもないだろう。

一九一六年、フランツ・ヨーゼフは六十八年の長い苦難に満ちた在位の末、第一次世界大戦のさなかに亡くなった。皇位は甥のオットーの息子カールに継がれることになった。カール一世は美術史美術館にある肖像画からは、あごは後退気味で、ハプスブルク家の長いあご、大きな下唇、鷲鼻などの特徴は全く見られない。彼は二十九歳で即位したものの帝国の終焉は食い止めることができず、わずか二年で退位せざるを得なかった。ここでハプスブルク帝国は名実ともに終焉を迎えたのである。

さて、「ハプスブルク家の特徴」とされる突き出たあごや下唇、先が垂れた長い鼻などがどんな具合に伝わったかを知るため、ウィーン、マドリードのハプスブルク家の人たちの肖像画を見てきた。そしてわかったのは、まず、それらの特徴は同家が終焉を迎えるまで連綿と受け継がれたということ。カール五世やレオポルト一世、フェリペ四世にはそれが顕著に現れたが、ヨーゼフ一世やマリア・テレジア一家、またカルロス三世では消えた。しかし、すぐ復活して執拗に同家の人たちにまとわり付いたのである。次に、それは繰り返された近親者同士の結婚が関係していたということである。鼻、あご、下唇などの異形に関わる遺伝子をもっていると思われる近親者同士の結婚では、子供にそれが必ず現れた。カール五世とフェルディナント一世の子供であるマリアとマキシミリアン二世はともにそうした遺伝子をもっていると思われるが、この二人の結婚で子供のルドルフ二世、アンナたちの顔には異形がみられたし、そのアンナとフェリペ二世の結婚ではフェリペ三世に、フェリペ三世とフェルディナント一世の孫のマルガレーテとの結婚でフェリペ四世兄妹に異形が現れるなど、多くの例が挙げられる。こうした近親者同士の結婚の繰り返しによって同家の忌まわしい特徴に関係する遺伝子が補充され強化されて、いつまでも弱まることがなかったのである。

当時は優生学などなく、ただひたすら一家の結束強化を図ろうと同族間の結婚を続けたことは、ハプスブルク家が六五〇年もの長い間ヨーロッパの広い地域に君臨できたという点では成功といえるだろう。しかし、その陰で普通なら消えてしまう筈の好ましくない負の遺伝子をいつまでも抱えることになり、それに悩まされた人たちも少なくなかったのである。

盛者必衰の理ありというが、繁栄を続けたハプスブルク家もつい力尽きてしまった。その大いなる遺産だけが今もマドリードやウィーンに数多く見ることができるのである。

ここシェーンブルン宮殿の小広間、壁の装飾が午後の光のなかで金色に輝いている。四時を少し回ったところである。もう団体の観光客も帰ってしまい、広い部屋の中には数えるほどの人しかいない。窓から一望できる広大な庭園にも散策する人はだいぶ少なくなった。遠くに見える噴水がきらきら光り、グロリエッタの丘から何人かがジグザグに降りてくるのが芥子粒のように小さく見える。ときどき、かつかつという靴の音、小さな話し声が傍を通り過ぎてゆく。弱くなった日の光の中、静かである。やがて閉館になり、誰もいなくなった夕方からは、ここはどうなるのだろうか。ひょっとして肖像画の人たちが額から抜け出して、時空を超えてこの広間に集まって大饗宴を繰り広げるのではないか。マリア・テレジア夫妻はじめフランツ・ヨーゼフとエリザベート、レオポルト一世やヨーゼフ一世、はてはスペインのフェリペ二世、カルロス四世など豪華な顔ぶれがそろうのではないか。そこでは何が話題になるだろうか。ハプスブルク帝国時代の数々の思い出話か、あるいは現在のヨーロッパ連合EUとの比較も話題になるかもしれない。ここに暫くぼんやり佇んでいると、そんな想いがしてくる。

第八章　ゲーテとその周辺

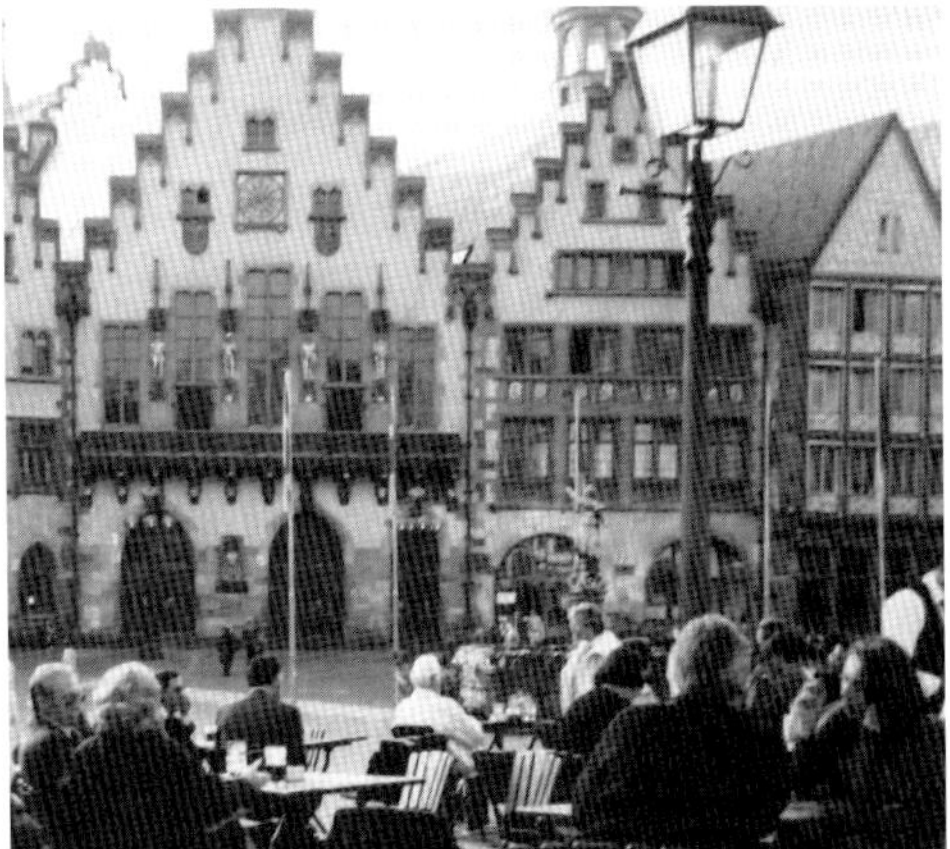

フランクフルト旧市庁舎広場

自分がまだ学生だった頃、解剖学の本に、「人の上あごの歯はすべて上顎骨から生えているが、切歯が生えている部分はもとは切歯骨という別の骨で、それが胎生後期に上顎骨に結合したのである。新生児ではこの骨の結合した部分は縫合として見ることができるが、成長するにつれて骨化して消えてしまう。しかし、成人の頭蓋骨でもたまにその痕跡が見られることがある。切歯骨はほかの哺乳類では上顎骨と結合せずに生涯独立している。人では上顎骨と一体となってしまうので、昔は切歯骨は動物にはあるが人にはないと考えられていた。ところが、それが人にもあることを初めて証明したのは詩人のゲーテである」といったようなことが書かれていたのを読んだとき半信半疑だった。

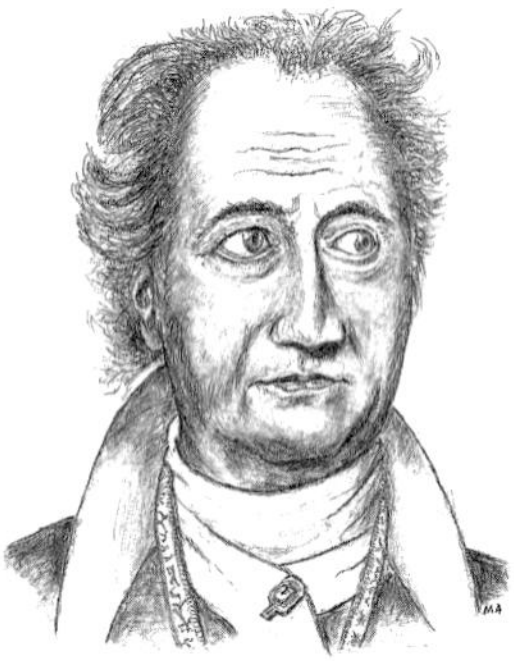

ゲーテ

ゲーテといえば『ファウスト』や『若きウェルテルの悩み』など多くの優れた文学作品を生み出した大文豪であり、それが解剖学をやったなんて全く信じられなかったからである。普通、文学者ともなれば若い頃から詩作や小説、戯曲などの著作に専念し、ハイネのようにときには社会的あるいは思想的な活動はするにしても生涯文学の世界で活躍するものと思っていた。

とくに当時から世界的に高い評価を得ていたゲーテともなれば、文学一色の生涯だったのではないかと思っていた。しかし、その後、調べてみるとゲーテは大変なマルチ人間で、政治家として、さらに解剖学はもとより自然科学の分野で多彩な業績を残していることを知り、驚くと同時に自分の知識のなさを痛感した。

ゲーテは十六歳でライプチッヒ大学、その後シュトラスブルク大学で法律を学んだ。二十七歳のとき、ワイマール公国に招かれ、市民権を得て国政に関与する。以後五十年以上も政治家として活躍し、宰相にもなって財政立て直しに優れた手腕を発揮した。その間多くの女性と恋に落ち、それを原動力にして数々の詩や戯曲、小説を発表した。ところが、彼は大学では法律のほか、博物学、解剖学を修め、さらに鉱物学、天文学、光学にまで興味の幅を広げ、『色彩論』といった大著を物したのである。

ヒトの切歯骨の確認

ゲーテが動物で見られる切歯骨がヒトにもあることを確認し、それが公に認められるまでには興味深い経緯がある。この切歯骨は中切歯と側切歯が生えている顎骨の部分で、左右の上顎骨の間にあることから当時は顎間骨と呼ばれていた。これは先に述べたように、成人では上顎骨に癒合してわからなくなるが、若年者では口蓋側の癒合が未完成だと縫合した状態で見られることがある。この縫合は切歯縫合というが、ゲーテにちなんでゲーテ縫合とも呼ばれている。

一七八一年、ゲーテは三十二歳でイエナ大学でローダー教授に解剖学の指導を受けた。彼はある生物に存在するものは他の生物にも形は変えてでも存在するという仮説をたて、それを実証するためいろいろな動物の骨の比較研究を行っていた。当時、動物にはある顎間骨はヒトには存在しない、それによってヒトはサルなどの動物とはっきり区別されるといった考え方が一般的であった。これに対してゲーテは多くの動物では上顎切歯は顎間骨から生えている、そしてヒトにも上顎切歯があるのに顎間骨がないというのはおかしいと考えた。そこで、ヒトの頭蓋骨について顎間骨の痕跡でもありやしないかと注意深く観察したところ、意外にも簡単に見つけることができたという。これは彼が運がよく、幼児か若年者の頭蓋骨を観察したからだろう。成人の頭蓋骨ではそう簡単には見つからなかったかもしれない。とにかく、一七八四年三月、人にも動物と同じ切歯骨があることを確認したのである。彼は有頂天になり、居ても立ってもいられず親しい友人に早速このことを伝え、他人には絶対に口外しないようと書いている。

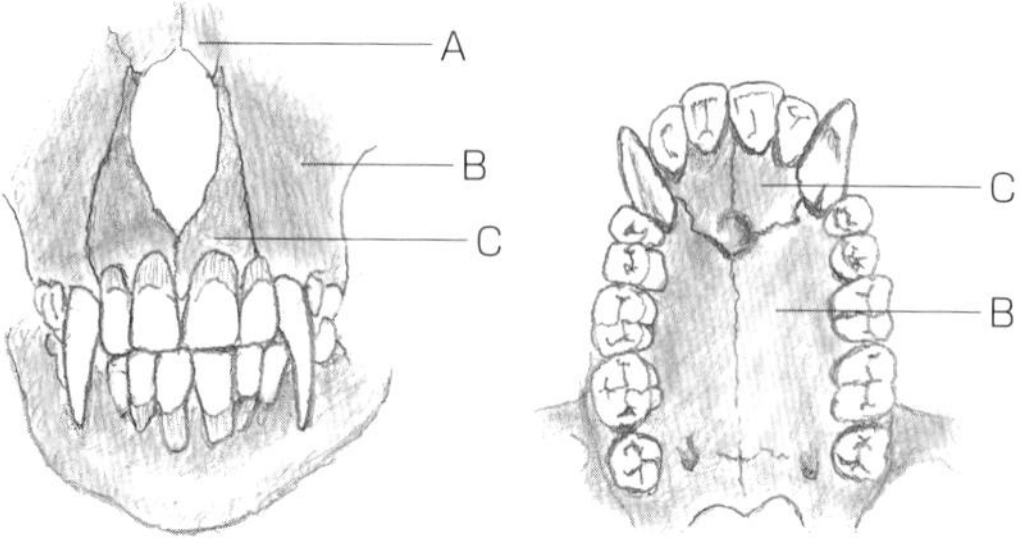

サルの切歯骨
A：鼻骨　B：上顎骨　C：切歯骨

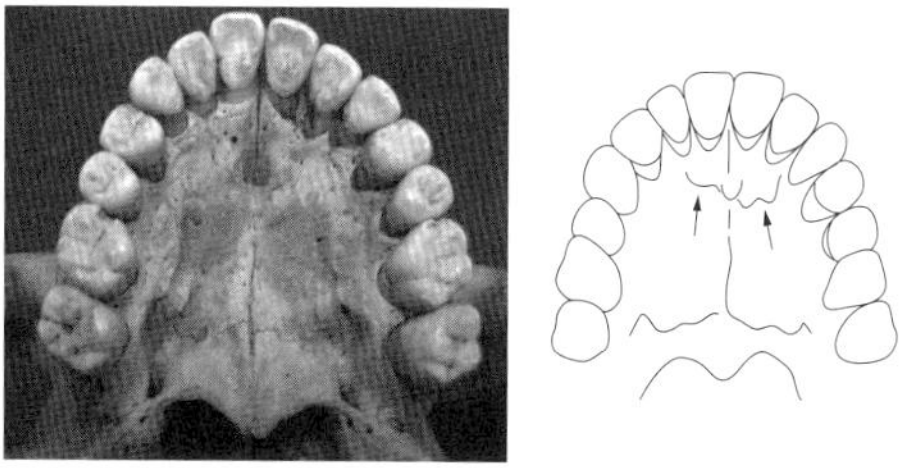

人の切歯縫合の痕跡（矢印の部分）

その後、直ちにこれを「上顎の顎間骨は他の動物と同様にヒトにも見られること」と題してラテン語で論文にまとめ、骨の写生図を付けて学会に提出しようとした。そこにはヒトのほかウシ、シカ、ラクダ、ウマ、ライオン、シロクマ、オオカミ、セイウチ、サルなどの顎間骨の図が描かれていた。これを審査した三人の解剖学者たちから、ヒト以外の動物に顎間骨が存在するという点については認め

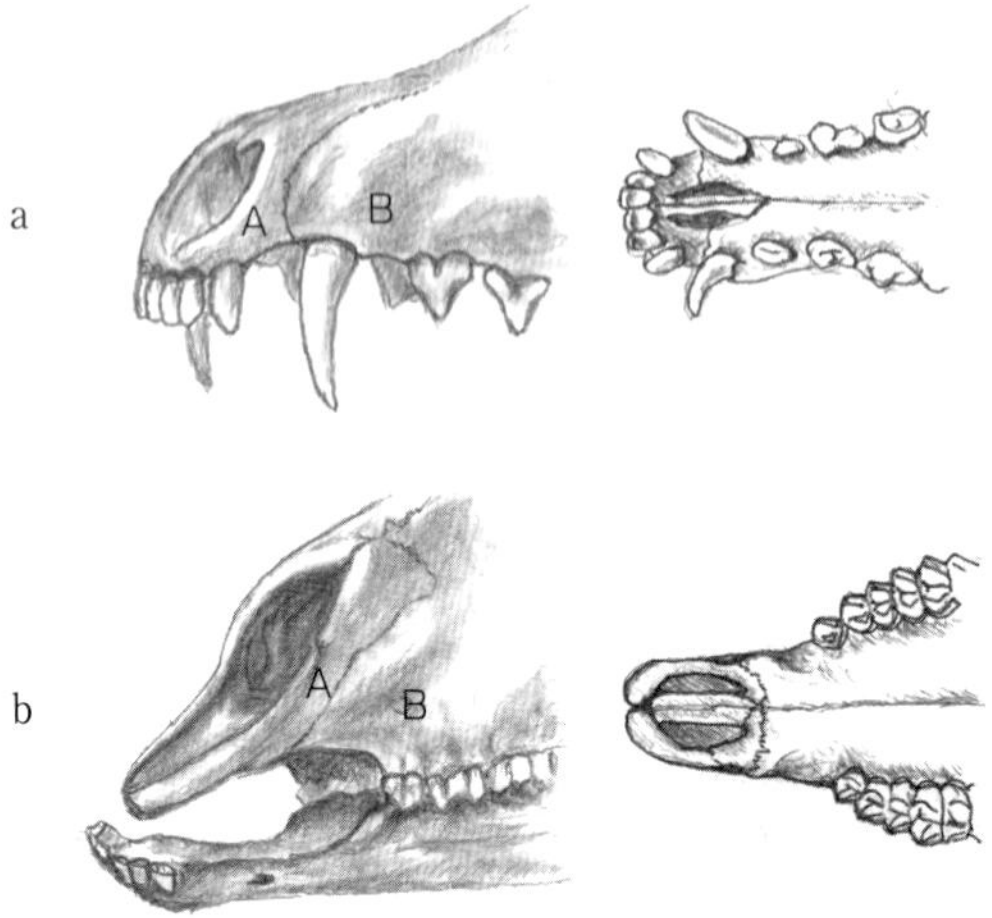

キツネ、シカの頭骨の側面（左）と口蓋面（右）
a：キツネ　b：シカ
A：切歯骨　B：上顎骨

られたが、ヒトにも存在するという見解は認められず、学会での発表や論文投稿は拒絶されてしまった。

　顎間骨の痕跡を見つけたときの彼の喜びようからすると、落胆の程はいかばかりであったか。しかし、彼は一時消沈したものの、それに固執することなく政治家として政務をこなす傍ら、鉱物に関する論文を書き、植物学の研究を始めた。翌々年には密かにイタリーへ旅行したが、そこで多彩な植物を見て、後の植物の「原型と変態に関する概念」への手がかりをつかんだ。この旅行は何か別の目的があったらしいが、植物学の研究にとっては大きな収穫を得たのである。

一方、この論文発表を拒んだ主要人物はオランダの解剖学者カンペルであった。彼は解剖学、人類学はもとより歯科学の分野でも大変有名である。彼の名がついたカンペル線は耳の孔の下縁と鼻翼の下縁を結んだ線であるが、正常な歯列ではその前後的な傾斜がそれとほぼ平行であることから、現在も歯列の診断やとくに義歯の歯列を作るときの基準として使われている。そんな有名な人物であるカンペルは当時六十二歳、オランダ、ドイツを中心とする解剖学界のまさに重鎮であった。

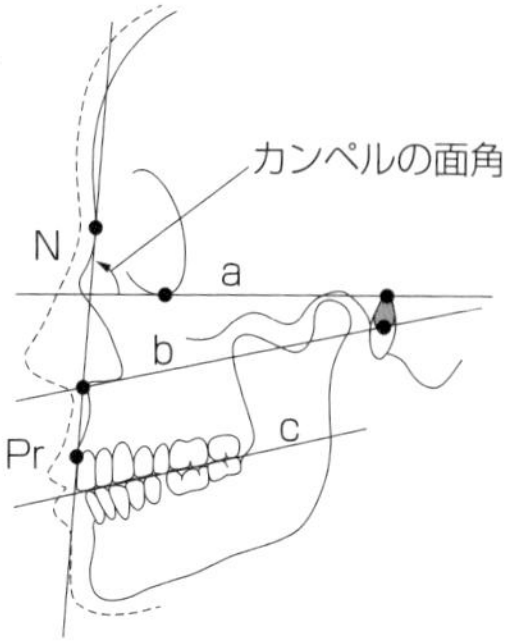

カンペル線とカンペル面角
N：眉間の点　Pr：上顎中切歯の歯槽最前方の点
a：眼耳平面　b：カンペル線　c：歯列の傾き

ローダー教授は指導者として全く面目を失ってしまったが、四年後の一七八八年には自分の解剖学教科書にヒトにも顎間骨が存在することを記載し、ここに初めてゲーテの業績が公にされたのである。これはカンペルがその同じ年に亡くなっていることから、その影響力が衰えたのを見越してのことかもしれない。

それにしても、解剖学の泰斗とされるカンペルがヒトにも顎間骨がある可能性は知っていたと思われるが、それをはっきり確認したゲーテの学会発表を認めようとしなかったのは解せない。何か特別な理由でもあったのか。これについて当時の学会には、研究者として駆け出しの若造が、といった閉鎖的、権威主義的なところがあったことは想像に難くないが、のちに言われたその理由とは、宗教界との軋轢を危惧したのではないかというものである。つまり、人間の骨がサルなどの動物の骨と同じであると主張することは、人間を創造した神を冒涜するものだと言いかねない宗教界との対立を避けたというわけである。当時はまだ自然科学は宗教の傘下にあったのである。

それから三十年以上も経った一八二〇年、ゲーテは自分が主宰する雑誌『形態学論考』にこの論文を図版なしで掲載した。その前年には、七十歳を祝して故郷フランクフルトで生誕祭が盛大に行われたなど、今や彼に異を唱えるものはいなかった。その後一八三一年、図版付きの論文が出版され、これによってゲーテの顎間骨に関する業績は広く認められるようになり、上顎骨と切歯骨との縫合がゲーテ縫合と呼ばれるようになったのである。彼が確認してから実に四十七年、まったく息の長い話である。

このヒトについて顎間骨の確認ができたことによって、ゲーテは全ての動物が根源的には同一であるという自分の考えに確信を得て、一七八〇年代以来抱き続けてきた生物の世界は植物、動物いずれにも原型があり、それがさまざまに変態しているに過ぎないというメタモルフォーゼの概念形成に大きな自信をもつに至ったのである。

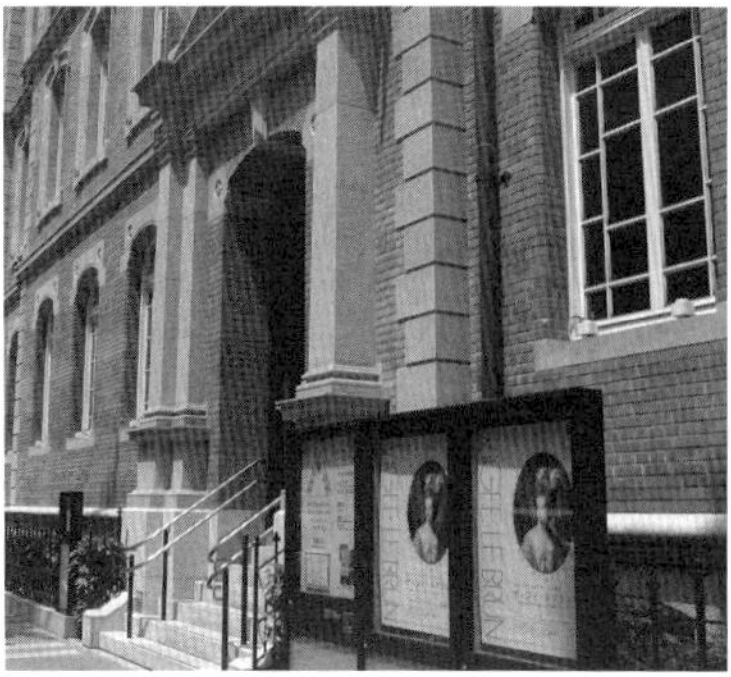
ヴィジェ・ルブラン展
（三菱一号館美術館）

カンペルとの出会い

ところで、ゲーテの切歯骨に関する論文発表を拒絶したという解剖学界の重鎮カンペルとはどんな人物か、カンペルは先にも触れたが歯科学や人類学の分野にも名前が出てくるので大変興味があった。肖像画でもないかといろいろ探したが見つけることができなかった。ところが、先年偶然にも彼に出会ったのである。東京で開かれたヴィジェ・ルブラン展でのことである。でも、十八世紀の人に実際に会える訳はない。そう、それは彼の影像に、である。

ヴィジェ・ルブランはフランスの女性の画家で大層な美人である。マリー・アントワネットの画家とも呼ばれ、肖像画に優れた才能があり、王侯貴族から依頼を受けて多くの肖像画を描いたが、年齢が同じであることからアントワネットは大層お気に入りで、たびたび肖像画を注文しては女性同士の会話を楽しんだといわれている。

当時のフランスの画壇は女性の画家には門戸を閉ざしていて、ルブランも宮廷の人々の肖像画を描いていたにもかかわらず会員として認めてもらえなかった。後にルイ十六世の口添えでやっと会員資格を得るが、それがきっかけとなってその後女性の会員が認められるようになったといわれている。この展覧会はそうしたルブランに続く多くの女性芸術家の作品を一堂に集めたものだったのである。その中にマリーアンヌ・コローという彫刻家も含まれていた。

コローは十八世紀のフランスで彫刻を専門とした唯一の女性芸術家であった。最初はモデルとして工房に入ったが、巧みに彫像を作ることを覚え、師となるファルコネを驚かした。わずか十八歳のときにファルコネについてサンクトペテルブルクに行き、ピョートル大帝の彫像の制作に携わった。その縁でエカテリーナ二世の寵愛を受け、同女帝と皇太子の胸像など数々の作品を制作したが、その技能は師を凌駕するほどといわれた。十数年後フランスに戻り、パリで活躍するがフランス革命を避けてロレーヌ地方に移住した。

この展覧会ではコローの作品はルブランの展示室の一角に数点が置かれていた。それらは師ファルコネやその息子でかつての夫などの胸像で、表情が実に見事に再現されていた。すると、他とは違って何の衣装もつけていないやや太り気味の男性像が目に留まった。芸術家ではなさそうだし、貴族や役人でもないようで、どんな人物かと思ってわきの壁に貼られた表示を見ると、「医師ピエール・カンペール」とある。あのオランダの解剖学者カンペルと同姓同名ではないか、それとも本人なのか、と思いながら早速カタログを見ると、高名な医師にして博物学者で頭蓋骨の観察で有名であったと記されていた。紛れもなく本人の胸像だったのである。それにしても何故オランダのカンペルの彫像が、ロシアとフランスで活躍したコローによって作られたのか。

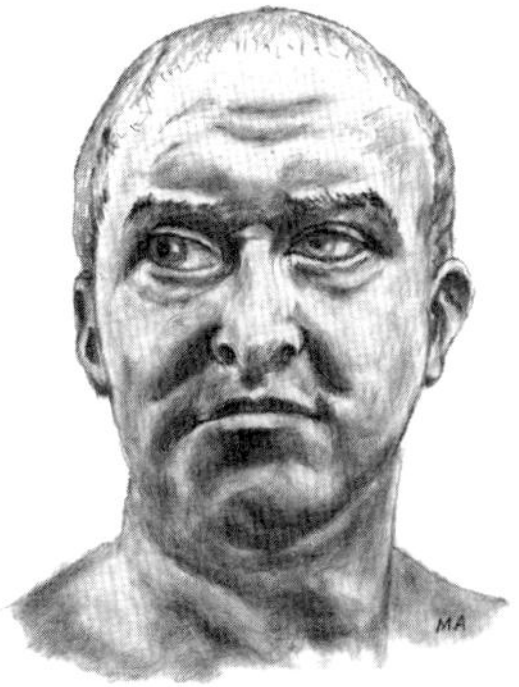
カンペルの胸像

そこでまず、カンペルの経歴を調べてみた。彼は一七二二年オランダのライデンに生まれ、当地の大学で医学を修得した。一七五五年から六一年にかけてアムステルダム大学の教授として解剖学、外科学、内科学を担当し、一七六三年からはグローニンゲン大学教授として解剖学、理論医学を担当したらしい。この間に頭蓋骨の計測を行い、その形態学的基準の確立につとめた。そして、上顎の突出度を表す顔面角を考案し、それに人種差があることを明らかにした。これは人類学や考古学にも大きく貢献することになった。病理解剖学図譜をはじめ形態学に関する多くの著書をあらわしたが、画才があり、それらの付図、挿絵は全て自分で描いたという。また、一七六六年からは同大学の総長の職についた。

というわけで、彼はオランダの大学教授として基礎医学、臨床医学の広い分野で活躍し、学界の実力者だったのである。また、この間オランダ以外の地に出たとしても長く留まることはなかったらしい。

では、コローの方はどうか。彼女は一七四八年パリに生まれ、十四、五歳頃からファルコネの弟子となり彫刻を学んだ。先に述べたように、師についてロシアに渡り華々しく活躍したが、やがてパリに戻った。その途中でオランダのハーグに一年半ほど滞在し、その間に数点の作品を制作したという。その中にこの「医師ピエール・カンペール」の像が含まれていたのである。

そこで何故彼女がカンペルの像を作ったのかである。ひとつには、カンペルがアムステルダムの素描アカデミーのために、顔の表情からその人の感情の様子がいかに読み取れるかについて二つの論文を書いたということがある。もうひとつ、こちらの方がより大きな理由かと思われるが、カンペルが医師としてコローの愛娘を当時流行していた天然痘から救ったということがある。彼女はこれに大変感謝して、そのお礼として彼の胸像を無償で制作することを申し出て聞き入れられたというのである。これでコローがカンペルの胸像を作った理由がわかった。

この胸像は高さ六〇センチほどだが、よく見ると顔面の外周、つまり額の上から左右の耳の前、さらにオトガイの下にかけて、また両方の顎角から肩にかけて細い線が付いていた。これはちょうど分割できる陰型に石膏を注いで作ったときに生じる分割線のようである。となると、これは複製かと思ったが、解説によると彼女は三つの石膏像を作り、その一つから型を採ってそれからブロンズ像を作った。その像は現在グローニンゲン大学美術館に所蔵されているが、ブロンズ像の基になった石膏像は彼女自身が所有していた。他の二つの石膏像はブロワ美術館、フランス学士院に所蔵されているという。ということで、ここに展示されたものはブロンズ像の基になった石膏像なのであった。そして、分割線のように見えた細い線は、この像を型採りしたときにできたものらしい。ブロンズ像には一七八二年と記されていることからカンペルはこのとき六十歳で、おそらく大学から離れて臨床医として専ら診療に当たっていたのだろう。

当時、肖像画や胸像は、権威ある医学者であればかつらをつけガウンを着用するなど正装した姿で制作されるのが普通である。しかし、この像はそのような装飾は一切着けておらず、ギリシャ、ローマ時代の彫像のように古代風に肩から胸にかけて露わにした姿をしている。この像に対してカンペルは自分のありのままの姿が表現されていると非常に満足して、コローの優れた感性と再現の卓越した才能を称える言葉を添えて、深く感謝の気持ちを書き送ったという。カンペルの姿はこの像によって永遠に伝えられることになったのである。

この像から受ける彼の印象は、その秀でた額と引き締まった口元の様子からあらゆることを熟知した優れた医学者というところだろう。コローは愛娘が当時流行っていた天然痘から救ってもらったとして彼に大変感謝したが、カンペルが行ったのは種痘を接種したことだった。これは、種痘がジェンナーによって発表されたのは一七九六年であるから、それ以前にカンペルは行ったということになる。彼は恐らく種痘の効果をすでに知っていて、まだ公にされてないときに自信をもって実施したのだろう。

それにしても、そんなカンペルの像に直接関係のないルブラン展で出会うとは全く偶然としか言いようがない。そもそもこの展覧会に出かけたのは彼女の自画像が目当てであった。ルブランの自画像はどれも口をわずかに開いて前歯が唇の間から覗いている。ほとんどの画家の自画像は口を結んで硬い表情をしているのに、彼女の作品は微笑んでいて見る人に語りかけるようで見ていて楽しい。自画像のなかで特異な存在だろう。そんな彼女の絵を見ようと出かけたのだが、思いがけないもので出くわしたのである。この彫像は一般の人には単なる人物像に過ぎないだろう。ほとんどの人は足を止めずに素通りするが、昔からなじみのある名前であり、近来とくにその人物に興味をもっているものにとってはまさに第一級の資料であったのである。

鷗外とカンペルの面角

さて、このカンペル、森鷗外の作品にもその名前が出てくる。『ヰタ・セクスアリス』という小説である。この中に「顔の下の方、…こっちの方を大きくすると、段々猿に似て来るのである。カンペルの面角が段々小さくなって来るのである」というくだりがある。このカンペルの面角とはどういうものか。顔面計測や美術など顔の形の専門家ならすぐわかるかもしれないが、一般の読者にはわからない。自分も最初にこれを読んだとき顔面の角度のことだろうが、どこの角度なのかわからなかった。しかし、ここでは、先に触れたので、それが上顎の突出の度合いを表す彼の考案した顔面角であることは大体見当が付くだろう。

鷗外の小説には、和漢、西洋の文物に関する言葉や知識が豊富に出てくる。彼は幼少期から漢学や蘭学を学び、少年期にはドイツ語を習得した。やがて英語、仏語など他の外国語にも精通するようになり、それらを通じて内外の多くの知識を吸収し作品に活かした。

この小説もその例外ではなく、各所に英、独、仏さらにラテン語まで出てくる。とくに、これは題名が示すように、主人公の成長する日々の中で体験する性欲に関わる事柄が日記風に書かれていて性に関する言葉がよく出てくる。そのすべてにこうした外国語が使われている。当時の読者は推測しながら読んだのであろうが、それでもこの小説は発表まもなく発売禁止になってしまった。現在ではこの小説が収められている全集にはどれも巻末に註として説明がついている。だから、これらの外国語の素養がなくてもすぐわかる。ところが、カンペルの面角についてはどういうわけかほとんどの全集に註が付いていない。これがわからないと文意が通じないことはないので、あえて説明する必要がないとみたのかもしれない。

カンペルの面角について説明すると、一八九頁の図のように顔を横から見て、眉間から上顎の左右の中切歯間の歯槽部最前点に引いた直線が、眼窩下縁から両方の耳孔に引いた直線と交わる角のことである。これは上顎歯槽部の突出度を表わし、この角度が大きいと上顎の突出が少なく、角度が小さいと突出が大きいというものである。カンペルはすでに述べたようにオランダの医学者だが、人類学での功績は頭蓋骨の計測によってこの角度に人種差があることを明らかにしたことである。それによると、アジア人では八〇〜八五度、ヨーロッパ人ではそれ以上という。鷗外はこの角度が小さくなるとサルに似てくるといっているのである。

なお、現在、顔面計測などで使われている顔面角という言葉があるが、それは下顎の突出度を表す角度で、場所が違う。カンペルのいう上顎の突出度を表すものは「カンペルの面角」あるいはカンペルの顔面角」として区別する必要がある。

カンペルが活躍したのは鷗外が生まれるおよそ八十年前のことである。

そこで問題は、鷗外がなぜカンペルの面角を知っていたかである。彼は東大医学部を出た医師であり、解剖学の講義などでこれについて聴いていたかもしれない。しかし、卒業するとすぐ陸軍に入り、衛生学の研修のためドイツに四年間留学した。この留学は在学中からの強い希望で、留学しやすいために陸軍に入ったようなものだったが、その真の狙いは得意のドイツ語を活かしてドイツやヨーロッパの文芸を吸収しようとしたのである。留学中、多くの文学作品を読破し、とくにゲーテについては大全集を買い込んで精読したという。帰国後は陸軍の防疫や兵士の健康管理などの行政的な業務に就く。その間著作にも専念する。そうした多忙の中で、カンペルの面角などは学生時代に聴いていたとしても普通は忘れてしまうのではないだろうか。

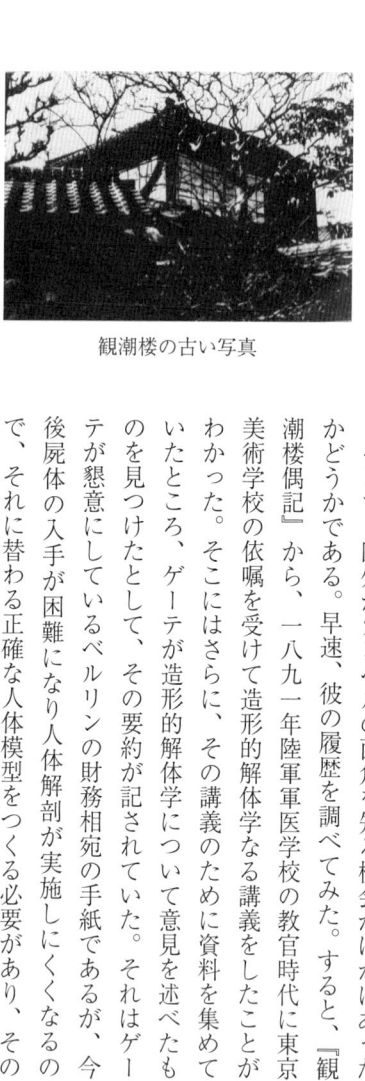

観潮楼の古い写真

そこで、鷗外がカンペルの面角を知る機会がほかにあったかどうかである。早速、彼の履歴を調べてみた。すると、『観潮楼偶記』から、一八九一年陸軍軍医学校の教官時代に東京美術学校の依嘱を受けて造形的解体学なる講義をしたことがわかった。そこにはさらに、その講義のために資料を集めていたところ、ゲーテが造形的解体学について意見を述べたものを見つけたとして、その要約が記されていた。それはゲーテが懇意にしているベルリンの財務相宛の手紙であるが、今後屍体の入手が困難になり人体解剖が実施しにくくなるので、それに替わる正確な人体模型をつくる必要があり、その

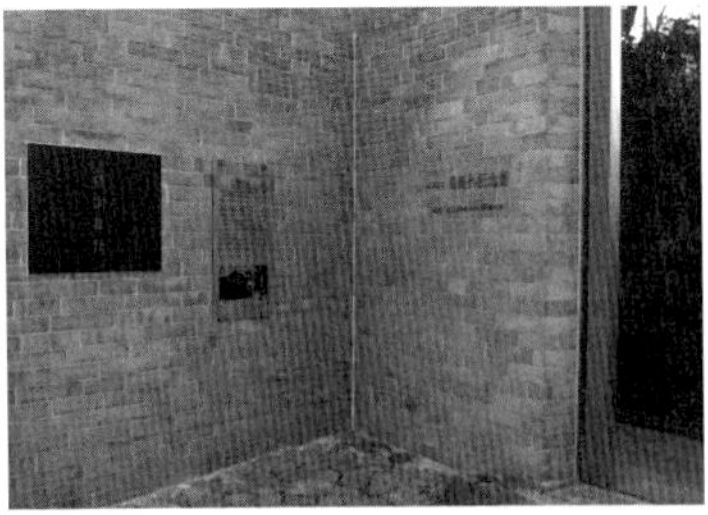

観潮楼跡に建つ森鷗外記念館の入口

ためにこの学問が重要であるという主旨である。つまり、それは造形的解体学を進めるための経済的な支援を求めたもののようで、造形的解体学の具体的な内容は記されていなかったらしい。

鷗外はゲーテのこの学問に対する考え方に疑問を呈しているが、彼が造形的解体学の講義をするのにこれが役立ったかどうか、また実際にどんな内容を講じたかについては記述がない。しかし、美術学校で造形を学ぼうとする学生に対して、彫像を作るのに必要な身体各部のプロポーションや顔の形態学的特徴を解剖学的な観点から講義したであろうことは容易に想像できる。その中で顔面計測の基準点や基準線、基準線相互のなす角度などが説明され、カンペル線やカンペルの面角もそこに含まれていたのではないか。

つまり、鷗外がカンペルの面角を学生時代に習ったかどうか、覚えていたかどうかはともかく、この造形的解体学を講じたことで彼はカンペルの面角をはっきり認識したのではないかということである。なお、『ヰタ・セクスアリス』が発表されたのは一九〇九年で、大学卒

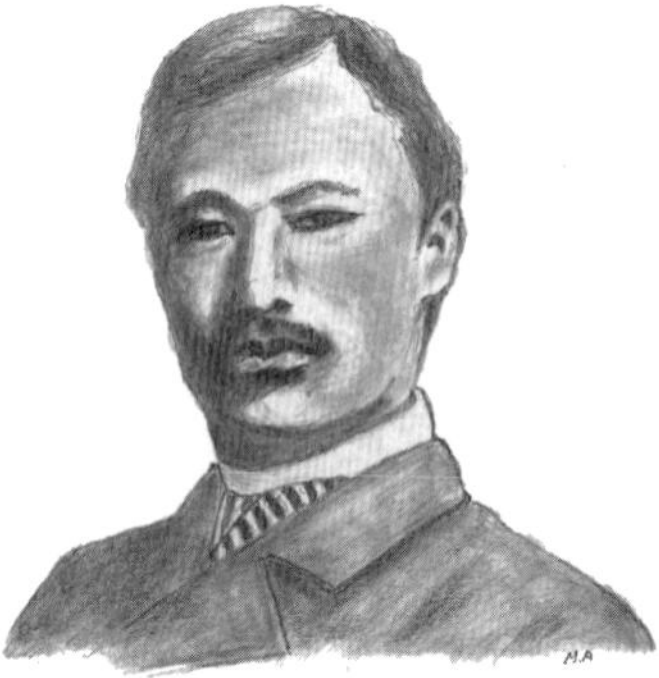

ドイツ留学時の森鷗外

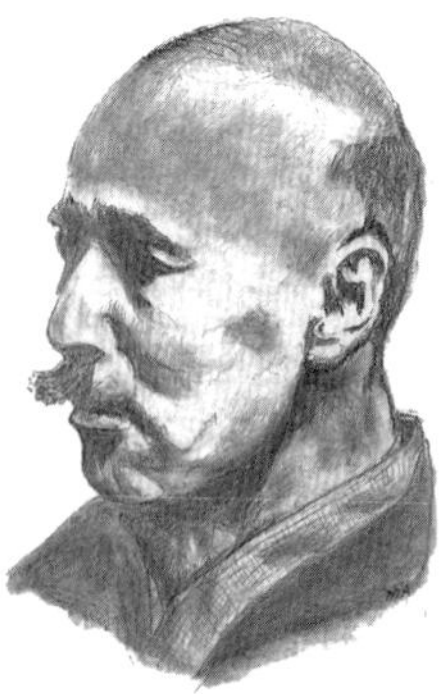

晩年の森鷗外

業から二十八年、講義をしたときからは十八年後である。

鷗外の顔

鷗外は若い頃、自分は醜男だと思っていたらしい。それは、自身をモデルにしたこの小説でも、「十三歳になった。……自分の醜男子なるを知って所詮女には好かれないだらう」といっていることからもうなずける。しかし、二十三歳からドイツに留学するが、そのときの写真では決して醜男ではなく、今ならイケメンの類である。留学から帰国すると、『舞姫』の主人公エリスのモデルになった当時交際していた女性が後を追ってきてひと騒動起きるが、それは彼の女性に対する優しい人柄だけではなくその好男子ぶりも大いに関係したことだろう。やがて中年になると娘の小堀杏奴が書いた『晩年の父』にもあるように「人は生まれながらの顔ではいけない、自分でそれを立派なものにすべきである」と折りにふれて言っていたという。陸軍軍医総監、陸軍省医務局長の十年間、軍医の最高責任者としての重責を果たし、五十四歳でその職を離れるが、その間この『ヰタ・セクスアリス』や『追儺』、『青年』などを発表し、ファウストの翻訳を刊行した。そうした緊張感ある生活が彼の顔貌形成に少なからず影響したことは間違いない。

ある美術史学者は、「彼の顔は何処から見ても実に立派で風格があり、その男性的造形美は日本人として類を絶し、……ギリシャ彫刻の古典美を称える平和と崇高の一語こそ適切だと思う」などと大絶賛している。また、師である漱石が亡くなった通夜で、受付をしていた若い芥川龍之介は鷗外の印象を、「その顔の立派なこと神彩ありというべきか、めったに世の中にある顔ならず、名刺を見れば森林太郎とあり……」などと書いている。というわけで、鷗外は生まれながらの顔を教養や努力によってさらに立派なものに仕上げたのである。

彼の晩年の写真がいくつかあるが、真横からのものは残念ながら見つからない。あればカンペルの面角を測定できるだろうが、斜めからのものでは測りようがない。ただ、鼻から下の上顎部は突出しておらず、おそらくカンペルの面角は日本人の平均よりも大きいかもしれない。しかし、鷗外に言わせれば、そんなものは生まれつきの顔面骨格で問題ではない、それよりもその上に作られたわが顔のあり様を見よ、とでもいうだろう。彼のデスマスクは実に立派である。

ふたたびゲーテ

ところで、ゲーテの人間性についてここで論じるつもりはないが、彼の生涯をみると自由奔放で、あらゆることへの強い好奇心と優れた行動力をもっていること、そして挫折しても諦めないことに気がつく。これには彼の出自が関わっていることは間違いない。

彼は一七四九年フランクフルトに生まれ、父が帝室顧問官、母方の祖父はフランクフルト市長と、社会的にも経済的にも大変恵まれた家庭に育った。そんな環境下ではなんの苦労もなく、三年間もの放蕩生活や多くの女性に恋し挫折するが、それらはまさに自由奔放としか言いようがない。しかし、その間に詩を作り小説を書くなど作家としての道を歩み始める。二十七歳にしてワイマール公国に招かれ、十八歳の若い君主を支えるため閣僚になり、やがて宰相となる。三十三歳で貴族に列せられ、フォン・ゲーテ閣下と呼ばれるようになる。これは彼が非凡な才能をもっていたからだろうが生まれの良さが大きく関わっていたことも否

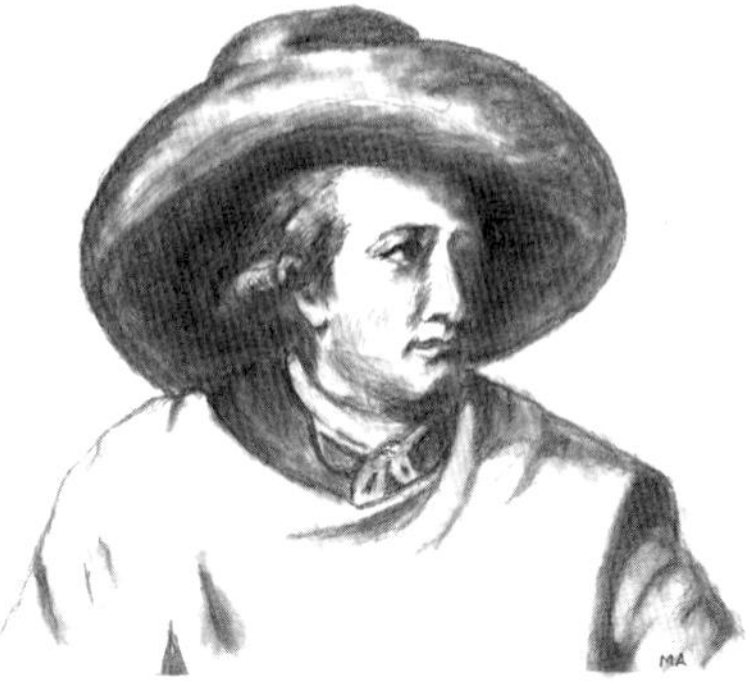

イタリー旅行中のゲーテ

定できないだろう。その間に解剖学や自然科学の研究に没頭し、先の顎間骨の確認がなされたのである。ワイマール公国の政治がどんなものだったたか全く想像がつかないが、重責をこなしながら次々に興味の幅を広げて行動し、独自の理論や成果を挙げたというのは驚きである。そして、政治上の問題あるいは女性との関係から逃れるためなどともいわれる二年間のイタリーへの隠密旅行は如何なものだったのか。その後まもなく、ヨーロッパはフランス革命から動乱の時代に入り、やがて公国もナポレオン軍に占拠された。ゲーテも捕らわれるが、長年同棲していた女性に助け出され、それを契機に正式に結婚した。こうして見ると、彼は優れた才能があり、好奇心が強く、自己の赴くままに行動する性格であり、さらに孤高を誇っていたように思える。ただ、このうらやましい性向は時には誤解を招く可能性がある。そのひとつがハイネとの関係である。

若いハイネはゲーテを大変尊敬していた。そこで一八二四年ハルツへの旅の途中ワイマールに立ち寄り丁重な手紙でゲーテに面会を求めた。ハイネは以前自分の詩集を二度贈ったが、ゲーテからは何の返事もなかった。面会が許され翌日ゲーテを訪ねた。ところが、ゲーテはハイネの詩集を読んでおらず、冷たくあしらった。会話の中でハイネがファウストを書いていると言ったことが、ファウスト第二部の執筆を予定していたゲーテを不快にさせたといわれている。ともかく、この二人の会見は不幸な結果に終わった。

自尊心を傷つけられたハイネは後日、「彼は昔の栄光の消えた後の形骸のようだった。顔は黄色でミイラのようで、歯のない口がおどおど動いていた。全貌さながらもうろくの象徴だ。ただ、目だけが澄んで輝いていた……」などと友人に書き送っている。このときゲーテは七十五歳だった。

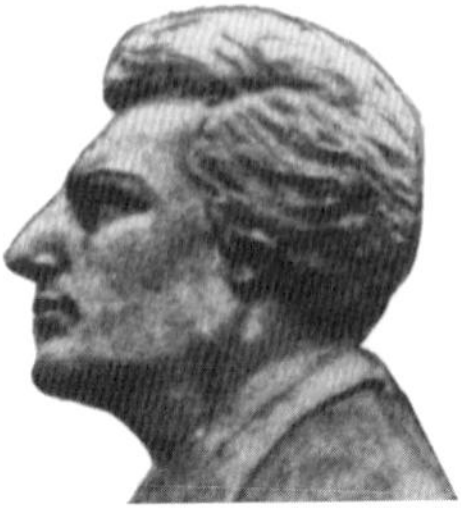
若い頃のハイネ

　このゲーテのとった態度について鷗外は『大家』という作品の中でゲーテを厳しく批判している。その一部を引用すると、「どこの国、いつに世にも大家と云うものがあり、ありがたく慕わしくうらやましいものであるが、中には恐ろしく、気味悪く、憎むべきものも少なくない。大家といわれる人は後進を引き立て、誤りあれば教え諭すべきである。ゲーテは古今に渡り大家の名に恥じない人である。ハイネの送った詩編も読まず彼が若年であることを侮って冷遇したのだろうが、偏狭で、慢心の極みであり誠に残念である」とある。

この鷗外の批判はゲーテを人一倍敬愛するが故であろう。しかし、彼が後にわざわざこれを書いたということは当時自分を叩いていた文壇の大御所といわれる人達に対する批判ともとれるのである。それはともかく、多くの人に愛されたゲーテといえども、人間として万全ではなかったということだろう。また、七十五歳という当時としては超高齢でありながらライバル心は旺盛だったと見ることもできるだろう。

最後に、ゲーテの数ある業績のうち彼の形態学にぜひ触れておきたい。その中心をなすのは生物の「原型とメタモルフォーゼ（変態）」の概念である。彼はリンネの影響を強く受け、その植物哲学をさらに深めて自然界の全ての生き物は基本形とその変形と考えることでその全体像が把握できるとしたのである。この考えは彼がイタリーへ旅行した際に多種多様な植物を見て確実なものになったという。またそれ以前、漠然とではあったが、さまざまな動物にも同一性つまり本質的な部分があるのではないかと思っていたらしい。そして、はじめに述べたように、ヒトの切歯骨を同定することができた。それによって動物の同一性の考えが強固なものになったという。その後、全ての脊椎動物を包含できるような解剖学的な原型、普遍的な形を導き出そうと思索を深めたのである。

こうしたゲーテの概念は現代の発生学や比較解剖学の根底をなすものとなり、わが国の解剖学者にも少なからぬ影響を与えた。その代表的ともいえるのは三木成夫氏である。

三木はゲーテの原型と変態の概念を発展させ、人体の各器官について比較発生学・比較解剖学的手法を駆使した独自の解剖学を築いた。一九五七年、東京医科歯科大学医学部解剖学助教授として東大から来られたが、その講義は魅力的で学生に大変好評だったという。当時、解剖学の授業は医歯学合同で行われていたが、自分たちは解剖学をすでに修了していたので受講する機会がなかった。今思うと大変残念である。その後、東京藝術大学に栄転された。その美術解剖学教室は人気が高く多くの学生が彼を慕って集まった。本書の第四章で挙げたI氏もその一人であった。惜しくも一九八七年、六十一歳という若さで亡くなられたが、残された多くの著作にはゲーテの形態学の思想がみごとに受け継がれているのである。

第九章　舞楽面陵王のあご

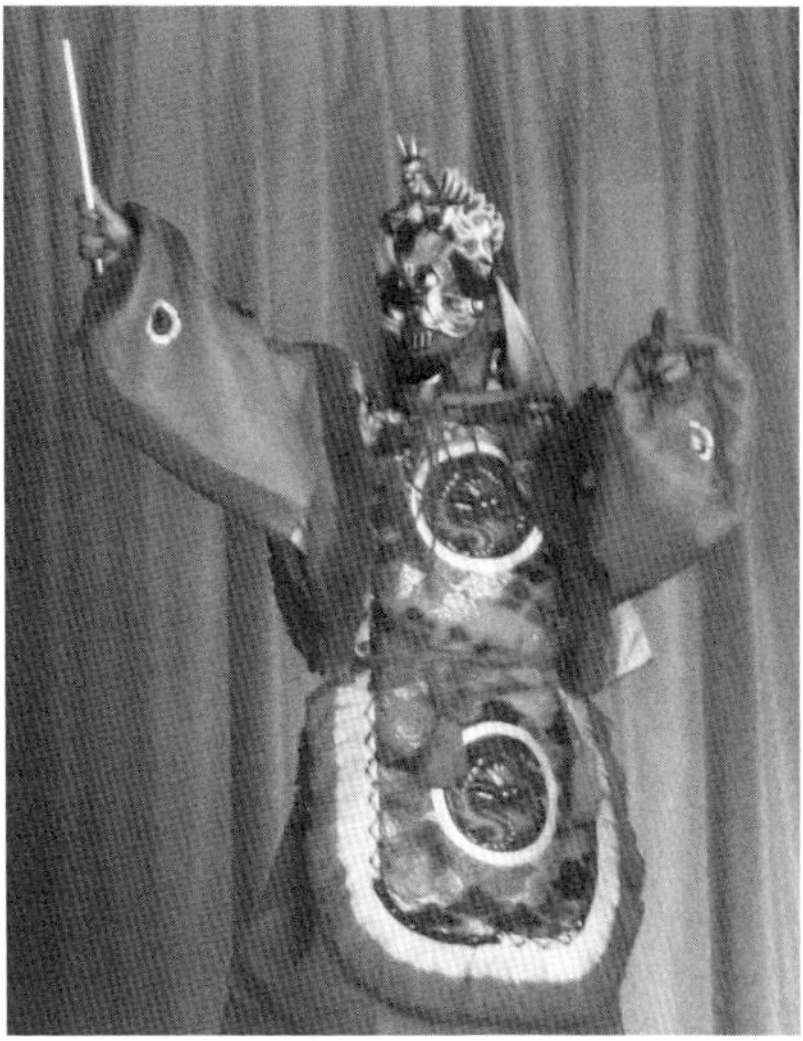

陵王の舞

家からさほど遠くないところに大きな八幡神社がある。そこの秋のお祭りでは雅楽が奉納される。本殿の右手にある神楽殿には紅白の幕が張り巡らされ、そのわきには雅楽の演奏者たちが笛や太鼓、鉦などいろいろな楽器を前にして舞台の準備ができるのを待っている。

やがて演奏が始まり、白と萌黄色の鮮やかな装束をつけた二人の舞人が現れ、曲に合わせて優雅な身のこなしで舞い始めた。曲は「延喜楽」であった。頭に銀色の頭巾を着けているが面はつけていない。化粧した顔を見ると可愛らしい十四、五歳の女の子であった。

次はお目当ての「陵王《りょうおう》」である。これは有名な舞であるが、実は何十年か前に奈良薬師寺で金堂か何かの落慶法要のときに奉納されたのをたまたま見て、それがきっかけで興味をもつようになった。色鮮やかな舞台の上で朱色の装束をつけた舞人が、笙、ひちりき、鉦、太鼓の音に合わせてゆったりと手を広げ、足を上げたりして舞う姿はまさに雅の世界であった。それが規模こそ違え、今また目の前で繰り広げられるのである。やがて舞台の袖から聞き覚えのある曲に乗って舞人が現れ、舞い始めた。この陵王という舞は衣装も豪華で曲も素晴らしく、見とれてしまうが、最初から気になったのは舞人の着けている面であった。

雅楽は奈良時代に中国、インド、南ベトナム、朝鮮あたりから伝わったものに、わが国古来の神楽歌や東歌など、さらに平安時代の催馬楽などの歌曲が加わってできたものらしい。

そのため、前の「延喜楽」や源氏物語にも出てくる「青海波」のように素顔で舞うものもあるが、面をつけるものもある。奈良時代には多くの面が使われていたらしいが、今では東大寺や法隆寺などにわずか二十種くらいしか残っていないという。この雅楽でつける面は舞楽《ぶがく》面《めん》というが伎楽面《ぎがくめん》よりも小ぶりで、表情は威厳、威嚇、忿怒、奇怪、酔態など変化に富んでいる。

陵王の面

陵王の舞ではきらびやかで奇怪な顔をした面をつける。面は曲に合わせてそれぞれ決まっているので、陵王といえば顔が黄金色で頭上に竜のような怪獣がついた最も豪華な面ということになる。もちろん、現在雅楽で使われる面は昔の形を模して作られたもので、より鮮やかに彩色されている。

この舞は古代中国、北斉の皇族高長恭《こうちょうきょう》（五七三年頃）が非常な美男子だったので、素顔では味方の士気が上がらないため、このような奇怪な面で顔を隠して出陣し、勇名を覇せたという史実にもとづくとされている。したがって、曲は緩やかだが勇壮で、すぐに耳になじむような特徴のあるフレーズが繰り返される。舞台の上では豪華な装束に身を包みこの面をつけた舞人が、右手に金色のばちを持って曲に合わせて勇ましくも優雅に舞っている。

陵王の面はいま言ったように、顔全体が黄金色で頭に怪獣が乗っているが、ほかに目玉が大きく、しかも飛び出ていて、前歯は銀色に輝いている。しかし、なんといってもこの面で特徴的なのは動眼と吊りあごである。飛び出た大きな目玉が上下に動くことと下あごが顔から切り離されて紐でぶら下がっていることである。舞楽面の多くは能面と同じで、目が動いたり、あごが離れてぶら下がっていたりすることはないが、この陵王は大きな目玉が動き、下あごが顔から離れてゆらゆら揺れるようになっている。先に薬師寺で雅楽を見たときに面が気になったというのは、さまざまな顔の作りや表情でもあったが、とくに陵王などに見られるその吊りあごであった。見た人はだれもが強く印象づけられるだろう。

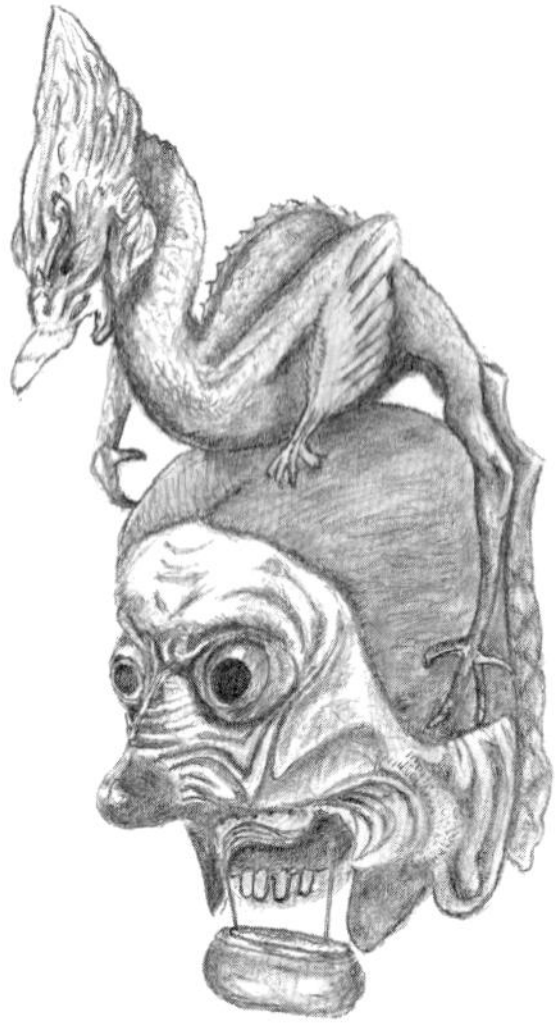

陵王の面（東大寺）

この神社の舞台でも陵王の吊りあごは舞人の動きにあわせてあごの下あたりで揺れていた。目玉はあごを吊っている紐と繋がっていて、あごのゆれに連動して動くように工夫されているというが、遠目にはその動きはわからない。

こうした動眼と吊りあごはほかに納曾利《なそり》と還城楽《げんじょうらく》という面にもみられる。納曾利は竜の面ともいわれるように、青黒い顔で口の端から上下の牙が象牙のように湾曲して大きく突き出ている。大きな目玉と大きな牙、そして髪やひげは金色で、その青黒い顔と相俟っていかにも獰猛といった感じがする。納曾利はもともと竜が舞う姿を表わしたものといわれ、活発な舞である。陵王の答舞といって、陵王の後で二人で舞うことになっている。

還城楽の面は動眼、吊りあごのほか、頬の部分も紐で吊られていて、飛び跳ねたりするとそれらが動いて複雑な表情になるというが、実際には見たことがない。

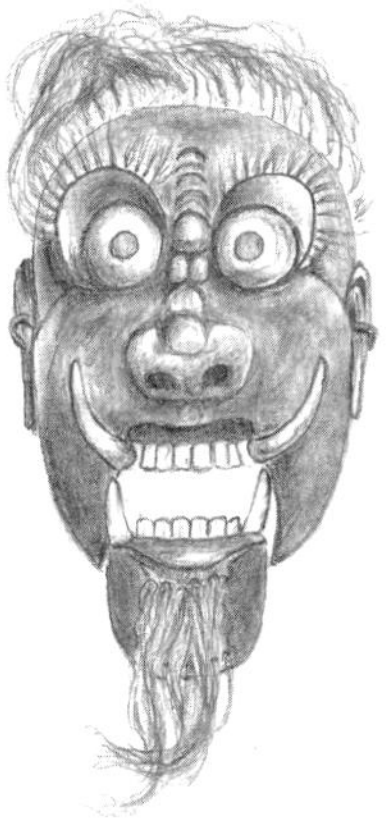
納曾利の面
（春日大社）

陵王の舞で吊りあごが舞人の動きに合わせて前後左右に揺れるのを見ると、なぜこんなことを考えたのかと不思議になる。インドの古典劇やジャワの舞踊に似た面があるというが、吊りあごにどんな意味がこめられているのか。吊りあごになっている陵王、納曾利、還城楽、これら三つの面に共通するのは奇怪であるが、威厳もあり、威嚇的でもある。となると、あごを顔から切り離して揺れるようにし、大きな目玉を動かすことでその効果を高め、神秘性や怪異性を期待したのではないだろうか。

ただ、吊りあごと目玉の連動については、ネコやタヌキなどの動物がものを食べているときの目玉の動きと重なるところがある。彼らの目玉が収まっている眼窩は外側の骨が欠けているので、目玉を動かすのに働く筋肉のうち外側のものは後ろに伸びて、物を噛むのに働く筋肉と線維が入り混じっている。そのため、物を噛むたびに目玉が横にわずかに動くのである。これをヒントに動眼ができたわけではなかろうが、面白い仕掛けである。

奈良で出会った面

秋、奈良に行く機会ができた。これまで果たせなかった古い舞楽面でも見られたらと思い、まず春日大社を訪ねた。宝物殿には納曾利と散手《さんじゅ》の面が展示されていた。どちらも平安時代のものというが多少傷みがあるもののよく保存されていた。陵王の面もあるが今は展示していないという。散手の面は顔全体が赤黒く、眉が太く、目は大きく見開き、厚い唇がしっかり閉じている。武人の顔をかたどったものという。さらに、ここには源頼朝が寄進したという雅楽で使われる華麗な大太鼓や春日祭絵巻などが展示されていて、古くから雅楽が演じられていたことがよくわかる。

次に法隆寺を訪れた。宝蔵殿南倉ではちょうど秋季秘宝展が行われていて、聖徳太子にゆかりのある品々が展示されていたが、その中に多数の面も含まれていた。それは舞楽面と伎楽面、それに行動面である。舞楽面は陵王、納曾利、散手、そのほかいくつも並んでいたが、それぞれ個性的で変化があり見ていて飽きなかった。ところが、以前からぜひ見たいと思っていた還城楽の面がいかにも貴重な品といった様子で別に展示されていた。これは平安時代のものというが保存状態がきわめてよく、鮮やかな朱色の面は最近作られたかと思われるように艶やかで見事であった。思いがけずに待望していたものに出会えて大満足であったが、先に触れたように目や額、頬、あごがばらばらに動くはずの顔がきちんと整えられていたのが残念だった。傍の説明にはそのようなことが書いてあったが、実際にどのような具合になるのか、それぞれを吊る紐を少し緩めておいてくれればわかり

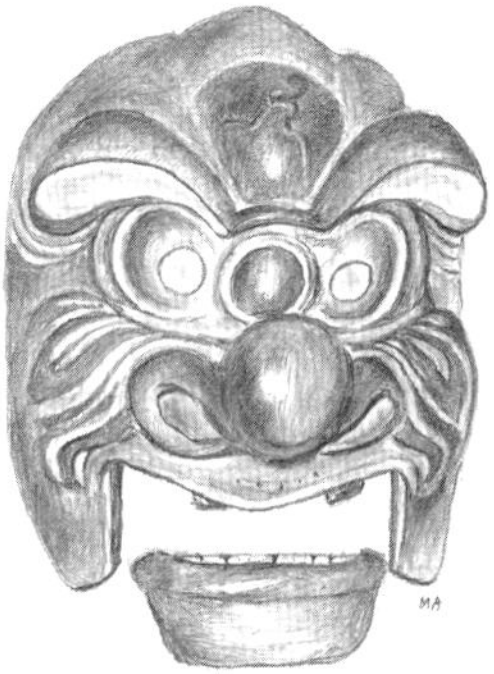

還城楽の面（法隆寺）

やすいのにと思ったりもした。これが演じられることがあればぜひ見てみたい。

　舞楽面の展示の向かいには伎楽面や行動面がいくつか展示されていた。伎楽はやはり奈良時代に中国から伝わったもので、大仏開眼の際には盛大に行われたらしいが、次第に廃れてしまったという。伎楽面は顔に付けるのではなく、ちょうど潜水服や宇宙服のように頭からかぶるもので、大きな頭といった感じである。先導役から子供、老人、異人、力士、酔った王とその従者など十種ぐらいの面があるようで、その面をかぶって決まった順序で行列して練り歩き、ときには観衆を笑わせるようなしぐさを演じたという。

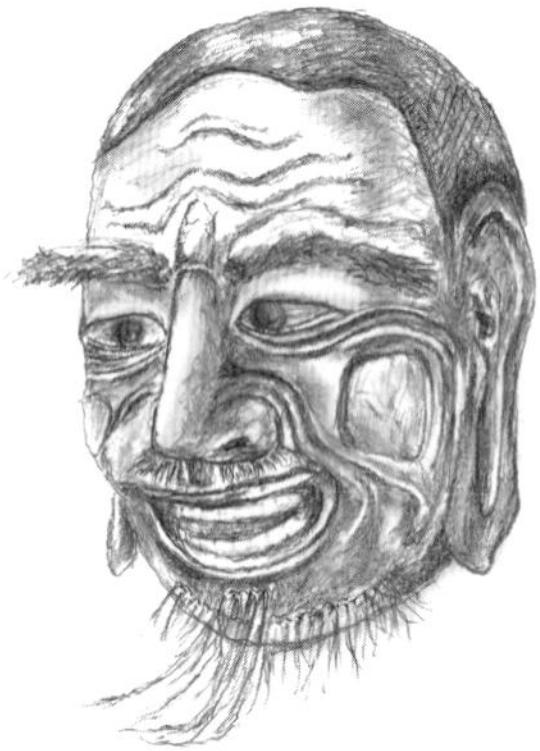

伎楽面太孤父（東大寺）

　面白いことに、これらの面はどれもわずかに口をあいて歯並みを見せていた。多くはにこやかな表情をしているが、中でも太孤父《たいこふ》という面は皺のある顔に微笑を浮かべ白い長い眉や髭を生やし穏やかな翁の面である。能の翁面の原型ともいわれる。それとは対照的に、崑崙《こんろん》という面は悪役の異人で、筋肉が異様に盛り上がった顔に血管が浮き立ち、口の端から上下の牙を見せて怒りの表情をしている。その相手役は力士で、鼻が横に開き、まなじりを上げ、上の歯を見せる、そして大きく見開いた目で睨むなど威嚇の表情をしている。これらの面をかぶって鳴り物に合わせて行列する様子は見ていて楽しかったに違いない。

舞楽面は吊りあごになっているもののほかは大体どれも口をしっかり結んでいて生真面目な感じがするが、それに対して伎楽面はくだけた感じである。伎楽は庶民的で娯楽性が強いが、舞楽は貴族的で娯楽というよりも神仏への奉納の意味が強かったのではないだろうか。

行動面は伎楽面と同様、いろいろな顔をしているが、菩薩とか八部衆など仏像の顔をしたものもあり、お寺の周りを行列して練り歩いたらしい。宗教的な色彩が強い面である。

この宝蔵殿を訪れた時は来館者が少なく、舞楽面などに興味がある人はあまりいなかったようで、お陰で心行くまでゆっくり鑑賞できたのである。

あごが外れた顔

そんな恵まれた時間、並んでいる舞楽面を一つ一つ見て歩く中で、陵王、納曾利の面が吊りあごの紐が長くなっていて口を大きくあけているように見えた。それをしばらくじっと見ているうちに、あごが外れてしまったのではないか、といった感じがしてきた。

あごが外れるというのはあごの関節が脱臼した状態のことである。これはめったに起きないが、人によっては大きく口をあけたときに起きることがある。片方の関節が外れるとあごはその反対側にずれて口が少しあいた状態になるが、両方の関節が外れると、あごは前に突き出て口があいた状態になる。納曾利の吊りあごはまさにこのときの顔だったのである。

あごの脱臼については鷗外が小説『カズイスチカ』に詳しく述べているので少し引用してみよう。これは自伝的小説で、主人公の医大生は彼自身である。開業している父の手伝いに行ったとき、「二十ばかりの青年が来た。色の青白い面長な男である。下顎を後下方へ引っ張っているように口を開いているので、その長い顔が殆ど二倍の長さに引き伸ばされている。絶えず涎が垂れるので、畳んだ手ぬぐいで顎を拭いている。……昨夜カルタ会で勝ったのが愉快で、大声に笑った拍子に、顎が両方一度に外れた……」とある。

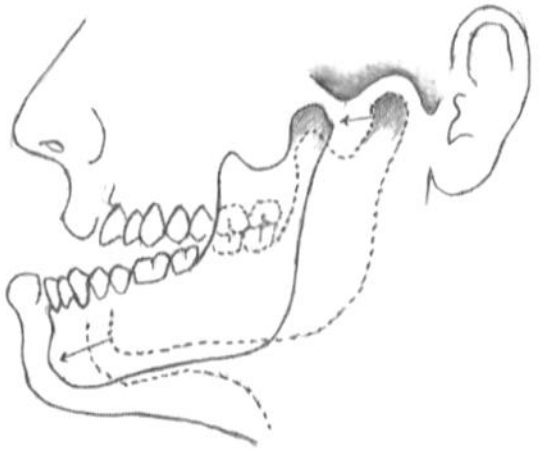

顎関節の脱臼

あごの関節は、頭の骨にある関節の窪みに下顎骨の関節頭が軟骨様のものを間に挟んで収まっているといった構造をしている。普通、大きく口をあくと、関節の窪みの中央にあった関節頭は窪みの前にある突出した部分をわずかに超えたところまで前進する。そして口を閉じるときには関節頭は後退してもとの位置に戻る。関節が脱臼するというのは、関節頭が窪みの前にある突出部をずっと越えて前に出てしまって戻らなくなった状態である。そうなると、ひどい受け口になり、あごの先が突き出て顔が長く見えるようになる。口は半開きの状態になり、あごを動かすことや喋ることができず、また関節が痛いので涎がとめどなく出る。この小説にはこうした状況がよく描かれている。

医大生は父に促されて、「両手の親指をガーゼで厚く巻いて、それを口に挿し入れて、下顎を左右二カ所でおさえたと思うと、後部をぐっと押し下げた。手を緩めると顎は見事に嵌ってしまった。父は下顎の脱臼は昔は落架風といって、ある大家は整復の秘密を人に見られないように、大風呂敷を病人の頭にかぶせて、術を施したものだ」とある。

あごの脱臼を直すのはその通りで、関節の突出部を乗り越えて前に出た関節頭を下に押し下げて突出部の後ろへ戻せばよい。あごを前から押さえて後ろへ押し込もうとしてもあごは動かない。関節の構造がよくわからなかった頃は、これは秘伝だったというのである。両手の親指にガーゼを厚く巻いたのは、関節頭が収まった瞬間あごは強く閉じるので、歯で咬まれて怪我をしないための大切な備えである。

そして、あごの脱臼を昔は落架風《らっかふう》といったというのも面白い。これは一六八六年の『病名彙解』という本には「落架風、おとがひのかきがねのはづるることなり」とある。字面からすると、架つまり棚がその留め金が外れて落ちる病ということで、昔の人は顔の様子からそのように見たのだろう。まさに紐が延びて下がってしまった吊りあごなのである。

筋肉が伸びたあご

また、納曾利の吊りあごでは、あごが外れただけでなく筋肉も伸びてしまったかとも思った。そんなことは実際には起こるはずがないのだが、あごを吊っている紐が長すぎて常識的に考えられるあごの位置からずっと下がっていたのでそんな風に感じたのである。

人のあごにはいくつかの口を閉じる筋肉と開く筋肉が付いている。普通に口を開くときには、閉じる方の筋肉が緩んで開く方の筋肉が収縮する。そして、口を閉じるときは開く筋肉が緩んで閉じる方の筋肉が収縮する。そんな筋肉が関わっているあごであるが、口が開いたままでいることがある。それはあごが開いた所で留まっている状態で、日常的によく起きている。例えば、サッカーを観戦している観衆を見ると、叫んでいる人は別として、黙って見ている人の多くは口を軽く開いていて、試合に熱中するとさらに大きく開く。このとき口を閉じる方の筋肉は、口が開いたところであごが留まるようにあごを支えている。開く方の筋肉のわずかな緊張と下顎骨の重さに釣り合うように閉じる方の筋肉が緊張し収縮を保っているのである。閉じる方の筋肉の緊張が高まって収縮が大きくなれば、あごは上がってしまうし、その緊張が緩めばあごの自重と開くほうの筋肉の緊張とであごは下がってしまう。吊りあごでは左右の紐の長さを調節することで自在にその高さを決められるが、人のあごではこうした口を開閉する筋肉の緊張のバランスによってその高さが決められている。

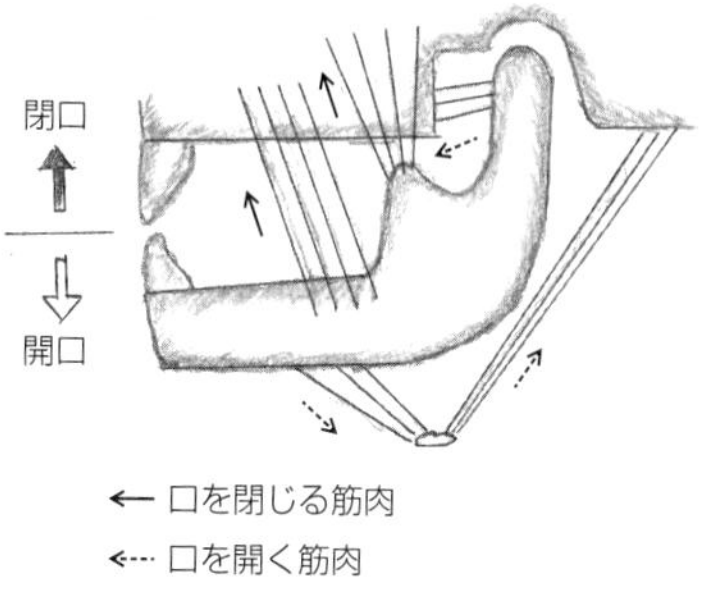

あごを支える主な筋肉

われわれが無意識に遠くの方をぼんやりと眺めているようなとき、やはり口はわずかに開いている。上下の歯は当たっていない。このとき口を開く方の筋肉はすっかり緊張が解けて、口を閉じるほうの筋肉はあごの重さを支えるためにごくわずかに収縮したまま緊張を保っている。これはあごの筋肉全体として最も活動が少なくなったリラックスした状態で、あごにとっては安静状態にある位置ということになる。この位置から口を閉じるとき、閉じる方の筋肉が収縮して上下の歯が噛み合うところまであごが上がる。逆に、口をもっと開くときには、閉じる方の筋肉が緩んで開く方の筋肉が収縮する。つまり、あごの全体の筋肉の活動が最も少ない状態のときのあごの位置が起点となって、それぞれの筋肉が収縮してあごの運動が始まるのである。

ただ、この場合、それぞれの筋肉は勝手に収縮したり緩んだりしているのではなく、すべて神経中枢の指令に基づいている。あごの筋肉は延髄にある神経中枢の活動が神経線維を通って筋肉に伝わり、それに応じて緊張を起している。一方、筋肉の状態は常に筋肉内にあるセンサーによって感知され中枢にフィードバックされて、それによって筋肉の緊張が調整されるのである。また、あごを閉じる筋肉と開く筋肉は互い違いに収縮、弛緩するように調整されていて、普通は両方が同時に収縮することはない。

したがって、先の筋肉が延びてしまって口が大きく開いたままということは、口を閉じる方の筋肉がすっかり緩んでしまったということになるが、実際には起こらない。しかし、神経中枢やその付近に何か異変が起きると筋肉の緊張やその調整がうまくいかなくなる。当然、あごの動きは混乱する。それが病気として現れた典型的な例がハイネのあごである。

神経が侵されたハイネのあご

ハイネは前章に出てきたが、ゲーテに並ぶ十九世紀初めのドイツの代表的な詩人である。

彼は脊髄癆という神経性梅毒に罹り悲惨な生涯を送った。この病気では脊髄から出る神経の元の部分が菌に侵されるため、体に異変が起きて痛みが出たり、手足を動かせなくなったりする。彼の場合はあごの筋肉に関わる脳神経も侵されたため、噛むことや飲むことができず、喋ることもできないという非常に苦しい状態にみまわれた。彼は自分のそうした病状を友人や出版業者への手紙に細かく書いている。

それによると、最初に徴候が現れたのは三十五歳頃で、一八三二年十月、左手の二本の指がしびれるようになった。三七年九月には目を患い、体に麻痺が出てきた。翌年視力が著しく減退し、執筆が困難になり口述筆記せざるを得なくなった。四三年以後は左のまぶたがしびれ、次いで右もしびれるようになり、ものを見たり書いたりするのに手でまぶたをこじ開けなければならないほどになった。四六年九月、言語、咀嚼器官はすっかり麻痺し、この数カ月で喋ったり食べたりすることができなくなった。噛む

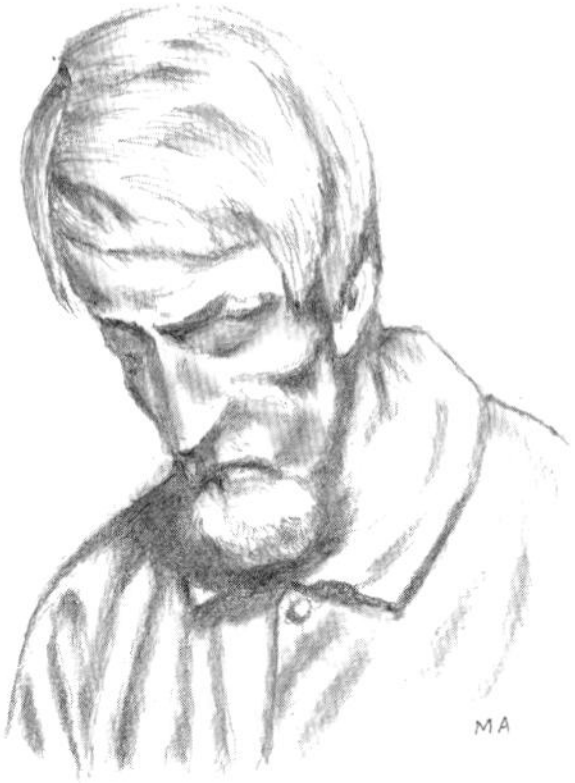

晩年のハイネの像

ことや飲み込むのがとても苦しく、味覚もなくなってきた。そのためひどくやせ細ってしまった、と書いている。

この頃になると、彼はしばしば意識を失うようになる。そして四八年四月、この数週間、病状はさらに悪化し、あごがしびれて喋ることができず、もはや口述筆記もほとんどできなくなった。ただ頭だけは自由闊達に働き、精神は明晰だという。同年六月、全身がすっかり麻痺し、ベッドに横たわるしかできない状態になり、がたがたと痙攣が起きると恐ろしい。右手もいうことをきかなくなり、口述筆記はあごがしびれているので拷問に遭うような苦しさだと記している。こうした状態は一八五六年二月に亡くなるまで八年間も続いたのである。

脊髄癆は延髄や脊髄から出る神経が侵されるが、どの神経が侵されたかによって手足、胸、腹、腰などに痛みやしびれ、麻痺、運動障害などが現れる。いま引用したハイネの訴えを見ると、手指、目、あご、口に関するものが主であるが、あごと口についていえば延髄から出る三叉神経、顔面神経、舌咽神経、舌下神経などが侵されたと考えられる。

普通、顎骨と筋肉があればあごは自由に動くし、それに歯があれば噛めるだろうと思ってしまう。しかし、先に言ったように、筋肉は勝手に動くわけではなく神経中枢からの指令によって動く。したがって、その中枢が侵されると筋肉は統制を失い、あごはうまく動かなくなる。そんな大事な神経であるが、その中の大きなものが三叉神経である。これはその名のように延髄から出たところで三つまたに分かれている。そのひとつである下顎神経はあごや顔の感覚とあごの筋肉の全ての運動を制御しているのでこの神経がやられると影響が大きく、あごの機能は全部止まってしまう。あごのしびれや麻痺が起きたり、あごの運動ができず喋ったりものを噛んだりすることが全くできなくなるのである。味覚にはこの三叉神経と舌咽神経が、またものを飲み込むには唾液の適度な分泌と舌や咽頭の統制のとれた運動が必要だが、それには顔面神経、舌咽神経、舌下神経が関わっている。これらの神経中枢が侵されると味覚がなくなったり、物がうまく飲み込めなくなったりする。ハイネはこうした広範囲の神経のダメージによって、あご全体がしびれ、口は半開きの状態で、唾液が出ても飲み込めずにいつも涎をたらしていたのである。

　梅毒性脊髄癆はいまでは抗菌薬や抗生物質のお陰で見られなくなった。この病気はとくに公にし

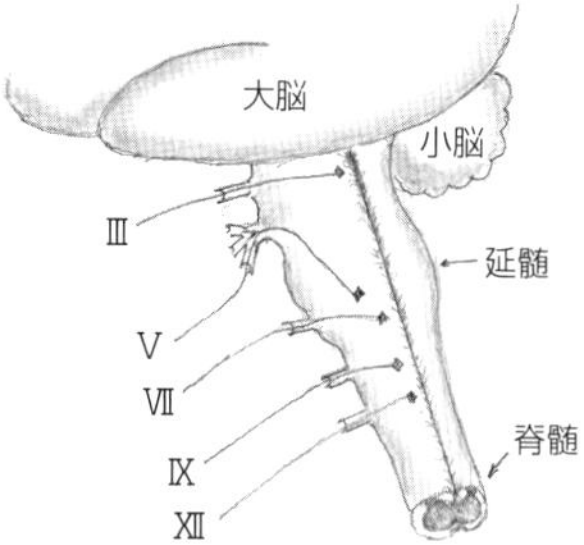

あごを支配する脳神経の中枢
Ⅲ：動眼神経　Ⅴ：三叉神経
Ⅶ：顔面神経　Ⅸ：舌咽神経
Ⅻ：舌下神経

たくないものであるが、ハイネはあえて自分の病状を克明に記録し公表した。あごがうまく動き、ものが支障なく食べられ、不自由なく喋ることができるには、それに関わる神経の正常な働きが不可欠であることをハイネは身をもって教えてくれたのである。

獅噛み

話かわって、陵王の面と同じように、戦場で味方を鼓舞し敵を威嚇するため、獅子や竜などの頭を甲冑に付けたものがある。

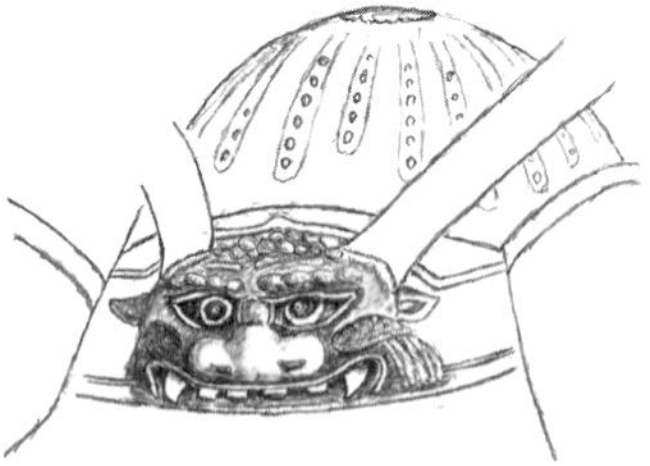

かぶとの眉庇に付いている獅噛み
（春日大社の赤糸威梅金物鎧）

先に奈良の春日大社を訪れたときのこと、その宝物殿の展示室中央に一領の甲冑が展示されてあった。説明によると源義家が奉納したと伝えられるもので、赤糸威梅金物《あかいとおどしうめかなもの》鎧《よろい》の名で鎌倉時代末期の最高の工芸技術が駆使されているという。そのかぶとの眉庇《まびさし》のところを見ると、鍬形の付け根に獅子の頭が付いていた。それは下あごのない獅子頭で、上の歯を剥きだし、ガラス玉でできた大きな目が睨み、小さいながらも迫力があった。このような飾りは「獅噛《しが》み」

と呼ばれている。

　普通、かぶといえば頭を覆う丸い鉄の鉢とその周りに頸を守るためよろいのように鉄の板を紐で連ねたものが付いた形を思い浮かべるが、それは源平時代のかぶとで日本のかぶとの基本形だという。時代が下るとさまざまな形や飾りの付いたものが出てくる。中にはかぶと全体が鬼の頭や獅子頭になっているものもある。それらは先の獅噛みと同様、下あごが付いておらず、被ると鬼や獅子が口を大きく開けて頭を噛むような格好になる。

　しかし、そのような形の被り物は実はずっと古い時代からあった。奈良時代の作とされる興福寺の八部衆の中の五部浄像は象の頭を被っているし、乾闥婆《けんだつば》像《ぞう》は大きな獅子頭を被っている。また、興福寺東金堂の平安初期に作られたという多聞天像のかぶとには眉庇に大きな獅噛みが付いていて頭を噛んでいるようである。

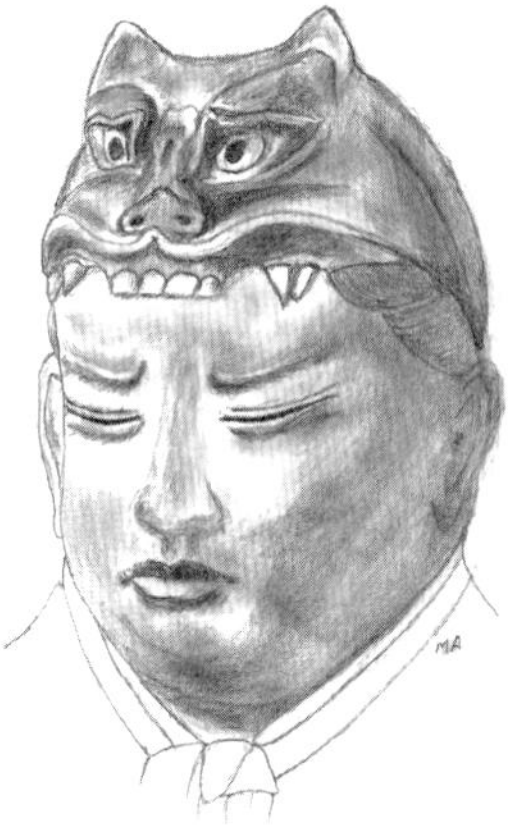

獅子頭のかぶと
（興福寺八部衆の乾闥婆像）

　四天王像などではこうしたかぶとのほかに獅噛みがよく使われているところがあ

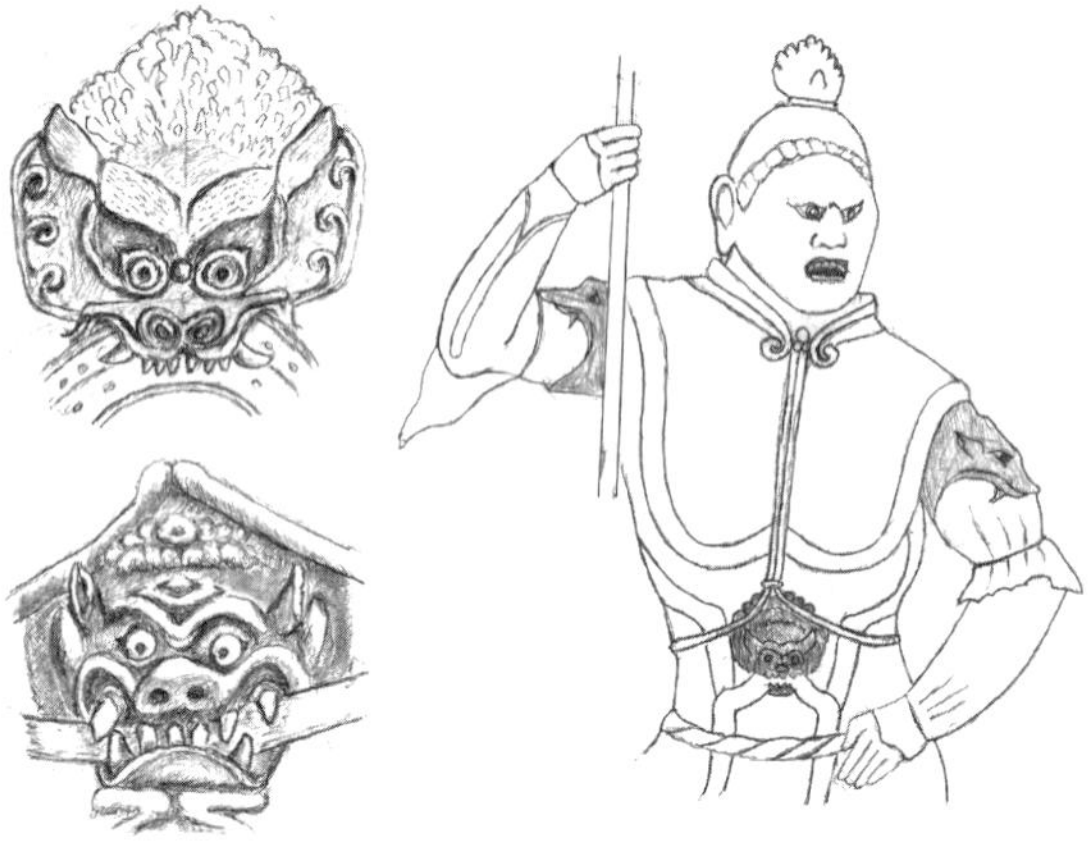

東大寺法華堂の持国天像（右）とその帯喰い（左上）、浄瑠璃寺の持国天の帯喰い（左下）

る。それらはみな腰帯を締めているが、その中央にバックルのような帯止めがついている。花をかたどったものが多いが、中には獅子や鬼のような恐ろしい顔をした獅噛みになっているものもある。これはとくに「帯喰い」という。その多くには下あごが見えない。東大寺法華堂の四天王像では前掛けのような前楯の上縁を獅子が噛んでいる。しかし、浄瑠璃寺の四天王像や興福寺中金堂にある多聞天と持国天の像の獅噛みには下あごがあって、上下の歯でしっかり帯を噛んでいる。

　獅噛みは奈良時代にできた像によく見られることから、かなり昔からあったらしい。インドでは建物の四隅などに描かれ、魔除けの装飾とされているという。

四天王、十二神将、それに八部衆の像のなかには胸、肩、腰に革で作ったよろいをつけたものがある。その肩を覆う肩甲の袖口が竜や獅子の頭になっているものがある。とくに東大寺戒壇堂の像でははっきり見ることができ、獅子か竜のような動物が口を大きく開き、そこから腕が出ている。これも獅噛みのひとつで「肩喰い」という。同じように、膝下につけられているものは、「膝喰い」と呼ばれている。

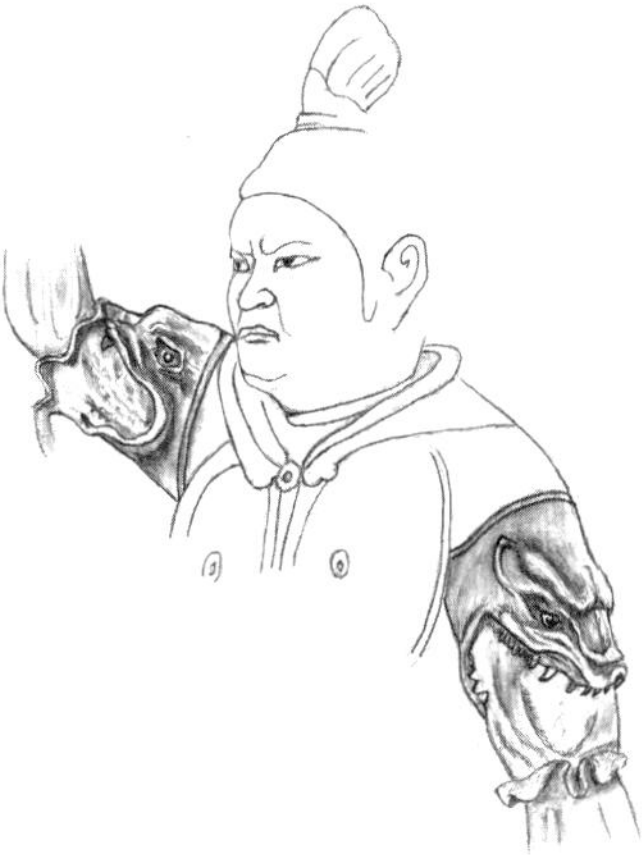
東大寺戒壇堂の多聞天像の肩喰い

　このように獅噛みは甲冑のいろいろな所に付いているが、自分の勇ましさをアピールし敵を嚇《おど》すための飾りである。口を開いて噛もうとする形、あるいは噛んでいる形はすべての動物に共通する威嚇や攻撃の姿であり、勇ましさを表すには単純でわかりやすい。だから古くから使われてきたのだろう。

　さて、これまで舞楽面陵王などの吊りあ

ごから獅噛みまで、さらにあごに関する生理学的なことを含めて述べてきた。あごというと暗黙のうちに下あごを指しているが、あごが痛い、あごが外れたとなると、あごの関節ということになる。普通はそれでもことが足りる。でも、あごはそれだけかというとそうではない。上にもある。上あごと下あごがあってこそ、あごとしての役目が果たせるわけで、あごといえば上下のあごを指すのが本来正しいのだろう。

下あごは下顎骨の部分としてはっきりしているが、上あごとなると頭と繋がっているのでどこだかわかりにくい。解剖学的には上顎骨と口蓋骨であるが、一般的には鼻から下の部分と口蓋や上の歯が生えている部分である。上あごというとよく口をあけて口蓋を指したりするが、本当はもっと広い範囲なのである。

陵王や納曾利の吊りあごは二本の紐で吊り下げられていた。紐がなければ下あごは取れてしまう。上あごだけでは用を成さなくなる。まさにその紐が命綱である。陵王、納曾利の面はそんなきわどい吊りあごによってほかの面や獅噛みなどとは違って動的になり、奇怪な顔の作りと相俟って不思議な雰囲気を醸し出しているのである。

第十章　ウィーンの音楽家の歯の物語

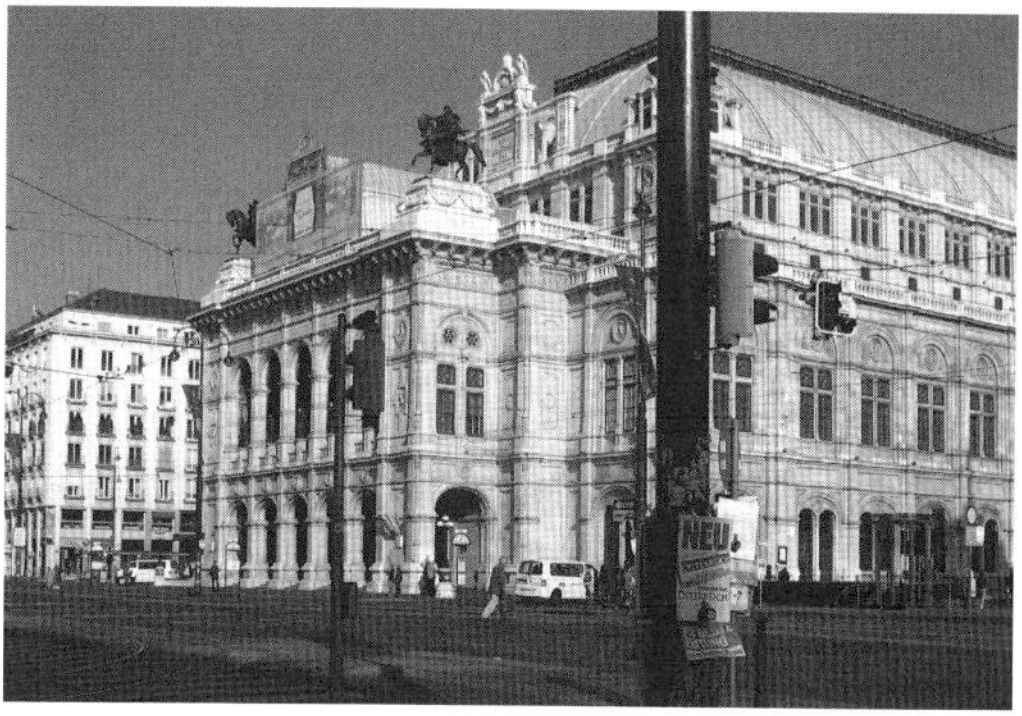

ウィーンのオペラハウス

ウィーンの音楽といえばウィンナワルツである。ワルツは四分の三拍子の軽快な舞曲で、クラシックの世界には古くからあった。それらは短い曲であったが、それをいくつもつなげ、その前後に導入部、終結部をつけて一つの楽曲に完成したのが父ヨハン・シュトラウスである。曲の大部分が三拍子を基調とし、しかもそのリズムを前面に出したスタイルは当時の旋律に重きを置く音楽の中では異色であり、音楽を庇護する貴族たちからは品のない音楽と見下された。しかし、その心地よいリズムは一般大衆に受け入れられ、やがて音楽の一つのジャンルとして認められるようになったのである。

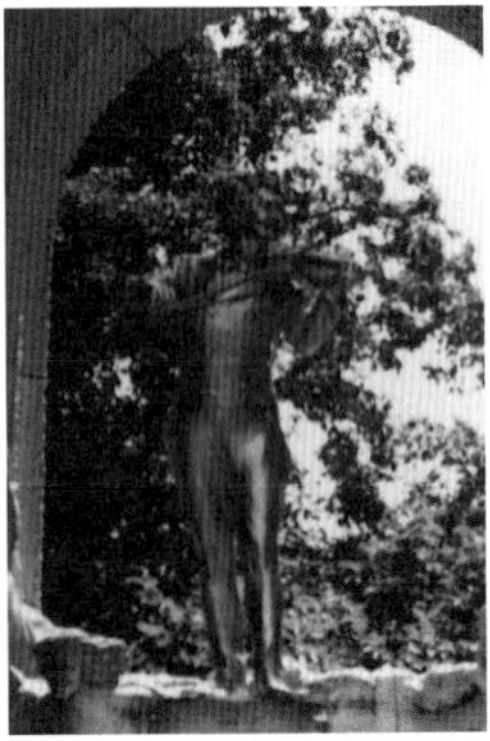
ヨハン・シュトラウスの金色の像

ところで、その心地よいリズムとはどういうものか。ワルツは三拍子で各拍子は等間隔なのが普通だが、ウィンナワルツは二拍目と三拍目との間が微妙に長いのが特徴である。

十年ほど前、はじめてウィーンを訪れた。そこではそのウィンナワルツがどのように演奏されているかを聞くのが楽しみだった。シェーンブルン宮殿広間での演奏会は十数人の専属のオーケストラだったが、いかにも手馴れた感じに次々にワルツやポルカを演奏していた。それらを聴いていると、拍子の間のとり方はいつもCDなどで聴いているものとはどこか違った感じだった。とくに記憶に残ったのは、「美しく青きドナウ」ではワルツの最初の一小節、驚いたことに一拍目と二拍目の間が非常に長く、極端にいえば二拍目は忘れた頃にやっと出たといった感じだった。それから三拍目までもやや間があった。それはこれまで聴いたことのない誇張されたものだった。演奏者たちは曲によって自在にリズムの取り方を変えているようで、まさに地元ならではの演奏かと思ったのである。街のレストランやホイリゲという郊外の居酒屋での演奏でも、やはり二拍目をやや長くとるが、それぞれ独特の間のとり方をしていた。

父シュトラウスがヨーロッパ中を演奏旅行して絶賛されたワルツがどのようなものであったか知る由もないが、聞く人々をすっかりとりこにしたというのはこのような二拍目を長くとる演奏だったに違いない。一度聴くと耳から離れがたい独特のリズムである。

新春恒例のウィーンのニューイヤー・コンサートでは必ずアンコールに「美しく青きドナウ」が演奏される。このオーケストラはウィーンの風土、気質を十二分に備えたウィーン・フィルであるが、さすがにシェーンブルン宮殿で聴いたようなオーバーな癖のある拍子のとり方はしない。しかし、二拍目は微妙に長く、そして三拍目は軽くときには気付かない程度に弱く、上品に演奏している。

そんなウィンナワルツとならんで、もう一つウィーンで広く好まれているのはモーツァルトの音楽である。先に述べた演奏会などでもワルツ、ポルカに混じってモーツァルトの小品が演奏されていた。また、市の中心にあるシュテファン大聖堂から南に伸びるケルントナー通りは休日ともなれば歩行者天国になるが、通りのあちこちに人の輪ができて、中からいろいろな音楽が聞こえてくる。ワルツはもちろん、「アイネ・クライネ・ナハト・ムジーク」や「魔笛」などからの旋律がアコーデオン、バイオリン、ギター、サックスなどで奏でられ、周りの人たちは熱心に聞きほれている。彼らはモーツァルトも大好きなのである。そのせいか、音楽には関係のない有名なカフェやチョコレートにまでモーツァルトの名が付けられている。もっとも、チョコレートは彼の大好物だったようで、それがもとで生涯歯痛に苦しむことになったとも思われるが、とにかくどこに行っても彼の肖像画が

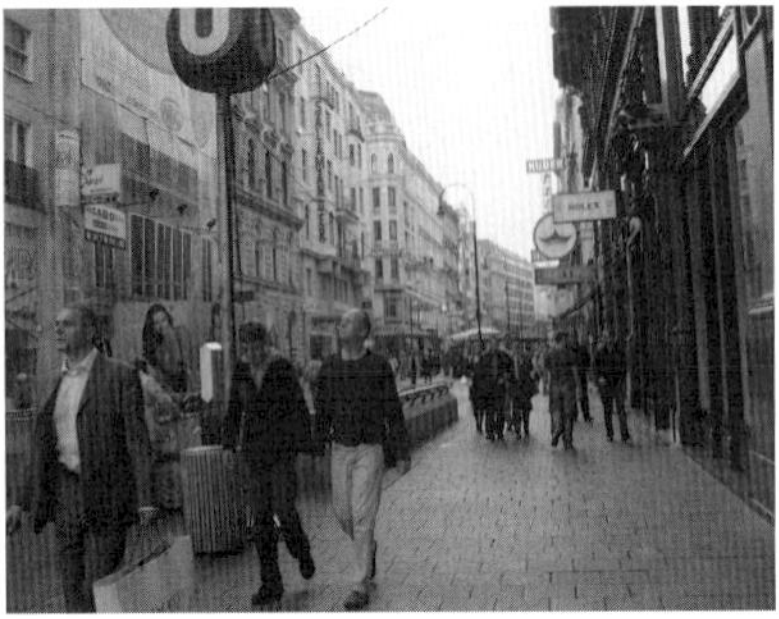

ケルントナー通り

ついたチョコレートが目につく。

そこで、このウィーンと関係が深い音楽家のうち、主にこのモーツァルトとベートーヴェンを取り上げ、彼らの歯がどうだったかを見て行くことにする。

モーツァルトの虫歯

まずはモーツァルト。彼はザルツブルクで生まれたがやがてウィーンに出て、そこを拠点として活躍した。幼い頃からザルツブルク宮廷の楽士だった父親に連れられてヨーロッパ各地に頻繁に演奏旅行に出かけたが、その間の彼の様子は父親や彼自身の手紙によってある程度知ることができる。そこには生来頑健でない彼が過酷な旅で体調を崩し、さまざまな病気に罹り、歯の痛みにもかなり悩まされていたことが窺える。そして、リウマチ性の病気が彼の生涯を通じていつも関わっていたことが注目される。

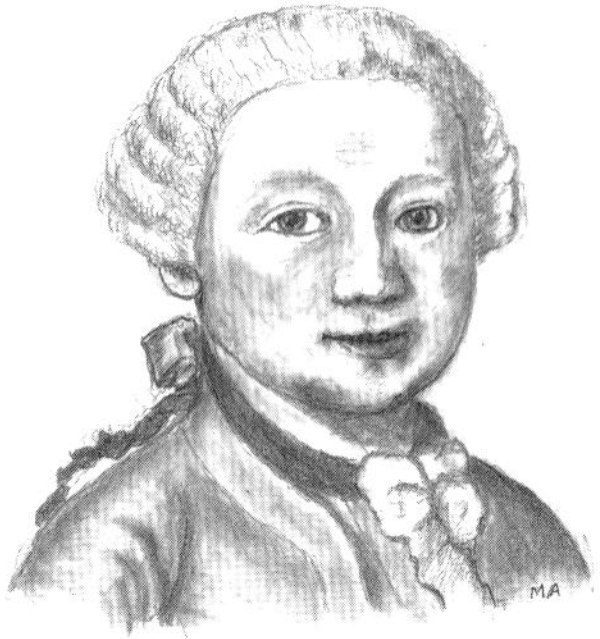

モーツァルト六歳のときの肖像画

一七六二年、六歳半のモーツァルトが家族でウィーンに旅し、宮廷に呼ばれてマリア・テレジア皇帝一家の前でピアノ演奏し、絶賛されたことは有名な話である。これはピアニストとして華麗なデヴューであるが、父レオポルトによると彼は旅の途中でひいた風邪が治りきらず、体調はよくなかった。その夜、発熱し、両方のすねと肘、尻にコイン大のやや盛り上がった赤い斑点ができ、触るととても痛がった。そこで手持ちの薬を飲ませ休ませたところ、一週間ほどで収まったという。これは今ではリウマチ性結節性紅斑と考えられている。一七六五年にパリからオランダに向かう途中でも同じような症状が起きて、治るのに二週間ほどかかったという。また、翌一七六六年、ミュンヘンの宮廷でピアノ演奏したが、その夜から体の具合が悪くなった。四、五日すると高熱が出て、足の指、ひざが動かせず、痛みで誰も寄せつけないほどだった。睡眠がとれずにひどく衰弱したという。そしてさらに、彼が亡くなる二週間前、義妹によると、高熱と激しい頭痛があり、手足が腫れて痛みがあり、曲げられなかったという。これらはリウマチ性の多発性関節炎とみられる。こうしたリウマチ性の病気はいまではよく知られ早期に治療されているが、実はモーツァルトの命取りになったのである。

モーツァルトはよく風邪をひいた。冬の寒いとき馬車であちこちに旅し、食事も非常に不規則であったらしく、風邪をひくのは仕方がなかったかもしれない。一七六四年二月、パリで八歳になったモーツァルトは高熱を出し喉の痛みを訴え、やがて喉がふさがり呼吸困難になるほどであった。およそ一週間でようやく元気を取り戻したが、その三カ月後、再び同じような状態になり、予定された演奏を中止した。翌年九月にも重い風邪に罹り、快復するまでに二週間ほどかかった。一七七〇年一月、ミラノで風邪をひいたが軽くすんだ。一七七八年二月、二十二歳のときパリへ行く途中マンハイムで風邪をひいた。頭痛、喉のひどい痛み、目と耳も痛かった。二、三日安静にしていた。一七八〇年十一月、ミュンヘンで風邪をひいた。食欲がない。二日間休養したが、オペラの稽古をしたら風邪がひどくなったのでしばらく部屋に閉じこもっていた。一七八六年一月、外出から帰ると激しい頭痛と胃の痛みが起き、ひどくなるようだった。一七八九年八月、フランクフルトへの旅で汗をかき風邪をひいたらしい、体の痛みで眠れなかった、などの記録がある。

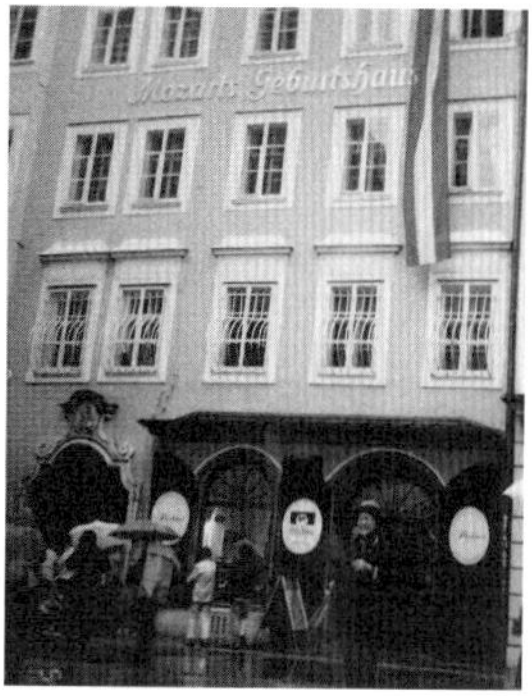

モーツァルトの生家

この風邪の記録は発熱や喉の痛みなどで寝込んだり、演奏会を休演したりしたものだけで、実際には軽い風邪、鼻風邪などにはもっと罹っていたに違いない。発熱して喉が痛い、喉が塞がるなどは扁桃腺炎と考えられ、繰り返しそのような症状があったとするといつも扁桃が肥大していた可能性がある。

歯の痛みについての記載もよく出てくる。

六歳のとき臼歯が生えてきて左のあごに腫瘍ができたというのが最初である。これは下あごの第一大臼歯が生えてきたということだろうが、この腫瘍とは何なのか。腫れだとしても永久歯が生えるときにあごが腫れることは普通ないだろう。のちに父レオポルトが幼い孫の歯痛をみて息子モーツァルトと同じだと言っていることからすると、臼歯が生えてきたこととは別に、左の乳歯が虫歯で化膿してあごが腫れたというのではないだろうか。

一七七〇年、四月にいつものように片側に少し歯の痛みがある、十一月には数日来いつもの歯痛が片側にでて腫れている、と父レオポルトは書いている。この歯痛やあごの腫れは臼歯の虫歯によるものだろう。片側としか書いてないので左右どちらだかわからない。痛みの程度もわからないが、あごが腫れているとなると虫歯がかなり進んで骨にまで炎症が及んだのではないか。そうなるとひとりでに治まることはないが、歯髄部分が開放されればひとまず痛みは軽くなり腫れも引くはずである。

一七七四年、十九歳になろうとする十二月、寒気に当たったせいか歯が痛む、腫れてきた、一週間ほど部屋に閉じこもっていたが、頬の内外から顔まで腫れて右目も潰れた云々とある。この歯の痛みは一七七〇年の片側の歯痛と同じ部位かどうかわからないが、右目が潰れるほど腫れたとなるとこれは右の上顎臼歯に原因があるといえるだろう。顔の右側がひどく腫れたということからは上の臼歯の虫歯による歯髄の炎症が骨にまで急激に拡がったとみられる。どのような処置をしたか記載がないが、父レオポルトは自分も歯の痛み、リウマチによる手足の痛み、胃の痛みなどによく悩まされていたためいろいろな薬をもっていた。鉱物性、植物性の解熱剤や痛み止め、抗痙攣薬などである。モーツァルトは翌年一月十三日には依頼されていたオペラの初演指揮をしているところをみると、なんとか収まったらしい。この後、一七八五年ウィーンへ行ったとき、彼はまた歯痛がひどいらしいなどと父が書いている。以後、一七九〇年に頭痛、歯痛とあり、モーツァルトは亡くなる間際まで歯の痛みに悩まされていたらしい。

以上が書簡集にあるモーツァルトがよく罹り、悩まされていた病気である。そして、一七九一年九月頃、友人に頭が朦朧として気力も尽き果てた云々、と書き

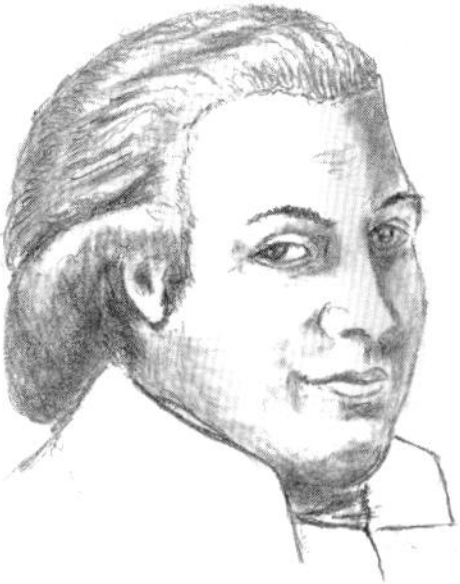

モーツァルト三十四歳のときの肖像画

おくっているが、その三カ月後から最期の床に就いた。

モーツァルトの死因をめぐってこれまで多くの説が出されているが、現在では急性リウマチ熱が主な原因とするのが大方の医学的な意見である。その理由は先に述べたように彼は繰り返しリウマチ性の病気に罹り、晩年はかなり重症であったことである。この病気はさまざまな要因によって惹き起こされるが、リウマチ熱には連鎖球菌が大きく関わっているとされている。この点に注目したのはスイスの歯科医師カール・ベーア（一九六六）である。

彼はモーツァルトの書簡集の調査と医学史的研究から、モーツァルトが幼い頃から風邪で扁桃腺炎を起こしやすく、またいつも歯の痛みに悩まされていて、顔が腫れるほどのひどい虫歯があったことから、両者に関係する連鎖球菌が口や喉にかなり多く常在していた可能性があり、その代謝産物が病気の要因になったと説明したのである。

かつて、常に虫歯や歯周病があったり扁桃腺炎によく罹ったりすると、リウマチ性の病気や心内膜炎、腎炎など口や喉から離れたところに病気が起きるという病巣感染説が注目されたことがあった。そのメカニズムははっきりしないが、細菌やアレルギーが関わっていると考えられていた。今では抗生物質や抗リウマチ薬など有効な薬によってこれらの病気は抑えられ、虫歯や歯周病も早期に治療されるので、こうした考えはほとんど用を成さなくなった。

モーツァルトの急性リウマチ熱はまさにこの病巣感染に相当するものと思われる。

モーツァルトは歯痛を痛み止めで凌いでいたようなので、晩年には虫歯が大きくなり歯が壊れていた可能性がある。彼は歯が悪く、亡くなる頃には口をあけると容貌が醜くなったともいわれる。頭蓋骨でもあれば確かめられるが、あろうはずがない。ところが、ザルツブルクの国際モーツァルテウム財団にそれが保管されているというのである。本物だというが信じがたい。モーツァルトが亡くなるとその遺体は早々にシュテファン大聖堂の外の小さなチャペルに移され、庶民レベルの安い費用で何人かと一緒に埋葬された。墓標もなかったということからすれば、十年後に改葬のため掘り出されても当人の頭蓋骨かどうか判定できなかったのではないか。数年前にＤＮＡ鑑定すると聞いたが結果はいまだに聞こえてこない。彼の歯や噛み合わせの様子は推測するのみである。

ハイドンの頭蓋骨

ここでちょっと寄り道してハイドンに触れておこう。ハイドンはいうまでもなくモーツァルト、ベートーヴェンの先輩で、両者に大きな影響を与えた作曲家である。一七八五年モーツァルトは父に連れられてウィーンのシュテファン大聖堂近くにハイドンを訪ねた。そのときモーツァルトが弦楽四重奏曲の試演を行った。これに対してハイドンは自分が知る最大の作曲家だと激賞したという。ハイドンはモーツァルトよりも二十四歳年上で、この頃からよく交流があったらしい。一七九〇年モーツァルトはロンドンに発つハイドンを見送るが、これが永遠の別れになった。

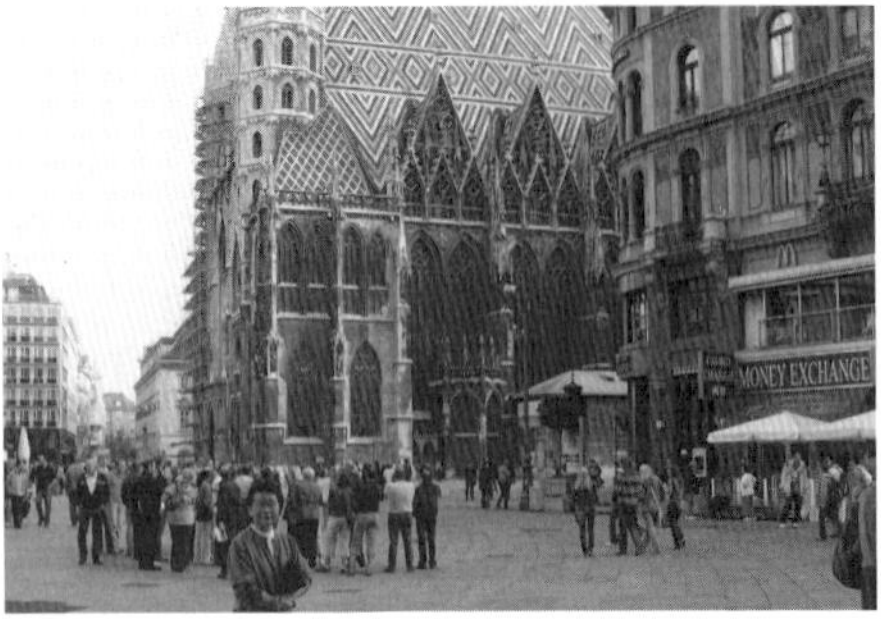

シュテファン大聖堂

一方、ベートーヴェンは幼い頃からモーツァルトにあこがれていた。一七八七年十七歳のときボンからウィーンに短期間出てきたが、その間にモーツァルトに紹介され、ピアノを弾く。これにモーツァルトは、いつかは世の話題になるだろうと賞賛したが、特に指導はしなかったという。このときモーツァルト三十一歳で前年からの頭痛と胃の痛みを抱えていた。

また、ベートーヴェンがハイドンにはじめて会ったのは二十歳頃、ハイドンがボンに招かれたときで、彼が見せたカンタータが注目された。その縁で一七九三年前後ハイドンに師事したが、彼は忙しかったためベートーヴェンは練習課題ばかりさせられ、教えを受けたことはなかったと不満を漏らしている。

　そんなハイドンだが一八〇八年、七十六歳の誕生日には天地創造の記念公演がボン大学大講堂で行われ、モーツァルトのライバルともいわれたサリエーリが指揮し、ベートーヴェンも出席した。その翌年、彼は老衰のため亡くなった。遺体は埋葬されたが、当時盛んだった頭蓋学なるものに熱狂する彼の友人が埋葬された遺体から頭だけ取り出し、骨にして丁重に保管していた。のちに、ハイドンのパトロンだったニコラウス侯が改葬のため墓をあけたところ、頭がないので大騒ぎになった。

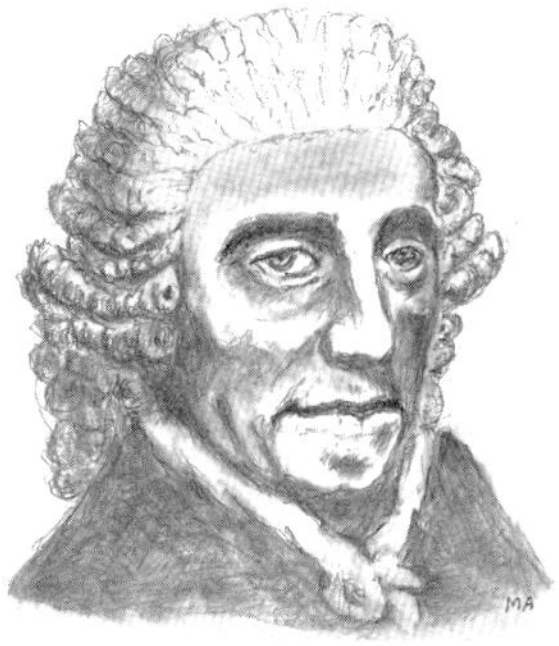

ハイドンの肖像画

犯人として先の友人が挙がったが、彼は別人の頭蓋骨を渡して騒ぎはひとまず収まった。その後、ハイドンの頭蓋骨は転々と人手に渡り、最後はウィーン楽友協会に届けられ一九五四年までそこに保管された。現在は柩に納められているというが死後およそ一五〇年たって元通りになったのである。

　その頭蓋骨、写真で見るとほとんどの歯が抜け、残っている歯は根の部分だけという無残な状態である。当時は満足な治療ができなかったのである。下あごの骨はがっしりした感じで、いわゆるえらが張っている。オトガイ部は肖像画に見るように出ている。

さて、次はベートーヴェンだが、その前に歯と音について述べておきたい。

歯と噛み合わせの音

物を叩くと音がする。歯も軽く叩くと音がする。その音は歯があごに植わっている状態や歯自体の状態で変化する。歯が健康であれば短く硬い音がするが、歯が緩んでいたり歯にひびが入っていたりすると鈍い音がする。だから歯を叩いたときの音で歯の健康状態がわかるのである。

また、上下の歯を噛むと音がする。これは上下の歯が互いに当たって音がでるのである。上下の歯が健康で全部が同時に当たる場合には短い澄んだ音がするが、歯の当たり方が不均等であったり、ぐらついた歯があったりすると濁った長い音になる。これをはっきり聞き分けるには、頭を真っ直ぐに起こした状態で、聴診器の先を相手の頬骨のあたりに付けて、口を軽くあけてから早く噛み合わせるよう指示する。すると、歯が当たる音がはっきり聞き取れる。歯の当たりが均等であれば音は短く一つに聞こえるが、不均等であれば当たる所がいくつもあるためそれぞれの音がずれて重なって長く濁った音に聞こえる。この音の違いは、ピアノで和音を弾くとき、複数の鍵盤を同時に叩くと澄んだ音になるが、叩くのがわずかでもずれると濁った音になるのと同じである。

普通、われわれは歯を噛み合わせるとき全部の歯は同時に当たると感じている。歯は骨の孔の中に柔らかい組織をクッションにして植わっている。そこで、噛み合わせると上下の歯は当たってわずかに沈み、歯の当たりは均等に感じられる。ところが、実際には当たりがわずかに不均等であっても均等に当たっているように感じてしまうことがある。

それは、ある歯が他よりもごくわずかに高いとき、噛み合わせるとその歯は先に当たって沈み、次いで他の歯も当たって沈むが、最終的に落ち着いた時には全体が同じような当たりになるので高さの違いが感じられないのである。このときの歯の当たる様子は、聴診器で聴くとよくわかる。高いところが先に当たってそれからほかの歯が当たる音がまさにピアノで和音をずらして弾いたときと同じようにザラッとした濁った音に聞こえる。

このような気付かない程度の不均等な歯の当たりは、あごの筋肉の緊張を高めて凝りを起こしたり、義歯の場合にはそれを不安定にさせて痛みを起こしたりすることがある。そんなわずかな歯の当たり方の違いを知るのにこの噛み合わせの音が大変役立つのである。

歯で音を聴く

次は、歯で音が聴けるかどうかという話である。これはベートーヴェンに関係するが、彼が二十歳を過ぎた頃から耳が聞こえなくなったことはよく知られている。当時、ピアニストとして大変もてはやされていたが、耳が聞こえなくなることは音楽家として致命的であると考え、彼はそれを人に知られまいと苦心した。しかし、隠し通すことができず親しい友人に告白し、作曲家に転向した。三十歳代には交響曲「運命」や「田園」などの優れた作品を次々に生み出し、五十二歳で亡くなるまで大量の楽曲を作り続けた。彼は耳が聞こえなくなったのにどうしてそんなことができたのか。

彼はピアノの音を聴くのに木の棒を使っていたという話がある。それは棒の一端を歯でくわえ、他の端をピアノの天板に当てて、その音を歯で感じとっていたというのである。この話はのちの伝記作家による創作との見方があり、真偽の程はわからない。でも同じようなことが発明王といわれるエジソンにも伝えられている。

エジソンは少年時代に列車内で新聞売りをしていたが、駅で列車に乗り遅れそうになったとき車掌に耳をつかんで引き挙げられたことから難聴になったという。その彼は蓄音機を作るに当たって家に招いたピアニストが演奏すると、ピアノの縁に歯を当てて音を感じとって

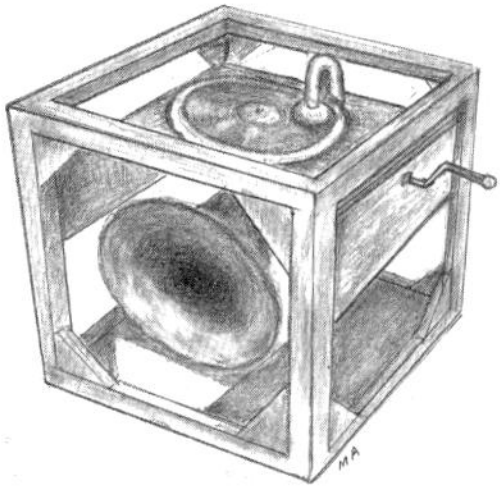

エジソンの試作した蓄音機

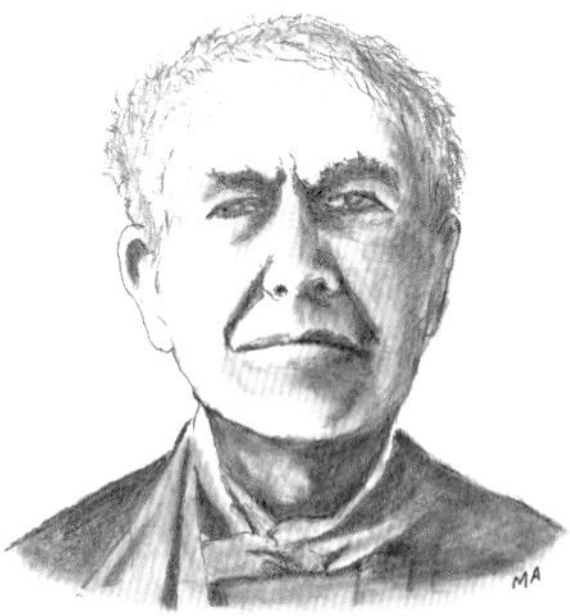

エジソン

いたこと、また試作した蓄音機の音を聴くため、その枠を噛んでいたことが伝えられている。

そこで果たして難聴の人が歯でどの程度音が感じられるかである。ただ、難聴といっても音を機械的に伝達する中耳が悪いのか、もっと奥の神経的な部分が悪いのか、つまり伝音系難聴か感音系難聴かで音の聞こえる程度は違ってくる。ベートーヴェンの場合はこれまで多くの人は感音系難聴だというが、最近、伝音系難聴の可能性があるという意見もでている。エジソンの場合は原因がはっきりしているので外傷による伝音系難聴と見てよいだろう。そこで、伝音系難聴を想定して歯で音がどう聞こえるかをベートーヴェンがやったような方法で試してみた。

まず、外からの音が入らないようしっかり耳を塞いだ。これで鼓膜の振動とそれによる中耳内の耳小骨の動きが止まり、伝音系難聴に近い状態が得られたことになる。

するとと、傍でひとが普通に話している声はかなり小さく遠くに聞こえるが、話の内容はかろうじて聴き取れた。よく耳が遠い人に傍で大きい声で話すと通じるというのはこの状態だろう。次に、ピアノの傍に立ってその音を聴いてみた。話し声よりもよく聞こえるが音の響きが全くない。また、床に絨毯を敷いてその上に立って聴いてみると音はかなり小さくなった。絨毯に防音効果があることがわかる。そこで、木のへらの柄の部分を歯でしっかり噛み、先の部分をピアノの天板に当てて音を出してみた。すると、音は大きく、響きもよく聞こえるようになった。とくに低音部はよく響いて広がりが感じられた。つまり、ピアノの音の振動が木のへらから上下の歯に伝わり、それが頭蓋骨から内耳に伝達されて音として感知されたのである。

ベートーヴェンが木の棒でピアノの音を聴いたかどうかは疑わしいとしても、エジソンもやったように歯でピアノなり蓄音機なり音源になるものを歯で噛むことで音が聞き取れる。自分が試したこの方法は本当の伝音系難聴とはいえないが、それにしても歯が音を聴くのに役立つことが確かめられたのである。また、絨毯の防音効果からすれば、歯を支える組織が緩んで歯がぐらついていると音の伝達が悪くなることも考えられる。ベートーヴェンもエジソンも歯はしっかりしていたに違いないのである。

ベートーヴェンの雪のように白い歯

さて、このベートーヴェン、はたしてどんな歯や噛み合わせをしていたかである。彼がボンにいた頃の容姿について当時の家主は、背が低く肩幅が広い、頭が大きく丸い鼻でどす黒い顔色をしていた。父親は長身で美男だったがそれとは対照的に不恰好で、下唇がやや出ていたという。しかし、口元が出ていた、出っ歯で唇から出ていたなどという人もいる。

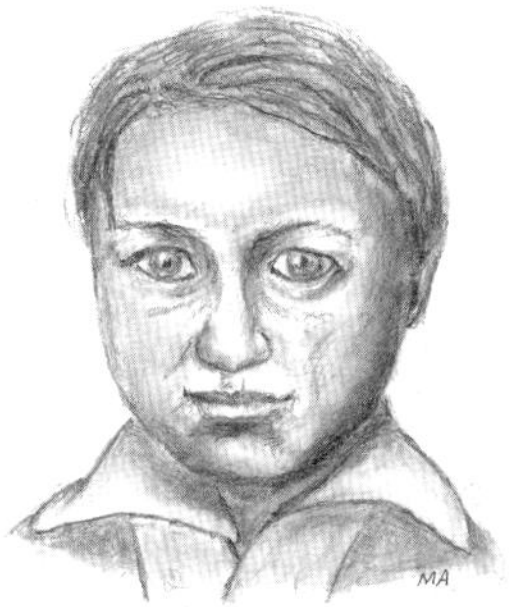

ベートーヴェン十二歳のときの肖像画

ベートーヴェンは多くの肖像画や彫像を残している。その最初のものと思われるが、十二歳の頃の肖像画がウィーンの楽器博物館にある。あどけない顔をしていて、いつも陰鬱そうな顔をしたベートーヴェンにもこんな可愛いときがあったのだと見入ってしまう絵である。これを見た限りあごが少し出ているようだが、口元が出ているとか出っ歯である様子はない。その後、いくつもの肖像画が描かれているが、四十二歳のときのライフマスクを基に作られたという胸像がもっとも忠実に彼の顔を表しているのではないか。ボンのベートーヴェン広場に立つ像はこれが基になっている。それを見ると、口をしっかり結んでいるせいか口幅が広く下唇がやや出ている。前歯や口元が出ている様子はまったくない。

ベートーヴェンの歯に関するものはこの程度で、彼の手紙や友人の記録などには出てこない。ということは、彼は歯には問題がなかったということだろう。ただ、一八二三年、彼が五十三歳のときの記録に、ダルムシュタットから宮廷バイオリニストのルイ・シュレッサーが尋ねてきたとき、「彼は朝食直後のようでナプキンで雪のように白い歯のあたりを繰り返し拭いていた」という箇所がある。年齢から考えて雪のように白い歯というのは不自然である。

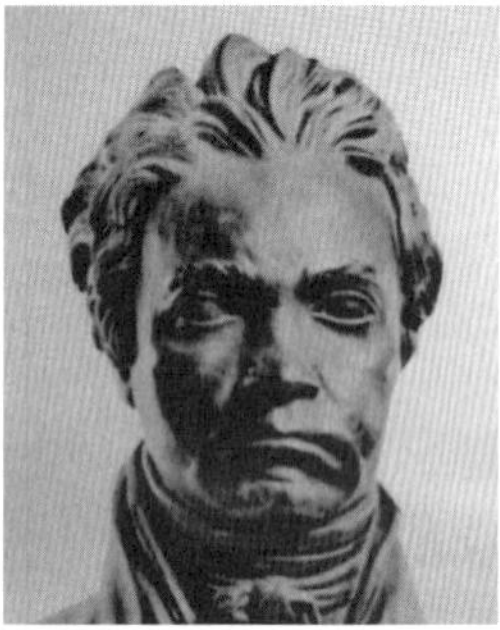

ベートーヴェン四十二歳のときの胸像

健康な歯はエナメル質が透明なので、下の象牙質の色がすけて黄色味を帯びて見える。年齢が高くなるとそれが濃くなるのが普通である。雪のように白い歯となると、エナメル質の石灰化が悪く、透明感がなくなり白濁した状態ということか。この低石灰化は歯ができる過程で起きるが、永久前歯のエナメル質の石灰化は生後十二～四十八週から始まり、四～五年で完了する。この間に何か重い病気に罹ると石灰化が障害されて、歯の表面に帯状の白濁が現れることがある。しかし、歯全体が白いとなると、慢性的な病気、例えば内分泌障害やフッ素などの慢性中毒、先天性梅毒、その他遺伝的な病気を考えなければならない。

ベートーヴェンは生涯のほとんどを病気につきまとわれた。とくに腹痛と難聴にはことのほか苦しめられ、精神的にも大きな負担を強いられた。前歯のエナメル質形成期に罹った病気の記録はないが、あばた面であることから天然痘に罹ったことは確かである。成人後には原因不明の発熱にしばしば見舞われ、晩年には下痢、頭痛、あごや指の腫れなどに悩まされた。その様子は手紙や会話帖などの記録からある程度わかるが、何の病気かわからない。彼がそうしたいろいろな病気に次々見舞われるのには何か重大な基礎疾患が

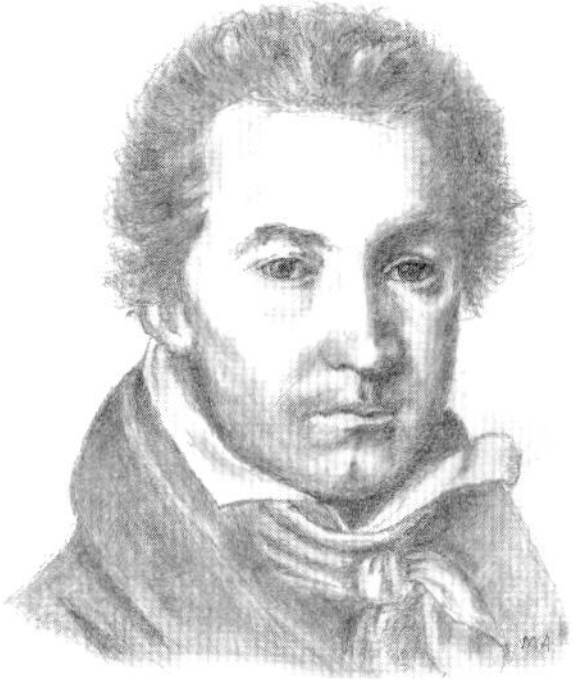
ベートーヴェン四十五歳のときの肖像画

あったのではないかと疑われる。それが先に挙げたようなものであればエナメル質の低石灰化を惹き起こす可能性があるかもしれない。なかでも先天性梅毒は従来ベートーヴェン研究者の間で支持する人が少なくない。しかし、決定的な証拠はない。また、彼が生まれ育ったボン付近の飲料水に高濃度のフッ素が含まれていたなどということも聞かない。というわけで、「雪のように白い歯」についてこれ以上の追究は諦めざるを得なかった。

ほかに、ベートーヴェンの歯に関する情報は手紙や会話帖からはもう出てきそうもなかった。しかし、意外なところに歯や噛み合わせについての手がかりがあった。それは彼が亡くなったときに描かれた顔のデッサンである。

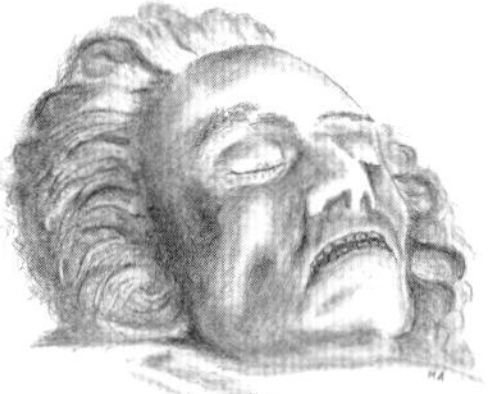

ベートーヴェンのデスマスクのデッサン

彼が亡くなった翌日、ウィーンに来ていた画家ヨーゼフ・ダンハウザーが故人の顔の石膏印象をとり、顔を鉛筆で写生した。それから作られたリトグラフがある。これは横たわっている彼の右後方から描いたもので、わずかに口を開いている。そこには左の側切歯から右の第一小臼歯あたりまで、隙間なく上下の歯がきれいに並んでいるのがよくわかる。そのほかの歯の様子はわからないが、やせ衰えた頬や唇の形からすると歯が多数抜けているようには見えない。描かれている部分の歯の形に異常はなく、おそらく歯列全体の噛み合わせにも問題はなかったと見てよいだろう。やはりベートーヴェンにはモーツァルトやハイドンのようなひどい虫歯はなかったのである。

そこで、今一度先ほどの「雪のように白い歯」に立ち戻って考えてみたい。それはひょっとするとシュレッサーのオーバーな表現だったかもしれないということである。もし本当に異常とも言えるほどの「雪のように白い歯」だったとすれば、彼と話したことのある大勢の人が気付くはずである。ベートーヴェンの研究者メナード・ソロモンは「彼の口は小さく繊細な形をしていて、歯は白く、それを彼はいつもナプキンやハンカチでこすっていた」と書いている。しかし、ソロモンは現代の人であるから、これはどこかからの引用だろう。それがシュレッサー以外の人からのものかどうかわからないが、おそらく出典は同じではないだろうか。だとすると、シュレッサーにはベートーヴェンの歯がそのように見えたということだったのではないだろうか。

ベートーヴェンは先に触れたように子供の頃、色黒の顔だったし、のちに彼の肖像画を二度描いたという画家メーラーによれば二十歳頃の彼は色黒であばた面だったという。それが年齢を重ね、常に胃腸の病気に悩まされていたことからすると、顔色は人並み以上に黒ずん

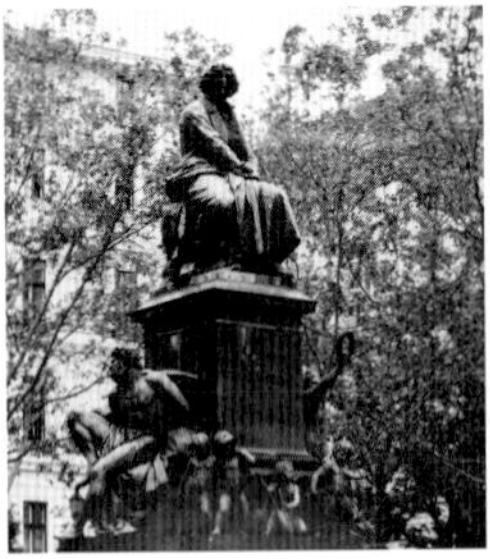

ベートーヴェンの像

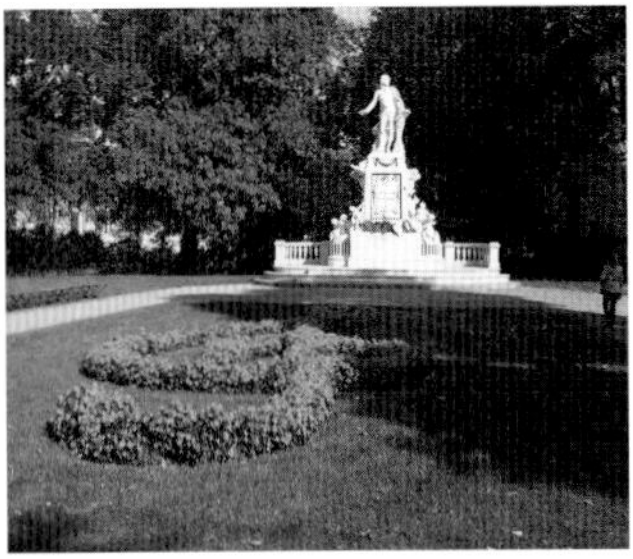

モーツァルトの像

でいたのではないか。死後の剖検で見られたひどい肝硬変や多くの臓器の変性は、生前の彼の顔色がかなり悪かったことを物語っている。そこに虫歯でない健康な歯があれば、それが年齢に相応した黄色みを帯びていたとしても顔の色との対比で白く見えたのではないか、ということである。彼の残された肖像画から顔色はわからないが、歯についてはこのダンハウザーのデッサンから見る限りは健康であったとみられ、このような推測ができるのである。

ダンハウザーは自分の描いたベートーヴェンのデスマスクの絵がこのような見方がされるとは思わなかっただろう。本来どのような意図で描かれたのかわからないが、彼の歯や噛み合わせを知るうえでは唯一の有力な参考資料になったのである。

さて、モーツァルトやベートーヴェンが活躍した時代、

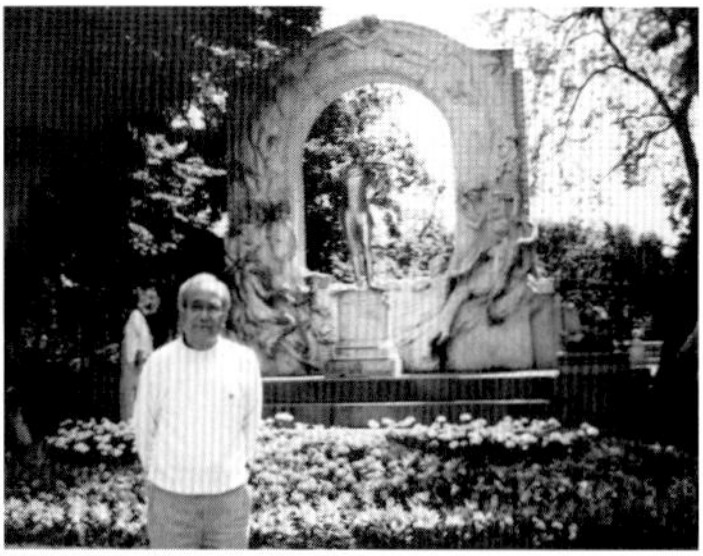

ウィーン市民公園

ウィーンの旧市街は中世のころトルコの襲来に備えて築かれた堅固な市壁で囲まれていた。ベートーヴェンが亡くなって三十年後の一八五七年、市壁は皇帝フランツ・ヨーゼフの命により取り壊され、広いリンク通りに変わった。この通りに沿って新王宮の傍にはモーツァルトの像が建ち、その前の芝生にはト音記号をかたどって赤い花が植えられている。そこから東におよそ一キロ行った通りの外側にベートーヴェンの像が建っている。ここは周りが緑の木々に囲まれ、モーツァルトの像が明るい陽の光の中にあるのに対して、やや陰になっていて、奇しくも両者の性格の違いを表しているようである。

さらに少し先に行くと市民公園がある。ここにはシューベルト、ブルックナーそして金色に輝くヨハン・シュトラウスの像があり、ウィンナワルツはもとより、いろいろな音楽が聞こえてくる。午後の散策には良いところである。

参考文献

第一章　仏さまの噛み合わせ

小林　剛『東大寺の大仏』日本の美術5、平凡社、一九六四
毛利　久『運慶と鎌倉彫刻』日本の美術11、平凡社、一九六四
鈴木嘉吉『飛鳥白鳳の美術』法隆寺と斑鳩の寺、日本美術全集3、学研、一九八六
上原昭一『天平の美術、南都7大寺』日本美術全集4、学研、一九八六
入江泰吉『大和路巡礼1、2、3、4』集英社、一九九二
『日本の仏像大百科1、2、如来、菩薩』ぎょうせい、一九九一
文化庁監修『国宝、彫刻1、2』毎日新聞社、二〇〇五
関　信子、山崎隆之編『仏像』山と渓谷社、二〇〇六
久野　健編『日本の彫刻』吉川弘文館、一九六三
久野　健編『図説仏像巡礼事典』山川出版社、一九八六
市川智康『仏さまの履歴書』水書房、一九七九
山折哲夫『日本人の顔・図像から文化を読む』日本放送出版協会、一九八六
太田古朴『仏像彫刻技法』綜芸社、一九八〇
安田登紀子『仏像水墨画集・古仏のほほえみ』日本経済新聞社、一九九〇
Willis F. M.：Features of the face involved in full denture prosthesis, D. Cosmos 77, 1935
Durer A.：Von Menschlicher Proportion, Verlag Dr. Alfons UAL, Nordlingen, 1980
フランツ・ツォルナー『レオナルド・ダ・ヴィンチ』Taschen, 2005

シャルル・ド・トルネイ『ミケランジェロ素描全集1、2、3』講談社、一九七九
『法隆寺展図録』東京国立博物館、一九六八
『インド古代美術展図録』東京国立博物館、一九六三
『鎌倉時代の彫刻展図録』東京国立博物館、一九七五
『東大寺展図録』東京国立博物館、一九八〇
『金銅仏展図録』東京国立博物館、一九八七
『仏像展図録』東京国立博物館、二〇〇六

第二章　牙のある仏たち

中野玄三『不動明王像』日本の美術3、至文堂、一九八六
中野玄三『五大明王像』日本の美術11、至文堂、一九九七
佐和隆研『密教の美術』日本の美術8、平凡社、一九六四
上原昭一『密教の美術　東寺・神護寺・室生寺』日本美術全集6、学研、一九八五
三山　進『鎌倉の彫刻／建築　運慶と快慶』日本美術全集12、学研、一九八六
佐和隆研監修『総覧不動明王』法蔵館、一九八四
『弘法大師と密教美術展図録』東京国立博物館、一九八三

第三章　鬼の歯、大黒さまの歯

阪倉篤義ほか校注『今昔物語第22巻』新潮日本古典集成、一九八一
小泉　道ほか校注『日本霊異記上巻』新潮日本古典集成、一九八四
『双書美術の泉24・国宝絵巻　地獄草紙・餓鬼草紙』岩崎美術社、一九七九
関　信子、山崎隆之編『仏像』山と渓谷社、二〇〇六
馬場あき子『鬼の研究』ちくま書房、二〇〇六
小松和彦編『怪異の民俗学4　鬼』河出書房新社、二〇〇〇
宮本袈裟雄『天狗と修験者　山岳信仰とその周辺』人文書院、一九九三
小松和彦『福の神と貧乏神』ちくま書房、二〇〇九
大西　広、梶山俊夫　絵本『鬼が出た』福音館書店、一九八七
Gysi A.: Handbuch der Zahnheilkunde Ⅳ, Facetten Theorie, Scheff, Urban u. Schwarzenberg, 1929

第四章　恐竜たちの噛み合わせ

『動物大百科別巻　恐竜』平凡社、一九九三
維都夜潮『解き明かされるティラノサウルスの真相』恐竜学最前線1、学研、一九九二
本多成正『恐竜はどのくらい多様化したのか』恐竜学最前線4、学研、一九九二
ピーター・ラーソン、クリスティン・ドナン著、冨田幸光監訳、池田比佐子訳『スー・史上最大のティラノサウルス発掘』朝日新聞社、二〇〇五
マーク・A・ノレルほか著、瀬戸口烈司、瀬戸口美恵子訳『恐竜の博物館』青土社、一九九六

冨田幸光『恐竜たちの地球』岩波新書637、岩波書店、一九九九
犬塚則久『恐竜ホネホネ学』NHKブックス、日本放送出版協会、二〇〇六
金子隆一『最新恐竜学レポート』洋泉社、二〇〇二
ヒサクニヒコ『新恐竜論―地球の忘れものを理解する本』PHP研、二〇〇四
青木良輔『ワニと竜―恐竜になれなかった動物の話』平凡社新書91、平凡社、二〇〇一
浜田隆士ほか『恐竜の動物学―恐竜学の近代化へ向けて―』地人書館、一九九六
福田芳生『恐竜はなぜ恐竜になったか』日経サイエンス社、一九九三
W・Eスウィントン著、小畠郁生訳『恐竜その発生と絶滅』築地書館、一九九〇
Peter L. Larson : The cranial morphology of Tyrannosaurus Rex as revealed by "STAN". STAN-Tyrannosaurus Rex *カタログ*, 2007
Fay Robinson : A dinosaur named Sue, The Field Museum, 1999

第五章　トリの嘴

松岡広繁、伊藤恵夫、原島広至『鳥の骨探』、NTS、東京、二〇〇九
『我孫子市鳥の博物館　企画展ガイド鳥の形とくらし1』一九九三
A.S. King & J. McLelland : Form and function in birds, Academic press, London NY Sydney SanFrancisco, 1981
木村清志監修『新魚類解剖図鑑』緑書房、二〇一〇
上野輝弥、坂本一男『日本の魚』中公新書1736、二〇〇四

Sarnat & Laskin 著、河村洋二郎監訳『顎関節疾患・1ヒトの顎関節の起源と適応、2比較機能解剖学、3顎関節の発生』医歯薬出版、一九八三
アラン・フェドゥーシア著、黒沢令子訳『鳥の起源と進化』平凡社、二〇〇四

第六章　人の犬歯は犬歯でよかった

松井喜三編『レオナルド・ダ・ヴィンチ解剖図集』みすず書房、二〇〇一
島崎三郎訳『アリストテレス全集8、動物部分論』岩波書店、一九七六
R・ルーウィン著、保志　宏、楢崎修一郎訳『人類の起源と進化』てらぺいあ、一九九五
James E. Crough 著、岡野真臣ほか訳『猫の解剖学』学窓社、一九七五
Ezans & Christensen 編著、望月公子監修『Miller's Anatomy of the Dog　新版犬の解剖学』学窓社、一九八五
中野愛彦『ねこが虫歯にならないわけ』五月書房、一九九五
遠藤秀紀『解剖男』講談社現代新書1828、講談社、二〇〇六
香原志勢『顔と表情の人間学』自然叢書25、平凡社、一九九五
神谷敏郎『骨の動物誌』東京大学出版会、一九九五
福田史夫『頭骨コレクション』築地書館、二〇一〇
A. D'Amico : Functional occlusion of the natural teeth of man, J. Prosthet. Dent., 11, 1961
水谷　紘、中野雅徳編『犬歯』日本歯科評論、一九八九
Yang Y., Yatabe M. et al. : The relation of canine guidance with laterotrusive movements at incisal point and working side condyle, J. Oral. Rehabil., 2001

藍　稔『顎機能異常と咬合』医歯薬出版、一九九九

第七章　ハプスブルク家の突き出たあごと垂れ唇

江村　洋『ハプスブルグ家史話』東洋書林、一九九八
アダム・ヴァントルツカ著、江村　洋訳『ハプスブルク家・ヨーロッパの一王朝の歴史』谷沢書房、一九八一
大山紀美栄『ハプスブルク家の肖像1、2　化粧文化』一九八九、一九九〇
岩根圀和『物語スペインの歴史・人物篇エルシドからガウディまで』中公新書、中央公論新社、二〇〇四
ヒュー・トレヴァー・ローパ著、横山徳爾訳『ハプスブルク家と芸術家たち』朝日選書、朝日新聞社、一九九九
大原まゆみ『ハプスブルクの君子像　始祖ルードルフの聖体信仰と美術』講談社選書、講談社、一九九四
岩根圀和『物語スペインの歴史・海洋帝国の黄金時代』中公新書、中央公論社、二〇〇二
中丸　明『ハプスブルク一千年』新潮文庫、新潮社、二〇〇三
立石博高編『スペイン・ポルトガル史―新版世界各国史16』山川出版社、二〇〇一
木村靖二編『ドイツ史―新版世界各国史13』山川出版社、二〇〇一
池内　紀、南川三治郎『ハプスブルク物語』新潮社、二〇〇五
ジョセフ・ペレ著、塚本哲也監修、遠藤ゆかり訳『カール5世とハプスブルク帝国』創元社、二〇〇二
シェーンブルン宮殿ガイド、二〇〇三
Goldfarb H. T.: The Isabella Stewart Gardner Museum, A companion guide and history. 1995
『ベルギー王立美術館展図録』二〇〇六
『プラド美術館展図録』二〇〇二

『ナポレオンとヴェルサイユ展図録』二〇〇五
Guide：Real Monasterio de San Lorenzo de El Escorial, 2009
Jose Miguel Merino de Caceres：The Alcazar of Segovia, 2000

第八章　ゲーテとその周辺

藤田恒太郎『人体解剖学』南江堂、一九五三
高橋義人『形態と象徴　ゲーテと緑の自然科学』岩波書店、一九八八
ゲーテ著、高橋義人、前田富士男訳『自然と象徴　自然科学論集』富山房、一九八二
『世界人名事典　新版西洋編』東京堂、一九九三
『世界大百科事典』平凡社、二〇〇七
『ヴィジェ・ルブラン展図録』三菱一号館美術館・日本経済新聞社、二〇一一
星野慎一『ゲーテと鷗外』潮出版、一九七五
森　鷗外『ヰタ・セクスアリス』日本現代文学全集第7巻、講談社、一九八〇
宮本　忍『森鷗外の医学思想』勁草書房、一九七九
吉野俊彦『鷗外百話』徳間書店、一九八六
福田清人編、河合靖峯著『森　鷗外』Century Books 人と作品11、清水書院、一九九二
森　鷗外『観潮楼偶記その一　大家・造形的解体学』鷗外全集第22巻、岩波書店、一九七三
坪内祐三編『明治の文学14　森鷗外』筑摩書房、二〇〇〇
小堀杏奴『晩年の父』現代日本文学大系第8巻、筑摩書房、二〇〇〇

森　鷗外『天寵』鷗外全集第16巻、岩波書店、一九七三
埴原和郎『日本人の顔・小顔美人顔は進化なのか』講談社、一九九九
一條正雄『ハイネ』人と思想151、清水書院、一九九七
中野重治『ハイネ人生読本』中野重治全集第20巻、筑摩書房、一九七七
木庭　宏『ハイネの見た夢』NHKブックス688、日本放送協会、一九九四
青木やよひ『ゲーテとベートーヴェン・巨匠たちの知られざる友情』平凡社新書、平凡社、二〇〇四

第九章　舞楽面陵王のあご

押田良久『雅楽への招待』共同通信社FM選書37、東京、一九八四
押田良久『雅楽鑑賞』東京文憲堂、一九八一
『雅楽辞典』音楽之友社、一九八九
『東大寺展図録』便利堂、一九八〇
『日本古美術展図録』東京国立博物館、一九六四
森　鷗外『カズイスチカ』鷗外選集第3巻、岩波書店、一九七九
舟木重信『詩人ハイネ　生活と作品』筑摩書房、東京、一九六五
井上正蔵訳『ハイネ詩集』世界詩人全集第3巻、新潮社、一九八〇
木庭　宏『ハイネ散文作品集第3巻、第6巻』松籟社、一九九二、二〇〇八
ビルギット・アダム著、瀬野文教訳『王様も文豪もみな苦しんだ性病の世界史』草思社、二〇〇三
笹間良彦『ビジュアルガイド甲冑のすべて』PHP研、一九九七

関　信子、山崎隆之編『仏像』山と渓谷社、二〇〇六

第十章　ウィーンの音楽家の歯の物語

加藤雅彦『ウィンナ・ワルツ　ハプスブルク帝国の遺産』NHKブックス985、二〇〇三
野村三郎『ウィーン・フィルハーモニーその栄光と激動の日々』中央公論社、二〇〇二
アントン・ノイマイヤー著、礒山　雅、大内　典訳『ハイドン・モーツァルト　現代医学のみた大作曲家の生と死』東京書籍、一九九二
海老沢敏、高橋英郎編訳『モーツァルト書簡全集第1-6巻』白水社、一九九〇-二〇〇一
豊田　泰『モーツァルトその天才、手紙、妻、死』文芸社、二〇〇二
柴田治三郎編訳『モーツァルトの手紙上下　その生涯のロマン』岩波文庫、一九八五
メナード・ソロモン著、石井宏訳『モーツァルト』新書館、一九九九
HCロビンズ・ランドン著、海老沢敏訳『モーツァルト最後の年』中央公論社、二〇〇一
『モーツァルトの葬儀、モーツァルトおもしろ雑学事典』ヤマハミュージックメディア、二〇一〇
田中重弘『モーツァルト・ノンフィクション』文芸春秋社、一九九一
『3人の偉大なる楽聖たち・モーツァルト、ベートーヴェン、シューベルト資料展図録』川口総合文化センター・リリア主催、二〇一〇
江時　久『本当は聞こえていたベートーヴェンの耳』NTT出版、一九九九
福島　章『ベートーヴェンの精神分析』河出書房新社、二〇〇七
片山敏彦訳『ベートーヴェンの生涯』ロマンローラン文庫3、みすず書房、一九五八

参考文献

『音のおもしろ雑学事典』音雑学研究会、ヤマハミュージックメディア、二〇〇五
浜田和幸『快人エジソン　奇才は21世紀に甦る』日本経済新聞社、一九九六
山根銀二『孤独の対話　ベートーヴェンの会話帖』岩波新書701、一九七四
大築邦雄訳、エリオット・フォーブス校訂『セイヤーのベートーヴェンの生涯　上下』音楽之友社、一九七四
メナード・ソロモン著、徳丸吉彦、勝村仁子訳『ベートーヴェン　上下』岩波書店、一九九三
バリー・クーパー著、平野　昭ほか訳『ベートーヴェン大事典　第3章』平凡社、一九九七
小松雄一郎訳『ベートーヴェンの手紙』岩波書店、一九八二
青木やよひ、久松重光訳、メナード・ソロモン編『ベートーヴェンの日記』岩波書店、二〇〇一

あとがき

本書は、先に歯科の雑誌、『歯界展望』に「咬み合わせ遊々」の題で連載されたエッセイを書き改め、新たに項を加えるなどして読み物として再構成したものである。この「咬み合わせ」というのは、歯科用語「咬合」の口語体であるが、「噛み合わせ」というのが一般的な書き方である。

普通、噛み合わせというと上下の歯が噛み合う状態を思い浮かべる。それは確かであるが、歯科の分野ではそれだけではなく、それを形作る歯自体やそれを支えるあごの骨や関節、それを動かす筋肉や神経、さらにそれによって生じるあごの運動や咀嚼、嚥下、発音、はぎしりなど、咀嚼器官と呼ばれるあご全体の構造や働きをも含めた広い意味で使われたりする。

教室に入ってから定年退職するまでのおよそ四十年間、この噛み合わせを主なテーマとして多くの仲間と共に研究し、これに関する患者の治療に当たってきた。それから十数年たった今振り返ってみると、この大きな領域のほんの僅かを齧っただけであったと改めて感じる。

しかし、長年やってきたせいか、時間ができて興に任せていろいろ見聞きし楽しんでいる中で、この噛み合わせに関することがふっと割り込んでくるのである。

それは本文にも書いたが、たとえば恐竜の頭の化石標本を見るとき、それが口を閉じたときに下あごはどこで止まるのか、関節の構造がヒトと違うが動きはどうなのかなどである。だが、これはまだ序の口で、仏像を拝観したり、舞楽や能などを鑑賞しているとき、その顔や面のあごの高さに異常がないか、噛み合わせはどんな具合かなどが気になりだすとなると、病紙一重といった感がしなくもないだろう。

それらを折に触れて書いたのが先のエッセイである。本書ではそれを基に、われわれに馴染みのある人物やキャラクターを通じて、噛み合わせの高さやあごを閉じたときの支え、咀嚼や臼磨作用、はぎしり、関節の構造と病態、犬歯の働き、あごの奇形、筋肉の生理と病態、歯と全身など、先に述べた噛み合わせの主な事柄をわかりやすい形で取り上げてみた。

これまで、歯科関係以外で噛み合わせに興味をもつ人に少なからず出会った。これがそういう人たちの要望に応えられるかどうかわからないが、多少の手助けにはなるかもしれない。そのため、できるだけ専門用語は避け、日常的な平易な言葉を使うように努めた。図を多用したが、写真は模写したことによってわかりやすくなったと思われる。つまり、写真ではわかりにくい部分がはっきり示せたし、これまで見過ごしていたところが明確にできた。これは自分にとって思わぬ収穫であった。

本書の出版には医歯薬出版株式会社、一般財団法人口腔保健協会の編集企画にかかわる多くの方々のご好意とご支援があった。とくに最初に相談に乗ってくださった医歯薬出版株式会社編集部の貝藤由紀子氏、『歯界展望』の前田慶一氏、さらに口腔保健協会との橋渡しにお力添えくださった五條堀博氏には厚く感謝申し上げる。また、口腔保健協会では事務局長藤沼聡氏と、編集にご苦労頂いた千葉延江氏には衷心より御礼申し上げる次第である。

最後に、本書が多くの方々に歯やあご、そして噛み合わせについての興味をもつきっかけにでもなればと願うところである。

二〇一三年七月

藍　稔

本書は『歯界展望』（医歯薬出版株式会社）に連載された「咬み合わせ遊々」（Vol. 115 No. 1～Vol. 116 No. 6, 2010）および「続・咬み合わせ遊々」（Vol. 119 No. 1～Vol. 120 No. 6, 2012）に加筆修正を加えたものである。

OH ブックス 12

歯と噛み合わせの物語
ー薬師さまからベートーヴェンまでー

2013 年 7 月 22 日　初版 1 刷発行

著　者　藍　稔

発　行　一般財団法人 口腔保健協会
〒177-0003　東京都豊島区駒込 1-43-9
電話　(03) 3947-8301
振替　00130-6-9297
http://www.kokuhoken.or.jp/

印　刷　三報社印刷

製　本　愛千製本

乱丁・落丁の際はお取り替えいたします.

ISBN978-4-89605-295-4